U0137141

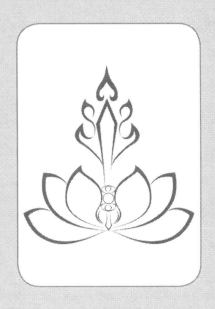

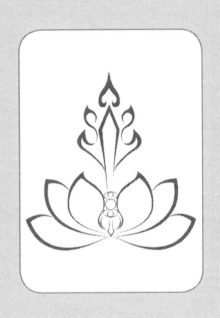

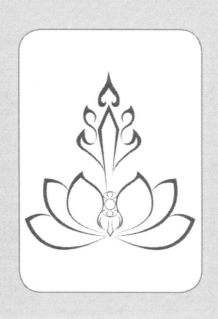

Sunny 文庫

195

國際合作視域下的全球抗疫

張貴洪 李因才 邱昌情 程子龍◎著

本書簡體版原出版時間為2021年3月
繁體版的出版時間和原書有時間差
但不影響資料的正確性和閱讀　謹此告知

【代序】
加強國際合作，共同應對疫情*　　張貴洪

　　新型冠狀病毒肺炎疫情發生後，我國政府及時與世界衛生組織等國際組織開展合作，取得了積極的進展。儘管世衛組織宣佈此次疫情構成「國際關注的突發公共衛生事件」，但世衛組織總幹事譚德塞高度肯定中方的防控舉措，明確表示這一決定不是對中國投「不信任票」。聯合國秘書長古特雷斯表示對中方疫情防控能力有信心，並願向中方提供一切可能的支持和幫助。聯合國兒童基金會更是第一個向中方捐助疫情防控物資的國際組織。同時，我國在紐約、日內瓦和維也納的常駐聯合國代表，及時向外國使節和國際組織官員介紹中國防控疫情的情況，積極爭取國際社會對中國抗擊病毒的理解和支援。

　　應對疫情，中國承擔著首要責任。中方為應對疫情採取的有力舉措，不僅在對本國人民負責，也在對全世界負責。作為「突發公共衛生事件」，此次疫情具有跨國性，是一種非傳統安全威脅。新型冠狀病毒更是全世界面臨的共同挑戰。因此，亟須加強國際合作，尤其是擴大和加強與國際組織的合作。

　　首先，爭取與更多的國際組織開展合作，並拓展合作管道。在全球層面，世界衛生組織是通過制訂標準、分享信息、提供建議等開展全球衛生治理的聯合國專門機構。應對疫情，與世衛組織的合作是基礎，也是重點和關鍵。在繼續與世衛組織深入合作的同時，我們還需

＊　原載《光明日報》2020年二月13日。

要加強與其他國際組織的合作。在共同應對疫情的過程中，凡是涉及郵政、電信、氣象、旅遊、民航、海事等國際事務，就需要與相應的聯合國專門機構進行合作。比如，國際移民組織和世界旅遊組織可以就疫情中的人群流動問題，提供指導性意見和技術支援。在涉及本地區和跨地區應對疫情方面，可以積極發揮東盟、上合、金磚等國際組織作用。除了在應對疫情過程中開展信息分享、技術支援、業務幫助等比較直接的合作外，還要開展政策協調、外交溝通、政治對話等層面的合作。與國際組織合作，積極開展國際組織外交，是應對疫情的國際合作的重要組成部分。

其次，積極推動基於人道主義的國際合作。與其他任何「突發公共衛生事件」一樣，新冠肺炎疫情首先事關人的身體健康和生命安全。「患難見真情」，體現的是人道之情。疫情發生後，許多國家和國際組織領導人向中國政府和人民表示了慰問、理解和支持；一些發展中國家克服自身困難，向中國提供力所能及的援助；發達國家的很多企業和民間組織也通過各種方式幫助中國抗擊病毒，這些都體現了人道主義精神。從人道主義和人類命運共同體的高度認識此次疫情，是開展國際合作的基本出發點。如果說在一般情況下，國家利益是國際合作的基礎，那麼面對「國際關注的突發公共衛生事件」這樣的共同挑戰，應把人的健康和安全作為首要，並以此為指導開展國際合作。此次疫情進一步表明非傳統安全威脅的突發性、跨國性和嚴重性，要求國際社會所有成員超越國家利益，積極開展基於人道主義的國際合作。人道主義援助是其中的一個重要方面。提供人道主義援助是聯合國的一項基本工作，聯合國人道主義事務協調廳負責國際人道主義行動的協調、政策和宣傳，是政府、政府間和非政府救援行動的協調中心。

最後，大力開展國際衛生合作，推動全球衛生治理。此次疫情之前的十年，在世衛組織宣佈的五次「國際關注的突發公共衛生事件」中，國際社會都開展了緊密的國際衛生合作，使甲型H_1N_1流感、脊髓灰質炎、寨卡病毒、埃博拉病毒的疫情得到比較有效的控制。此次新

冠肺炎疫情再次說明，公共衛生如氣候變化一樣，日益成爲全人類面臨的共同挑戰。國際社會應達成「病毒不分國籍，疫情沒有種族」的共識，爲儘快控制疫情和消除病毒積極開展國際協調和國際合作。如何應對此次「突發公共衛生事件」，是對我國治理體系和治理能力的一次重大挑戰和考驗，同時也是我們積極開展國際衛生合作、推動全球衛生治理的一次重要機遇。一方面，相信疫情過後，我們在公共衛生領域會有更大、更多和更好的投入，大力改善我們在公共衛生領域的治理體系，樹立現代治理理念，提升治理能力；另一方面，通過國際衛生合作，在協作採取防控行動的同時，大力推動全球衛生治理，共同幫助發展中國家 —— 特別是衛生系統薄弱、衛生能力不足的國家增強應對能力，更公平合理地使用和分配資源。

　　無論是防止疫情在國內的擴散，還是阻止疫情在世界範圍內蔓延，都離不開與國際組織的合作。相信我國與國際組織的合作，一定能在抗擊病毒中發揮至關重要的作用。

目　錄

CONTENTS

第三部分　未來啟示：國際合作與全球衛生治理

目　錄

第一部分

歷史回顧：
百年抗疫與國際合作

第一章 二十世紀主要疫情與國際合作

我們生活在一個充滿病毒的世界。從數量上來講，病毒這種最簡單的生命形式，才是這個星球真正的主體。一九八九年，挪威貝根大學的奧伊文·柏格（Oiven Borg）團隊用電子顯微鏡計算病毒數量，在每毫升海水中共找到二·五億個病毒顆粒。實際上，人類的文明史就是一部與病毒抗爭的歷史。病毒引發的瘟疫改變人口規模，塑造人類組織形式、交流方式，促進科學技術進步，甚至推動信仰的改變。瑞典病理學家弗克·漢斯（Falk Hans）甚至認為：「人類的歷史即其疾病的歷史。」在生物學家眼中，世界就是生物間不斷相寄相殺的周而復始，包括人類的巨寄生物間奉行弱肉強食的法則，微寄生物間則是寄生掠奪的詭異戲法。而人類雖然攀上了食物鏈的頂端，但仍逃不過成為微小生物宿主的宿命。在病毒等微生物眼中，無論何種膚色和種族，都不過是食物和寄居之處。整個生物世界的關係，即簡化成食物與寄生物之間的共生共存關係。微觀到人體內部，這種關係便是細胞與病毒不斷抗爭的過程。英國廣播公司（BBC）出品的紀錄片《細胞戰場》（*Battlefield Cell*）總結道：「每時每刻，你的身體中正進行著一場細胞與病毒之間的戰役。」

人類作為這個星球的客體，卻從未放棄過主觀能動性，從未停止對病毒的探索和抗爭。這個不斷認知和抗爭的過程是慘烈的，幾乎每一個淺顯、微薄的認知進步，都是以大量的生命作為代價。病毒對於其他生物從未有過憐憫。以天花病毒為例，天花可能是人類歷史上致死人數最多、對歷史進程影響最大的病毒了。據《微生物獵手》（*Microbe Hunters-Then and Now*）一書介紹，僅二十世紀，天花病毒就殺死了約三億人。即便如此，人類真正知道這個對手的存在，僅有短短一百多年時間。十九世紀末，荷蘭微生物學家馬丁努斯·貝傑林

克（Martinus Beijerinck）意識到有一種比細菌更小，小到可以穿過陶瓷過濾器的生命形式會導致疾病。他將這一生命形式命名爲virus（病毒）。這是一個拉丁單詞，意思是毒藥。同樣是經過了曠日持久的努力，人類才有了抗生素、疫苗等對抗病毒的武器。而戰勝病毒的利器，除了科學技術、醫療手段的進步，更爲重要的還有人類之間團結互助、休戚與共的人道主義精神。我們的星球不能僅被描述爲簡單的生物關係，因爲它具有人類文明，充滿著人性的光輝。這體現在人之所以爲人，會有對他人病痛、苦難的不忍，會在他人遭遇不幸時伸出援手予以愛的撫慰。

　　進入二十世紀，人類仍無法停止與病毒的抗爭。全球化自二十世紀開啓了迅猛的進程，人們之間的經濟往來、人文交流前所未有地活躍。病毒也搭上了全球化的便車，在更短的時間內可以感染更多的人群，開始出現眞正具有全球意義的「世界病」。伴隨著兩次世界大戰，疫情更是加劇了人類的苦痛。與此同時，國際社會開始凝聚起力量共同抗擊病毒。從二十世紀初期成立國際公共衛生辦公室（The Office International d'Hygiène Publique，OIHP）、國際聯盟的衛生部門、泛美衛生組織（The Pan American Health Organization，PAHO），到二戰結束後創立世界衛生組織（World Health Organization，WHO），國際社會開始在國家手段的基礎上，通過國際組織的力量來應對共同的健康問題。即使在冷戰期間，東西方陣營間對峙，防疫藥物的研發具有戰略意義不利於合作的情況下，面對疫情這個人類共同的敵人，國際社會也產生了很多互助、友愛的事蹟。本章選取大流感、霍亂、天花、瘧疾四個案例，以窺這一百年間全球團結合作、共同抗擊病毒的過程。

一、建立全球防禦體系——預防大流感來襲

　　一九一八年二月的最後一個星期，來自美國堪薩斯州哈斯克爾縣的幾名新兵到達福斯頓軍營。在他們出發前，哈斯克爾縣就已經出現

了多起流感病例。三周內，福斯頓有一千一百人因病重需要入院治療。在這期間，與福斯頓來往密切的佐治亞州的福瑞斯特軍營和格林利夫軍營中，都有一成士兵請了病假。接著，如同多米諾骨牌一樣，其他軍營相繼暴發了流感。那年春天，三十六個較大的軍營中有二十四個經歷了流感的浩劫。美國五十五個大城市中的三十個，也因流感導致了「超額死亡」。❶法國軍隊在四月十日出現第一個病例。流感在四月底襲擊了巴黎，幾乎在同一時間，疫情波及義大利。英國軍隊在四月中旬出現首個病例，隨即疫情暴發。四月下旬，德國軍隊中也出現了流感病例。五月開始，流感又傳播到了西班牙、葡萄牙和希臘，西班牙國王阿方索十三世（Alphonse XIII）也感染了流感。丹麥、挪威、荷蘭、瑞典、印度、中國在夏天紛紛淪陷。到了一九一八年的秋季，流感幾乎在全球範圍內蔓延開來。一九一八年大流感被視為人類所經歷過的規模最大的傳染病。❷。到一九二〇年它銷聲匿跡之前，在這場全球大流感中喪生的人，比人類歷史上在其他所有疾病暴發中死去的人都多。而且這次疫情發病十分突然，感染的人甚至走著走著就突然昏倒。現在的流行病學家估計，在全球範圍內大約有五千萬人在大流感中喪生，這個數字甚至可能高達一億。❸

在此之前，流感早已頻繁地光顧了人類社會。因為流感的傳染

---

❶ 約翰·M·巴里·大流感——最致命瘟疫的史詩[M].鍾揚，趙佳媛，劉念譯.上海：上海科技教育出版社，2018：173.

❷ 「1918年大流感」通常被稱為「西班牙流感」，而這個名稱並不恰當。一方面，此次疫情的源頭仍未確定，只是因為一戰期間西班牙作為中立國，可以不顧忌發佈任何負面的、有損士氣的新聞報導而過多地報導流感情況，從而使「西班牙流感」為人所知；另一方面，「西班牙流感」的命名違反了世衛組織規定的病毒命名原則。根據二〇一五年五月八日發佈的《世界衛生組織命名新型人類傳染病的最佳實踐》，病毒和疫情的命名應兼顧通俗性和學術性，同時應避免歧視，因此應避免使用地名，以消除對於具體地域、國家、個人和動物的負面影響。有鑑於此，本文將媒體中廣泛使用的「1818年西班牙流感」、「1957年亞洲流感」、「1968年香港流感」、「1977年俄羅斯流感」改稱為「1918年大流感」、「1957年大流感」、「1968年大流感」和「1977年大流感」

性強、傳播速度快、致死率高，人們將其視爲「閃電般的瘟神」。西元前四一二年，古希臘醫師希波克拉底（Hippocrates）在其著作《論流行病》中，記錄了一場被稱爲「佩林瑟斯（Perinthus）的咳嗽」的瘟疫，被某些醫學史學家認爲是人類歷史上第一次提到的流感。一一七三年，義大利和法國都經歷了類似流感的傳染病，不過當時的人們無法將其與其他疾病相區分。直到一三五七年，才出現了「流感」這個術語，在義大利語中指與寒冷空氣有關（influenze di freddo）的疾病。世界歷史上關於流感全球大流行的最早記載始於一五八○年。這次疫情僅在六周內就覆蓋了所有歐洲國家，造成了大量人口死亡。從十五世紀到十九世紀的幾百年歷史中，大概出現了三十一例暴發性流感。其中，有八例甚至達到了全球暴發的程度。

進入二十世紀，除去「1918年大流感」外，世界上又出現了「1957年大流感」、「1968年大流感」、「1977年大流感」三次較大規模的大流行。一九五七年大流感於二月始發自中國貴州西部，三月傳播到內地其他地方，四月在香港流行，月中已有三十萬人感染，幾乎每六人中就有一人患病。隨後疫情傳播至日本和東南亞，又傳至印度、伊朗、葉門、希臘和北非等國。五月至六月間，傳至美國、澳大利亞和南美洲。九月，北歐以及法國、德國都已成爲流感災區。此次流感一直持續到一九五八年才逐漸式微，導致兩百多萬人死亡。一九六八年七月，香港地區再次暴發流感疫情，約15%當地居民被感染。八月至九月疫情逐步傳入新加坡、泰國、日本、印度和澳大利亞，年底至北美地區。其影響程度與一九五七年大流感相當。一九七七年起源於蘇聯的流感疫情較之前的影響較弱，是一九五七年沉寂二十年後重新出現的甲型流感H_1N_1亞型病毒的「回馬槍」。正因爲一些成年人經歷了之前的疫情，具備一定免疫能力，因此這次疫情發病率沒有顯著增高。反之，感染人群多爲二十世紀五○年代後出生

---

❸ 約翰・M.巴里.大流感——最致命瘟疫的史詩[M]. 鍾揚，趙佳媛，劉念譯. 上海：上海科技教育出版社，2018：4.

的青少年。這次疫情雖然也蔓延至歐洲、亞洲、美洲和大洋洲，但是沒有出現超高死亡率顯著上升的**趨勢**，所以並不是嚴格意義上的「大流行」。

一九一八年大流感是第一次真正意義上的全球性疫情。它讓各國確實認識到，病毒的傳播超越了種族與國界。在病毒的傳播過程中，沒有任何國家可以獨善其身，各國必須加強國際衛生領域的有效合作。一戰結束，緊隨大流感之後，國際聯盟便成立了國際衛生組織，提出要「在預防和控制疾病的國際問題上採取措施」。❹流感疫情的頻發更讓人們意識到，需要建立一個有效的共同防護機制。普遍接種疫苗，形成有效的集體免疫，成為了抗擊流感的首要戰略目標。不過，流感疫苗的研製過程並非一蹴而就，因為流感病毒的抗原變異，疫苗的時效性也時常出現遲滯。

一九一八年，疫情的突然來襲，使正在備戰的美國政府頓時亂了手腳，不僅未能認清疫情的破壞性，做出及時應對，反而實行嚴格的新聞審查制度，隱瞞疫情。失去了科學的引導，公眾的防疫行為開始變得「魔幻」，有人脖子上掛著樟腦丸和大蒜，還有人用消毒液漱口。❺當時美國醫學界的流感疫苗研發也一度出現了亂象。研發缺乏統一標準，也不夠嚴謹，往往經過簡單的幾組實驗便投入使用。起初的研究一直誤認為流感嗜血桿菌是流感的病原菌，疫情暴發初期的疫苗研製，多以培育流感嗜血桿菌為主，稍後又添加了肺炎球菌和鏈球菌的多組分疫苗的開發。不過在當時恐慌的情緒下，這些問題疫苗仍供不應求。但隨著時間的推移，部分疫苗的有效性和可靠性開始受到質疑，人們也開始關注疫苗研發的標準問題。

此時的美國醫學界正處於改革之初。二十世紀初前後相繼成立了

---

❹ Barberis P. Myles, S.K. Ault, et al. History and evolution of influenza control through vaccination： from the first monovalent vaccine to universal vaccines [J]. J PREV MED HYG，2016，57(3)： E.116.

❺ 洪緯.1918年大流感時期的洛克菲勒研究所[N/OL].澎湃新聞，(2020-04-01)[2020-04-05].https：//www.thepaper.cn/newsDetail_forward_6767967.

約翰・霍普金斯大學醫學院、洛克菲勒研究所等多家科研機構，醫學研究興起一陣實證科學之風。流感疫情的暴發，爲這些機構的病毒學研究提供了契機。直到一九三三年，在前人研究的基礎上，米爾希爾醫學研究委員會的三名英國科學家首次分離出甲型流感病毒。❻一九三五年，小湯瑪斯・法蘭西斯（Thomas Francis Jr.）和他的同事們發明了第一種流感疫苗——滅活單價甲型流感疫苗，該疫苗於二十世紀四〇年代在美國率先獲得批准。一九四〇年，一種與甲型流感在抗原上不同的流感病毒被發現，這種病毒被命名爲乙型流感。爲了預防這兩種流感病毒，科學家們於一九四二年研製出了一種對甲型流感和乙型流感都有效的二價疫苗。❼世衛組織的成立，爲流感疫苗的研發提供了網路合作平臺。一九五七年，當世衛組織意識到流感疫情有全球蔓延的趨勢時，其網路下四十六個國家的五十七個流感實驗中心隨即開始行動。位於倫敦的世界流感中心作爲這場「戰疫」的總部，不遺餘力地研究流感病毒，並且研製應對所有流感類型的廣譜疫苗。一九六八年，流感裂解疫苗在美國獲批使用。二十世紀七〇年代後，大多數廠家不再生產全病毒流感疫苗，而改爲生產裂解疫苗。二十世紀七〇年代至八〇年代，英國研製成功流感亞單位疫苗。單價流感疫苗只在極個別情況下使用，一九七八年以後，大多數流感疫苗都是三價的，四價流感滅活疫苗在二十世紀九〇年代才開始出現。

不過，流感病毒的抗原變異現象往往會影響疫苗效力。❽也就是說，疫苗的研發過程時常滯後於病毒的變異過程。那麼，抗擊流感的關鍵便在於抗擊手段要具有時效性和針對性。疫苗毒株的選擇及預測與全年的病毒數據和流行病學信息高度相關。這便需要對流感病毒的變化進行及時監測，而且需要實現全球範圍內的共同監測。爲此，世

---

❻ 流感病毒分爲甲、乙、丙三型，人流感主要是甲型和乙型流感病毒引起的。甲型流感病毒經常發生抗原變異。

❼ 張陽.全球防疫如何實現？——「全球流感規劃」的緣起與建立[N/OL].澎湃新聞,(2020-04-09)[2020-04-20].https：//www.thepaper.cn/newsDetail_forward_6859760.

界衛生組織建立全球流感監測系統，每年預測南北半球流行的優勢毒株。

　　一九七四年七月二十五日，第四屆國際微生物學大會期間，來自九個不同國家的九名代表組成流感專家小組，向世衛組織臨時委員會提議，組建負責收發全球流感信息、協調各國實驗室交流的國際協調中心。作爲回應，臨時委員會決定在英國倫敦國家醫學研究所（National Institute of Medical Research，NIMR）建立世界流感中心（World Influenza Centre，WIC），以此爲標誌，世衛組織臨時委員會設立了「全球流感規劃」（Global Influenza Program，GIP）。該計畫積極推動由世界流感中心、國家和區域流感中心、全球流感監測網路（Global Influenza Surveillance Network，GISN）構成的全球流感防禦體系建設，旨在推進全球範圍內的流感病毒的共同監測、共同研究、共同應對。全球流感監測網路成立於一九五二年，是一個綜合性的科學和技術全球協作機構。時至今日，GISN包括六個世衛組織合作中心（亞特蘭大、北京、倫敦、墨爾本、東京、孟菲斯），一百四十三個國家流感中心，十三個甲5型（H_5）參比實驗室和四個重要監管實驗室。[9]世衛組織在一九九七年推出了FluNet平臺，這是一個電子數據庫，GISN實驗室可以向其上傳實驗室和流行病學數據。這成爲GISN實驗室之間進行交流的基本工具。GISN於二〇一一年更名爲全球流感監測和反應系統（Global Influenza Surveillance and Response System，GISRS），仍通過開展全球性監測，監控流感病毒的變異，並根據監測結果在每年二月和九月分別針對南北半球下一個

---

❽ 流感病毒抗原變異分爲抗原微變（Antigenic shift）和抗原漂移（Antigenic drift）。抗原微變指當來自不同物種的流感病毒同時感染一個宿主細胞時，有可能產生基因互換而引發的不同排列組合的新型流感病毒，即基因體重組而造成抗原性的大變化，是流感病毒抗原發生的大幅度或徹底的變異現象。抗原漂移指由基因組發生突變導致抗原的小幅度變異，不產生新的亞型，屬於量變，沒有質的變化，多引起流感的中小型流行。

❾ GISN and Laboratory[N/OL].WHO，[2020-04-20]. https：//www.who.int/influenza/areas_of_work/gisn_laboratory/en/.

流感季節，為實驗室診斷，生產疫苗、抗病毒藥物及風險評估提供推薦建議。

　　一九五七年大流感是GISN成立後監測到的第一次流感大流行。在確認是新型流感病毒後，世衛組織立即向各國發出流感大流行預警。這直接說明了參與全球疫情監測協作的重要性。但中國是最早研究流感病毒的國家之一，於一九五四年成立病毒系流感室，並於一九五七年成立了國家流感中心。一九八一年，加入GISN。一九八八年始，為提高國際地位及流感監測和研究水準，國家流感中心與美國CDC合作開展流感監測研究專案，建立了流感病毒分子生物學技術，並將其應用於流感病毒的監測和研究工作，從而使國家流感中心的技術水準，由一般生物學水準提升到分子生物學水準，並逐步邁向國際先進行列。二〇〇〇年以來，中國衛生部與世界衛生組織合作開展了兩個為期五年的流感監測合作項目，建立了以流感樣病例報告和病毒分離為主的流感監測網路，全面提高了中國流感監測的整體能力。世衛組織在二〇一〇年任命中國國家流感中心為全球第五家、發展中國家首家全球流感參比和研究合作中心。

　　在過去的六十多年間，以世衛組織為核心的全球流感防禦體系顯示了它的優越性，國際社會對於一九五七年、一九六八年和二〇〇九年流感大流行都做出了較為及時的反應。GISRS每年檢測約一百萬個臨床樣本，向世衛組織報告數十萬流感陽性結果，並向世衛組織合作中心提供了數千種流感病毒以進行徹底的定性。[10]現今，全世界通過監測流行毒株及其對人類的影響採取協調行動，每年能防止數百萬人患病、就醫和住院。GISRS還促進了學術界和製藥業的科學家密切合作。各個國家中，不僅決策者依靠GISRS網路的信息來制定政策，公眾和新聞界也大多依靠其來獲取數據。

---

[10] Thedi Ziegler, Awandha Mamahit, Nancy J. Cox. 65 Years of influenza surveillance by a World Health Organization-Coordinated Global Network[J]. Influenza and Other Respiratory Viruses, 2018(9): 564.

然而，我們仍不輕言已經成功地掌握了流感病毒的行蹤，新型的流感病毒仍時不時地如閃電般向人類襲來，預測流感病毒仍具有極大的挑戰。二〇一一年，第六十四屆世界衛生大會決定確立大流行性流感防範（Pandemic Influenza Preparedness，PIP）框架，其目標是進一步改進大流行流感的防範和應對。新的治理框架顯著地提升了世衛組織的應對能力。在原有治理體系的基礎上，PIP每年從夥伴中獲得兩千八百萬美元捐款用於防範疫情。PIP還採取預先供應合同的方式，使世衛組織可預見地獲得應對下一次流感大流行所需的疫苗和其他產品。在國際社會的共同努力下，希望狡猾的流感病毒終有一日無處遁形。

二、標本兼治「世界病」——多方夥伴共治霍亂

一八五八年，夏天的倫敦依舊炎熱，更為要命的是泰晤士河上的污水臭得讓人無法忍受，幾次議會會議都不得不暫停。人們將這一困擾倫敦市民的環境問題稱為「大惡臭事件」（The Great Stink）。慶倖的是，「大惡臭」推動了立法改造倫敦的下水排汙系統。這一工程由工程師約瑟夫·巴澤爾傑特（Joseph Bazalgette）主持。歷時十五年，倫敦人民不僅告別了街道上的污水與惡臭，而且倫敦幾乎再沒有發生過霍亂疫情。在此之前的十九世紀上半葉，本是印度地方病的霍亂，沿歐亞大陸一路向西到達英國，在沿途國家都造成了眾多的人口死亡。霍亂很快就在英國境內蔓延開來，造成了極大的傷亡與恐慌，並不是所有的城市都能像倫敦那樣及時、有效地改善居民的衛生環境，霍亂一度被稱為「十九世紀的世界病」。自一八一七年全球大流行起，全球範圍內先後在一八二九年、一八五二年、一八六三年、一八八一年、一八九九年暴發過霍亂大流行。

霍亂是由霍亂弧菌感染的一種急性腸道傳染病，通過食物、水、蒼蠅等傳播。在大約80%的霍亂感染中，患者沒有症狀或症狀非常輕微。而20%有症狀的人會出現大量的拉稀腹瀉、嘔吐和腿抽筋。因

此，霍亂更像是一個溫柔的殺手。霍亂通常不會直接人傳人，不清潔的環境和污染的水源，往往是霍亂的最初宿主。在環境管理不善和過度擁擠的地區，霍亂的危險性將急劇增加。確保食品和水源的清潔以及良好管理，是預防霍亂傳播的最簡單方法。進入二十世紀，霍亂仍在困擾著發展中國家落後地區的人們。一九六一年，全球範圍內暴發了第七次霍亂大流行。與以往不同，這次大流行始於印尼的西里伯斯島，並很快在十年內蔓延至亞洲各國和地區，隨即又向西傳播。非洲大陸是受疫情影響最為嚴重的地區。一九九一年，十九個非洲國家總共報告了近十四萬例病例。天災往往與人禍相伴，一九九四年盧旺達大屠殺之後，盧旺達人逃往剛果（金）戈馬的難民營內暴發了霍亂，一個月內造成至少四‧八萬人患病，二‧三八萬人死亡。❶一九九一年，霍亂出人意料地出現在南美洲西海岸的秘魯，之前在那裡霍亂已經消失了近一百年。疫情暴發的第一年，霍亂在秘魯造成三千人死亡，❷它很快感染了厄瓜多爾、哥倫比亞、巴西和智利，並向北蔓延到中美洲和墨西哥。第七次霍亂大流行是世界上持續時間最長的流行病，其影響持續至今，總共波及一百二十多個國家。直到今日，全世界每年仍有一百三十萬至四百萬霍亂病例，二‧一萬至十四‧三萬人死於霍亂。❸

在與大流行抗爭的過程中，人們不斷完善對霍亂的認知，探尋有效的應對辦法。一八五四年，倫敦霍亂流行期間，約翰‧斯諾（John Snow）醫生通過對霍亂死者的日常生活的觀察，繪製了「霍亂地圖」，發現了霍亂與污染水源的關係。他的發現糾正了霍亂是由「瘴氣」或污水中的有害物質所引起的假說，並首次提出預防霍亂的

---

❶ Global Epidemics and Impact of Cholera[EB/OL].WHO，[2020-04-15].
https：//www.who.int/topics/cholera/impact/en/.

❷ Cholera Through History[EB/OL].Encyclopaedia Britannica，[2020-04-15].
https：//www.britannica.com/science/cholera/Cholera-through-history.

❸ Cholera Key Facts[EB/OL].WHO，(2019-01-17) [2020-04-15].https：//
www.who.int/news-room/fact-sheets/detail/cholera.

措施。斯諾的研究被認為是流行病學研究和公共衛生學的先驅。霍亂期間的一系列病源的流行病學調查，由此開創了「公共衛生學」這一醫學門類。直到一八八四年，德國科學家羅伯特·科赫（Robert Koch）從糞便中分離出了霍亂弧菌，找到了疫情的真正元兇。一九〇六年至一九二〇年，熱帶醫學先驅倫納德·羅傑斯（Leonard Rogers）在霍亂治療領域實施了高滲生理鹽水、鹼性溶液靜脈注射和口服高錳酸鹽一系列新療法，在印度加爾各答取得顯著療效，成為當時世界上霍亂治癒率最高的療法。霍亂的防疫工作極大地推動了英國等歐洲國家的公共衛生事業發展，英國為此展開了清潔水運動，建設了城市排水系統，還完善了相關的公共衛生法案和機構建設。英國的一系列舉措，為現代科學疾病預防工作奠定了基礎，為世界各國所仿效。

對多數國家來說，霍亂是外來的不速之客。但病毒並不認識國門，它是人類的共同威脅，迫使不同國家的人民聯起手來。各國針對霍亂的防疫工作，促進了早期的國際公共衛生合作。一方面，各主權國家開始通過國際會議的方式磋商、談判，共同謀劃傳染病的防控問題。首次國際衛生會議於一八五一年七月二十三日由十一個歐洲國家在巴黎召開。這次會議的目標是協調歐洲不同國家相互衝突，和把代價高昂的海上檢疫要求降低到安全的最低限度。這次會議統一規定了對到達歐洲港口的船隻進行檢查和隔離的措施，而當時檢查和隔離的主要對象便是霍亂。此後直到十九世紀末，共召開了十次這樣的會議，其中八次會議討論了關於跨境傳播的霍亂、瘟疫、黃熱病等問題。❹另一方面，通過國際會議又簽訂了相應的國際公約，為共同防治霍亂制定了統一的行動標準。一八九二年，在威尼斯舉行的第七屆國際衛生大會，批准並生效了第一項關於霍亂的國際衛生公約，其所訂標準分別在一九〇三年和一九二六年由巴黎防治鼠疫公約加以補

---

❹ 黃瑤，聶雲飛.國際傳染病防控合作與國際法[J].現代國際關係，2003(7)：34.

充。一八九三年在德累斯頓和一八九四年在巴黎的會議，又訂立了另外兩個關於霍亂的公約。這些國際防疫公約和規章，對各國預防霍亂產生了極大的效果。二十世紀初葉，歐洲國家霍亂疫情的減少和死亡率的明顯降低，在很大程度上得益於這些國際公約的實施。

霍亂作為最為緊迫的國際衛生問題，很大程度上還推動了早期的國際衛生組織，如國際公共衛生辦公室、國際聯盟的衛生部門、泛美衛生組織以及世界衛生組織的創立。例如，歐洲國家政府代表於一九〇七年在羅馬協商成立的國際衛生辦公室，便是為了監督船舶和港口隔離以防止傳播鼠疫、霍亂而設立的。更為重要的是，國際衛生組織的成立，為各國的防疫工作提供了統一指導和援助，推動了國家間防疫工作的相互協調與借鑒。世衛組織制訂了流行病緊急援助計畫，向會員國提供諮詢意見，分享實驗室的研究成果、治療經驗，應需要援助的國家的要求，及時派遣流行病學專家，並在必要時提供物質幫助，如疫苗、補給液、抗生素、診斷血清和其他參考數據。世衛組織還定期舉辦有關臨床和實驗室診斷治療、流行病學和霍亂預防的培訓班，提供方法論、建議和幫助。

國際衛生組織提供疫情監測和信息共用的公共產品。在國際層面上，及時監測病例對有效控制霍亂發揮著非常重要的作用。系統地收集、分析和迅速傳播所有流行病學信息，對於促進流行病學預測和制定適當的控制措施至關重要。世衛組織自一九四八年成立之初，便建立了覆蓋全球的以日內瓦為基地的無線電網路，以便及時地通報、交流信息。政府可以憑藉這些信息，立即對任何來自危險地區或疑似載有病例的船隻或飛機實施隔離檢疫措施，也可以在危險解除後立即取消這些措施。一九六九年，第二十二屆世界衛生大會通過的《國際公共衛生條例》，進一步規範了霍亂、黃熱病和鼠疫的報告系統。世衛組織還通過出版《每週流行病學記錄》公佈相關病例的情況，同時還指導建立國家層面的監測系統。世衛組織建議成立國家級的衛生防疫委員會，成員包括衛生部、國防部、財政部等部門的代表，以便跨部門間的合作協調；邀請臨床醫生、微生物學家和在霍亂領域有經驗的

流行病學家，以及衛生工程師和衛生教育工作者參與其中；在地方層級設立小組委員會，與全國委員會之間建立溝通管道；在地方層級，聯繫社區領導人、教師、宗教領袖或其他有影響力的人士，請他們合作建立監測系統。

　　人類對抗霍亂所取得的進展，是國際社會通力合作的結果。國際合作既有國家間的雙邊合作，如日本爲菲律賓控制和消滅霍亂的行動提供援助，又有國際組織間的合作共濟。二十世紀九〇年代，當霍亂重返南美洲時，各國政府、聯合國機構和私營部門迅速做出反應，在衛生保健、飲用水和衛生設施方面進行了投資，從而使死亡率保持在1%以下，並將病例數從二十世紀九〇年代的一百多萬例，減少到二十一世紀的五千例以下。鑒於惡劣的衛生環境，尤其是無法獲得清潔水源，成爲誘發霍亂疫情的主要原因，國際社會開始從改善貧困地區的衛生環境入手，試圖從根源上解決霍亂問題。千年發展目標中的一項，便是在一九九〇年至二〇一五年將無法獲得改善的衛生設施的人口比例減半。一九七八年，世界銀行和聯合國開發計畫署合作推出「水和衛生項目」（Water and Sanitation Program，WSP），目的是爲世界貧困人口提供安全用水和衛生設施。WSP鼓勵當地的私有企業在項目中發揮主導作用，爲這些企業提供商業模式指導和金融服務。WSP意識到衛生條件的改善不僅有助於減緩疫病傳播，而且可以創造數十億美元的經濟收入。因此，WSP不僅是一項衛生專案，而且其最終目的是促進當地的經濟社會發展。美國疾病控制與預防中心和泛美衛生組織，於一九九二年合作開展了「安全水系統專案」（Safe Water System，SWS），通過提供負擔得起的和可持續的解決方案，已幫助三十五個國家的社區獲得了安全水源。

　　由於兒童是霍亂疫情的主要感染群體，因此聯合國兒童基金會成爲霍亂治理中的主要國際組織。基金會在下列領域支助各國政府、世衛組織和其他夥伴，包括提供霍亂工具包（有英文和法文兩種版本）、培訓和後勤支援、監測預警、通信服務、宣傳推廣等服務。基金會還是全球霍亂疫苗儲備發展的關鍵夥伴。聯合國兒童基金會

特別成立了「水、環境衛生與個人衛生」計畫（Water, Sanitation and Hygiene, WASH），旨在為貧困地區改善水和衛生服務以及基本衛生習慣。計畫開展至今，WASH團隊工作已遍及一百多個國家，為將近一千四百萬人提供了清潔水源，為一千一百多萬人提供了基本廁所設施。[15]基金會還與世衛組織設立了聯合監測方案（Joint Monitoring Program， JMP），提供相應的全球數據支援，為可持續發展目標的具體指標服務。為了進行可持續發展目標監測，在兒童基金會系統內，JMP與多指標群集調查（Multiple Indicator Cluster Survey， MICS）方案合作，制訂和測試新的指標與問題，以填補衛生服務方面的數據空白。JMP還與一個衛生處理工作組（Sanitation Treatment Task Force）合作，制訂調查問卷，以收集排汙企業的排泄物管理信息。

　　二十一世紀以來，人類與霍亂仍在進行著艱苦的角力。二○一七年四月，葉門暴發了近幾十年來世界最大規模的霍亂疫情，兩千兩百餘人死亡，超過一百萬人疑似感染。國際社會抗擊霍亂的努力仍未鬆懈。二○一七年，經過近五十年的發展，WSP轉型為「全球水安全與衛生夥伴關係」（Global Water Security & Sanitation Partnership， GWSP）。GWSP開始側重於幫助受援國提高知識和能力建設，助力他們實現與水相關的可持續發展目標。GWSP增添了安全的維度，倚重夥伴關係來促進對話、融資和技術創新。[16]同年十月，世衛組織聯合五十多個聯合國機構、學術和非政府組織及相關國際機構組成全球霍亂控制工作隊，制訂了終止霍亂的全球路線圖，爭取到二○三○年

---

[15]　水、環境衛生與個人衛生(WASH)[EB/OL]. 聯合國兒童基金會，[2020-04-22].https：//www.unicef.org/chinese/wash/.

[16]　GWSP目前的合作夥伴為奧地利財政部、澳大利亞外交貿易部、比爾及梅琳達・蓋茲基金會、丹麥外交部、荷蘭對外貿易和發展合作部、瑞典國際發展合作署、瑞士國家經濟事務秘書處、瑞士發展與合作署、英國國際發展部、美國國際開發署，詳見https：//www.worldbank.org/en/programs/global-water-security-sanitation-partnership#5。

將霍亂死亡人數減少90%，並在多達二十個國家消除該病，從而終結霍亂。人類正翹首以盼一個沒有霍亂的世界。

三、全球送瘟神——根除天花計畫

天花是最古老和最致命的一種傳染病，也是唯一已被人類消滅的重大傳染病。在天花被消滅之前，人類與之至少糾纏了三千多年。在西元前一一五七年去逝的古埃及法老拉美西斯五世（Ramesses V）木乃伊的身上曾經發現過麻點，這是目前所發現的最早的一個天花病例。大約西元前一〇〇〇年，天花經由埃及傳入印度。中國最早有關天花的記載，出現於晉代葛洪所著的醫書《肘後備急方》。根據該醫書的記載，推斷天花大約是在西元一世紀傳入中國的。歐洲大規模的天花流行始於西元六世紀，是由埃及經地中海傳入的。美洲大陸在被哥倫布發現後僅過了十五年，即於一五〇七年就傳入了天花。在十八世紀，天花到達了世界上最後一個尚未被它蹂躪的澳洲大陸。

天花是由天花病毒引起的急性傳染病，經由受感染的氣溶膠和已顯現症狀的受感染者飛沫在人際間傳播。受感染十二至十四天出現發燒、頭痛、暈厥、背部劇痛等症狀，有時伴有腹痛和嘔吐。二至三天後，體溫下降，身上出現皮疹，先是在面頰、手、前臂上，然後在軀幹上出現皮疹。天花具有很強的感染性和致命性，每次天花疫情的流行都會造成大量的死亡病例，即使倖免於難，感染者也會留有疤痕，造成心靈上的創傷。在中世紀時，天花的致死率還排在鼠疫和肺結核之後，但到了十六世紀和十七世紀，天花成為導致歐洲人口減少的主要原因之一。十六世紀歐洲天花肆虐時，發病人數每年數以十萬計，病死率高達25%~40%。十八世紀時，人口僅為四千萬的歐洲，每年死於天花的人數竟至四十四萬。[17]人類在天花病毒前真正地實現了「人人平等」。歷史上有很多貴族乃至君王都死於天花，除古埃及法老拉美西斯五世之外，還有英國女王瑪麗二世，俄國沙皇彼得二世，法國國王路易十五，西班牙國王路易士一世，清初的豫親王多鐸、順

治皇帝，等等。此外，英國女王伊莉莎白一世、法國國王路易十四、清朝康熙皇帝也因感染天花而臉上留下麻點。

　　天花的淫威之處還在於，人類社會始終沒有找到有效的治療手段，即便在醫學技術相對發達的當今時代，人們仍沒有找到可以治癒天花的特效藥。進入二十世紀後，人類仍生活在其夢魘之中。據世界衛生組織估算，天花在二十世紀就奪去了三億人的生命。[18]僅在俄國，從一九〇〇年至一九〇九年的十年間，死於天花者即達五十萬人。[19]一九二六年至一九三〇年，印度近九十八萬人發病，美國也有三十八萬人。第二次世界大戰後期，天花疫情再次形成高峰，一九四四年至一九四五年，全世界報告病例達七十多萬，印度幾乎占比90%。[20]五〇年代開始，天花在全球範圍內開始呈現不均衡的蔓延趨勢，歐洲和北美地區基本控制了天花疫情。中國在一九五四年尚有十三個省份發現病例，一九五九年僅有新疆、四川和雲南三個省級地域內發現病例。我國最後一例天花消滅於雲南省思茅地區的西盟縣，算是較早戰勝天花病毒的國家。此後，天花疫情多集中在南亞、非洲和拉美的發展中國家。二十世紀六〇年代，全世界每年仍有一千萬到一千五百萬人感染天花，大概兩百萬人死亡，主要分佈於四十三個國家。只要存在防疫的薄弱環節，整個人類社會就仍處於疫情的危機之中。於是，世界衛生組織於一九六七年啓動了雄心勃勃的「根除天花計畫」，歷時十年之久，一九七七年，索馬里診斷出最後一例自然發生的天花病例。至此，人類社會宣告了對抗天花病毒戰役的最終勝

---

[17] 傅傑青.消滅天花 —— 全人類聯合行動的創舉[J].自然辯證法通訊，1981(4)：57.

[18] 世衛組織紀念世界消滅天花四十周年[N/OL].聯合國新聞，(2019-12-13)[2020-04-22].https：//news.un.org/zh/story/2019/12/1047381.

[19] 王旭東，孟慶龍.世界瘟疫史[M].北京：中國社會科學出版社，2005：42.

[20] 楊上池.天花的消滅與國境衛生檢疫[J].中國國境衛生檢疫雜誌，1993(5)：260.

利。

　　天花病毒僅有的「仁慈」一面在於，感染的人一旦痊癒便會終生獲得免疫，這為人類抗擊天花病毒帶來一線希望。中國古人曾勇敢地嘗試「以毒攻毒」的方式，創造了「人痘接種術」，即讓未感染天花的孩童主動接觸天花病毒，以獲得免疫。具體操作分為痘衣法、痘漿法、旱苗法、水苗法四種。這在唐代孫思邈的《千金方》、清初俞天池的《痧痘集解》和清末醫學家董玉山的《牛痘新書》中都有所記載。「人痘接種術」雖然有一定的風險，但的確大大減少了感染率。這一方法相繼傳入日本、俄羅斯和土耳其，並於十八世紀末在歐洲和美洲得到普及。同樣是秉承「以毒攻毒」的思維，一七九六年，英國醫學家愛德華・琴納（Edward Jenner）發明了「牛痘接種法」。這源於英國有些地方的人們發現擠牛奶的婦女通常不會感染天花。人們總結是因為她們在擠牛奶的時候會感染牛痘，而感染了牛痘之後就不會再得天花。琴納對這一現象進行反復觀察和實驗，對牛痘接種可以預防天花進行了最初的證實。雖然琴納的發現僅是基於偶然性與相關性，但仍為人類戰勝天花病毒提供了有利的武器。牛痘較之人痘更加安全，接種反應較溫和，從而逐漸代替了人痘接種。後來又經過伍爾茲（R. Wurtz）等人的改良，牛痘苗的品質得以改進。而二十世紀五○年代，大規模生產冷凍乾燥痘苗技術的普遍應用，為牛痘的普遍接種提供了可能。

　　二戰結束後，人們將彼此的仇恨開始轉向了集體抗擊天花的「戰疫」。一九四八年，世衛組織成立之初，便將天花列為第一個應該被控制的傳染病。一九五三年，世衛組織第一任總幹事奇澤姆（George Brock Chisholm）首先提出了在全世界範圍內消滅天花的目標，可惜未能得到足夠的支持。一九五八年，蘇聯代表團向第十一屆世界衛生大會提出了開展全球性的根除天花運動的提議，得到了大會的通過。計畫的主要辦法是給全球80%以上的人口接種或重新接種牛痘疫苗。不過當時正積極開展消滅瘧疾運動，根除天花計畫無法獲得經費和人力、物力的支持，最終也未能實施。一九六六年，世界衛生組織第

十九屆大會再次通過了全球性大規模撲滅天花的決議，全球抗疫正式開始。

　　一九六七年，即計畫開始執行的第一年，四十三個國家的天花病例超過了一千萬例。來自七十三個國家、多達十五萬名工作人員經過多年的共同努力，困擾人類三千多年的天花病毒，終於又被鎖進了潘朵拉的魔盒。全世界根除天花計畫，與一九七二年完成的美國阿波羅登月計畫，被視爲二十世紀兩項世界最著名的重大科學研究專案。在一九六六至一九七六年，通過該計畫所進行的牛痘苗接種總數達十七‧九億人次。儘管取得了如此顯著的成就，但是計畫的成立和執行同樣遇到過很大的阻力。在一九五八年首次通過該計畫之時，世衛組織領導人正熱衷於開展「根除瘧疾運動」，不願把消滅天花作爲重點工作。一九五九年至一九六五年批准根除天花的預算經費每年只有十萬到二十萬美金，世衛組織總部只設一人管理這一個大專案，現場工作人員也僅有四人，工作進展十分緩慢。㉑同時還有很多國家、國際組織和專家懷疑計畫的可行性。聯合國兒童基金會就由於根除瘧疾方案的失敗而大失所望，沒有向根除天花計畫提供任何援助。蘇聯基本上於一九三六年根除了天花病毒，但爲了防止輸入性疫情，蘇聯希望借由世衛組織開展全球範圍的防疫計畫以根除病毒，從而不斷向衛生大會呼籲並提供疫苗援助。

　　蘇聯的努力，對於啓動根除天花計畫起到了很大的推動作用。不過，該計畫的順利開展是國際社會共同努力的結果。一九六七年，世衛組織總部設立了特別基金，經常預算每年保證的固定數額只有兩百四十萬美元。但從一九六七年到一九七九年，每年的天花防治費用升至兩千三百萬美元。國際捐助者總共提供了九千八百萬美元，其中美國提供了最大比重的資金援助，其餘兩億美元由疫情國家來承擔。㉒世衛組織先後成立了一系列專項的組織機構籌畫工作，如根除天花

㉑ 章以浩.全世界和中國根絕天花的歷史事實、基本經驗及啓迪[J].中華流行病學雜誌，1999(2)：68.

科學小組、根除天花專家委員會。國際上知名科研機構和知名專家，則提供了強有力的科研、技術支持與專業指導，如美國的疾病控制與預防中心、蘇聯的病毒製品研究所等。世衛組織還特別指定加拿大的康諾特實驗室及荷蘭的公共衛生研究所為痘苗品質檢測中心，協助檢查各痘苗生產單位的產品品質。

國際專家負責協調、指導相關國家根除天花的計畫與行動，如推動設立專職國家計畫指導小組，建立國家衛生站，成立種痘專業隊伍，組織病例監測報告網等。同時，針對不同工作編印了不同性質和內容的宣傳品及培訓數據。美國流行病學家唐納德·亨德森（Donald Henderson）臨危受命，領導根除天花計畫。亨德森大學畢業後加入美國疾病控制與預防中心，曾接受過中心情報服務處的創始人——亞歷山大·朗繆爾（Alexander Langmuir）系統的指導。出任前，他正在執行美國在西非和中非的十八個國家中，開展的一項消滅天花和控制麻疹的專案。他被時任世衛組織總幹事視為領導根除天花計畫最合適的人選。事實也證明總幹事做出了明確的選擇。亨德森不僅憑藉其專業的素養和豐富的抗疫經驗，制訂了合理的滅疫戰略，他還是一位衛生外交高手，多次前往相關國家進行遊說與動員。例如當衣索比亞皇帝海爾·塞拉西（Haile Selassie）手下的衛生部部長不肯提供足夠幫助時，亨德森就進入衣索比亞去拉攏皇帝的私人醫師。在亨德森博士的領導下，根除天花計畫採用了環形接種的戰略。與其為每個人接種疫苗，世衛組織不如先行鎖定天花患者，進行隔離，為所有與其接觸者接種疫苗，再為與這些人接觸過的人接種，這樣就能避免多餘的疫苗浪費。那麼，該計畫的首要任務便是提供有效的病例報告。世衛組織向落後地區提供了簡易的病患識別指導，並設立了標準化的報告流程，這便提高了病例報告的效率。此外，分叉針頭的發明讓非專業人員也可以輕鬆使用，這促進了疫苗注射的普及。

㉒ CASE1： Eradicating smallpox[EB/OL].Center for Global Development, [2020-04-26].https：//www.cgdev.org/page/case-1-eradicating-smallpox.

不過，更為重要的決定因素仍是多方夥伴間的合作。根除天花計畫執行過程中主要面臨著資金供給不穩定，地方某些群體對於國際援助和新技術、新方法持有抵觸情緒，還有一些疫情國家政治安全形勢嚴峻等阻礙因素。在根除天花計畫啟動之前，已經有一些區域衛生機構組織開展了大量的防控工作。嚴格意義上講，世衛組織的計畫只是對其工作的承接和補充。例如，泛美衛生組織和奧斯瓦爾多·克魯茲基金會（Fiocruz），已經成功地將美洲的疫情國家減少到僅有巴西一國。為協調美國在西非和中非的十八個國家開展的「麻疹控制和根除天花計畫」，世衛組織只是為這些國家提供美國雙邊安排所無法提供的援助。美國疾病控制與預防中心還積極地在時局不穩定的南亞地區動員人力和資源。印度和孟加拉是天花病例最為高發的兩個國家，在此次計畫行動過程中，兩國政府也都給予了積極的配合與支援。印度的塔塔工業集團同樣給予了大量的資金支持。此外，瑞典和丹麥的國際發展機構也是重要的資源援助方。

　　全球根除天花計畫所體現的國際主義精神至今仍值得被珍視。對許多人來說，這場抗疫讓冷戰的對抗情緒逐漸消散。在戰鬥過程中，美國、蘇聯以及盟友國家的一些官員間學會了相互信任。許多國家工作人員將他們參與該專案視為職業生涯的亮點，與世衛組織框架建立了密切和富有成效的聯繫。儘管在國籍、教育、種族、性別和年齡方面存在差異，但許多「根除天花戰士」之間仍懷有善意。對許多年輕官員而言，參與這樣一個全球項目，為他們開闢了新的職業道路。二十世紀七〇年代，拯救生命的共同目標將許多人團結在一起，戰勝天花激發了人類對抗病毒的信心，從而催生了「擴大免疫接種規劃」等其他專案的開展。然而，人類戰勝其他病毒仍面臨巨大的艱辛，或許戰勝天花僅是人類的一次僥倖。這主要是因為天花病毒的特殊性。天花病毒是一種雙鏈DNA病毒，幾乎不可能發生變異。儘管流傳千年，天花病毒也只存在兩個亞種，而且人類是唯一宿主，一旦人類獲得了免疫，病毒便無處遁形。牛痘和天花的病原體牛痘病毒和天花病毒共有交叉反應抗原，這也是人類接種牛痘就能免疫天花的原因，而

牛痘卻對人體幾乎無害。但無論如何，根除天花計畫的勝利都是人類抗疫史上的一次高光時刻，足以為飽受疫病摧殘的人類帶來些許溫暖。

四、沒有瘧疾的世界——國際社會的行動與願景

瘧疾是一種單細胞生物瘧原蟲造成的寄生蟲傳染病，通過蚊媒傳播。瘧疾主要活躍於撒哈拉以南非洲、南亞、東南亞、中美洲和加勒比等熱帶地區，對當地人們的健康、社會經濟都產生了極大的影響。同樣是一種古老的疾病，美索不達米亞的楔形文字泥板中，記錄有類似於瘧疾的發燒症狀。吠陀時期（前1500—前700）的印度文獻稱瘧疾為「疾病之王」。希臘詩人荷馬在《伊利亞特》中也提到了瘧疾。葡萄牙歷史學家若奧‧德‧巴羅斯（João de Barros）曾說過：「上帝派遣一位天使，揮舞著致命熱病的火焰之劍，阻止我們進入這花園裡的清泉，黃金的河流從那裡一直流入我們多次征服的大海。」這裡的致命熱病便是瘧疾，瘧疾阻止人們進入的則是非洲大地。歐洲的探險家和殖民者遲遲無法深入這片「黑暗大陸」，正是因為瘧疾作為一種熱帶疾病，具有極強的傳染性和致命性。即便如此，瘧疾還是在歐洲社會中蔓延，它從非洲熱帶雨林，沿尼羅河向下傳播到地中海，然後向東傳播到新月沃土，然後向北傳播到希臘。希臘商人和殖民者再把它帶到義大利。從那裡，羅馬士兵和商人最終把它帶到遙遠的北方——英格蘭和丹麥。在接下來的兩千年裡，無論在歐洲哪裡，只要有擁擠的定居點和死水，瘧疾便會肆虐，造成大量的病患和死亡。

直到現在，瘧疾的威脅仍未得到完全的遏制。在二十世紀，瘧疾就奪去了一‧五億至三億人的生命，占所有死亡人數的2%至5%。現今全世界仍有40%的人口生活在瘧疾傳播的地區。[23]在瘧疾肆虐的熱帶地區，僅一九四七年，三‧三億印度人口中就有七千五百萬人感染瘧疾。二十世紀上半葉的印度，死於瘧疾的人數超過死於其他疾病人數的總和。而更為嚴峻的撒哈拉以南地區，幾乎佔據了世界上80%到

90%的瘧疾病例和死亡率。以瘧疾為主的熱帶病，嚴重地遏制了非洲地區的經濟發展，海外投資專案時常因為疾病而難以為繼。一九九八年，礦業巨頭必和必拓在莫三比克投資十四億美元興建電解鋁廠，兩年內即有七千例瘧疾感染，十三位外派員工死亡。二十世紀上半葉，世界的其他地區也普遍受到瘧疾的困擾。美國南部地區在二十世紀三〇年代前都一直受到瘧疾的困擾，直到田納西流域管理局將水力發電和現代化帶到南方農村，情況才得以改善。二戰時在太平洋戰役初期，美國死於瘧疾的士兵比死於戰爭的士兵還多。美國最重要的公共衛生機構——疾病控制和預防中心——就是因為瘧疾而成立的。二十世紀五〇年代，中國有瘧疾流行的區縣約占80%，每年發病人數最高時達到三千萬以上，發病人數居感染各種傳染病之首。

　　人類在與瘧疾鬥爭的過程中，曾先後探索出多種對抗瘧疾的藥物。十七世紀二〇年代，在美洲的歐洲人發現當地的金雞納樹皮具有抗瘧退燒的功效，隨後歐洲人將其作為治療瘧疾的主要藥材，並在南亞和東南亞地區大規模地種植金雞納樹。十九世紀初，葡萄牙醫學家從金雞納樹皮中分離出金雞寧，幾年後，法國化學家又從樹皮中分離出奎寧。儘管現今有零星的耐藥性觀察，但奎寧仍是一種重要和有效的瘧疾治療藥物。為避免瘧疾侵襲，英國殖民者在印度最嗜好的飲料之一即杜松子酒中加奎寧水，它後來演變為酒吧裡的金湯力。一戰期間，德國為了打破協約國對於奎寧的控制，開始研發奎寧的替代藥物。起初研發的合成藥物副作用過高，直到一九三四年氯喹的合成取得了突破性進展。二戰後，氯喹和二氯二苯三氯乙烷（DDT）成為世界衛生組織雄心勃勃的「全球根除瘧疾計畫」的兩大主要武器。不過後來在泰國、柬埔寨邊界，委內瑞拉，肯亞等國先後發現了耐氯喹的惡性瘧原蟲。二十世紀七〇年代，美國陸軍醫學研究與發展司令

❷❸ Arrow KJ, Panosian C, Gelband H, eds.Saving Lives, Buying Time: Economics of Malaria Drugs in an Age of Resistance[M]. Washington (DC)：National Academies Press, 2004：part 2.

部、世界衛生組織和霍夫曼——羅氏公司合作研發了甲氟喹。不幸的是，甲氟喹作爲單一的抗瘧藥引入亞洲後也產生了抗藥性。而且，甲氟喹抗性瘧原蟲的產生也削弱了Fansimef（一種由凡西達和甲氟喹組合的複方藥）的藥效。另外，由於甲氟喹的造價昂貴，這種藥並不適合在非洲地區使用。

中國的古典醫學爲抗擊瘧疾提供了最爲強大的武器。我國的藥學家屠呦呦從葛洪《肘後備急方》中「青蒿一握，以水二升漬，絞取汁，盡服之」的描述中得到啓迪，於一九七二年發現並成功提取青蒿素。以青蒿素爲主的複方製劑，目前是世界上治療瘧疾最有效的藥物。屠呦呦因其卓越的貢獻，於二〇一五年獲得諾貝爾生理學或醫學獎。發現青蒿素後，中國開始通過國際合作方式向世界推廣。自一九七二年世界衛生組織恢復了中華人民共和國的合法席位後，中國開始重視與世衛組織的合作。寄生蟲病的防治是重要的合作內容，中方希望就青蒿素類藥物與世衛組織開展多方位的合作。一九八一年十月六至十日，由聯合國開發計畫署、世界銀行、世衛組織瘧疾化療科學工作組主持的「抗瘧藥青蒿素及其衍生物的研究」會議在北京舉行。這次會議是在氯喹抗性瘧蔓延情況下世衛組織的一次「求助」，但更像是一次「摸底」。會議期間，中方通過七篇報告就青蒿素的科研及臨床試驗情況做了彙報，開啓了中國與世衛組織就青蒿素研發、生產的合作。同時通過此次會議，中國醫學界開始關注有關藥物註冊、專利、研發工作的標準化問題。不過接下來幾年內，外方專家對中國相關藥企進行檢查，認定中國的青蒿素衍生物製劑和生產過程均未達到GMP標準。[24]這意味著中國研製的青蒿素藥品仍不能在國外註冊生產。直到二十世紀八〇年代末，中國的青蒿素藥品仍無法走出國門。

---

❷❹ GMP標準，全稱Good Manufacturing Practices，是藥品生產品質管制規範體系，最初是由美國坦普爾大學六名教授編寫制定，二十世紀六〇—七〇年代的歐美發達國家以法令形式加以頒佈，要求製藥企業廣泛採用。

之後，通過青蒿素的國際合作，中國製藥走向世界。一方面，是與國際藥企的合作。二十世紀九〇年代開始，在青蒿素上，中國開始了國際合作的新階段。這一時期，中國桂林南藥、昆明製藥、中國人民解放軍軍事醫學科學院等多家企業和科研機構，先後與法國賽諾菲、瑞士諾華等企業合作。雖然中國只是這些外國藥企的原料生產基地，將自己的研發成果掩蓋在國外品牌之下，但從合作中學到了海外市場註冊、臨床試驗申報、工藝專利申請等方面的寶貴經驗。二〇〇一年，賽諾菲與桂林南藥合作的單方青蒿琥酯片劑，已獲世衛組織十五萬人份的採購訂單。而諾華自一九九九年開始銷售複方蒿甲醚。從二〇〇一年四月開始，世衛組織正式推薦複方蒿甲醚爲複方或聯合用藥（ACT）的首選。這是到現在爲止唯一一個通過世衛組織預認證的固定比例ACT藥物，該藥二〇〇二年進入世衛組織的基本藥物核心目錄。[25]另一方面，是與其他國家之間的科研合作。較爲典型的是廣州中醫藥大學與柬埔寨國家瘧疾控制中心的合作。雙方於二〇〇三年八月簽署了合作研究協議，在柬埔寨瘧疾高發區石居省進行爲期三年的臨床研究，以證明青蒿素類藥物能快速消滅瘧疾傳染源。經研究發現，瘧疾流行區的六十二個自然村中有十七個村的平均兒童帶蟲率，已由採取滅源措施前的55.9%下降至1.9%。

　　二十世紀四〇年代初，DDT作爲一種殘留殺蟲劑出現，使瘧疾控制策略發生了根本性的變化。DDT最早在二戰期間被美軍用於防治瘧疾，隨後，開始被大範圍地使用，其有效性激發人們從全球層面消滅瘧疾的雄心。麥克唐納數學模型更是從學理上論證了集體行動的合理性。洛克菲勒醫學中心的瘧疾學家保羅・羅素（Paul Russell）在一九九五年第八屆世界衛生大會上關於疾病與自由的演講，點燃了人們的決心，「全球根除瘧疾計畫」即通過這次大會獲得了批准。大會決定對除撒哈拉以南非洲大陸和馬達加斯加以外的所有瘧疾流行國

<hr>

[25] 中國青蒿素四十年徘徊在WHO門外[N/OL]. 人民網，（2007-11-26）[2020-04-28]. http：//mnc.people.com.cn/GB/6573820.html.

家實行根除瘧疾的政策。因此，這項計畫起初就不是全球性的，而是一個個國家行動的組合。世衛組織的主要任務是提供技術諮詢和協調資源。大會還設立了一個根除瘧疾特別帳戶，以吸引公共和私人捐款。作為該計畫的積極推動者，美國捐贈、貸四·○七億美元，支持三十七個國家的四十四個瘧疾根除項目，成為根除瘧疾計畫最重要的出資方。❷經過近十年的努力，「全球根除瘧疾計畫」取得了顯著的成果。在南歐以及北非和中東的部分地區，瘧疾得到了根除。從一九五五年到一九六三年，斯里蘭卡的臨床病例數量從每年一百萬例下降到每年十八例。但很快，這種努力開始動搖。人們開始對DDT的使用出現批評和質疑，一方面是抗殺蟲劑的蚊子和耐藥寄生蟲開始出現；另一方面，人們批評DDT對於環境的破壞。一九六二年，瑞吉兒·卡森（Rachel Carson）出版的暢銷書《寂靜的春天》（Silent Spring）是最有影響力的批評聲音。更為重要的是，隨即投入該計畫的資金開始放緩。到二十世紀六○年代末，根除瘧疾的計畫不得不終止。

　　一九七八年，世衛組織將其抗瘧政策從根除和消除策略轉向控制策略。不過，在此後二十年的時間內，瘧疾議題都較為邊緣化。直到一九九八年，挪威前首相布倫特蘭博士就任世衛組織總幹事，又重新將瘧疾問題作為優先事項處理。同年，以世衛組織為主導，聯合國兒童基金會、開發計畫署和世界銀行共同發起了一項「擊退瘧疾夥伴關係」（The Roll Back Malaria Partnership，RBM）的倡議，該倡議是針對瘧疾採取協調行動的全球平臺。倡議發起至今，已有五百多個夥伴參與其中，包括瘧疾流行國家、雙邊和多邊發展項目、私營部門、非政府組織和社區組織、基金會以及研究和學術機構。目前有兩百五十二個夥伴仍在倡議框架內開展工作。❷RBM的提出改變了過去逝衛組織框架內國家間合作的模式，轉向了全球不同層級夥伴間合

❷ 湯蓓.夥伴關係與國際組織自主性的擴展——以世界衛生組織在全球瘧疾治理上的經驗為例[J].外交評論，2011(2)：126.

作，以實現共同治理目標的一種網路狀協作模式。新的模式一改以往「輸血式」的援助手段，更加強調當事國的參與及對當事國的衛生體系建設。夥伴關係模式成功地提升了國際社會對於瘧疾問題的關注，大幅增加了用於控制瘧疾的資金來源。

　　二〇〇二至二〇〇七年，全球對瘧疾控制的資金投入平均每年為二‧五億美元，主要來源於抗擊愛滋病、結核病和瘧疾全球基金（Global Fund to Fight AIDS，Tuberculosis and Malaria，簡稱全球基金）、美國總統防治瘧疾行動（U.S. President's Malaria Initiative，PMI）和世界銀行的促進方案。其中全球基金是最大的出資方，出資比重在50%以上。美國則是抗瘧戰役中最大的援助國，除了向全球基金這類多邊機構提供資金支持外，還於二〇〇五年由總統布希啓動了美國總統防治瘧疾行動，被視爲美國運營最好、成效最大的全球醫療項目之一。布希總統在項目啓動的五年內，將美國用於瘧疾預防和治療的資金增加了十二多億美元。歐巴馬總統延續了這一舉措，在二〇〇九年至二〇一六年期間對PMI投資了近五十八億美元。美國還向三十多個國家進行了雙邊援助。美國爲雙邊瘧疾防控和研究活動提供的資金，從二〇〇一年的一‧四六億美元增加到二〇一九年的九‧八四億美元。[28]比爾及梅琳達‧蓋茲基金會於二〇〇七年加入抗瘧戰役中，向各種瘧疾項目捐贈了十億美元，呼籲全世界發起一場新的運動來根除這種疾病。此外，諾華、葛蘭素史克、埃克森美孚和住友等企業，以及告別瘧疾基金會（Malaria No More）、朝聖者非洲（Pilgrim Africa）等非政府組織，都是這場戰役中的重要援助方和參與者。

---

[27] 具體夥伴名錄詳見https：//endmalaria.org/about-us/governance/partner[2020-04-29]。

[28] The President's Malaria Initiative and Other U.S. Government Global Malaria Efforts[R/OL]. Global Health Policy，(2019-04-23)[2020-04-30]. https：//www.kff.org/global-health-policy/fact-sheet/the-u-s-government-and-global-malaria/.

在國際社會的共同努力下，瘧疾對於人類的威脅得到了明顯的控制。二〇〇二至二〇一七年，在採取了瘧疾控制的國家，因瘧疾而產生的死亡率下降了61%。[29]但是，某些國家還是經歷著疫情的反復，撒哈拉以南非洲仍是瘧疾的重災區。國際社會始終沒有放棄致力於建設一個沒有瘧疾的世界的願景。二十一世紀初，國際社會就將在二〇一五年終止並開始扭轉瘧疾發病率作為千年發展目標。RBM於二〇〇八年再次推出「全球瘧疾行動計畫」（The Global Malaria Action Plan），為在長期內實現瘧疾死亡率接近零並最終根除瘧疾提出了戰略構想。在基本完成千年發展目標的基礎上，聯合國又在二〇一五年制定了於二〇三〇年結束瘧疾流行的可持續發展目標。世界衛生大會於二〇一五年五月通過《2016—2030年全球瘧疾技術戰略》。該戰略旨在到二〇三〇年時使全球瘧疾發病率和死亡率進一步降低90%，為指導各國努力加快消除瘧疾方面的進展，進一步提供了一個全面的框架。《柳葉刀》（The Lancet）消除瘧疾委員會更是提出了一項大膽的主張：瘧疾作為人類最古老和最致命的疾病之一，能夠而且應該在二十一世紀中葉之前被根除。鍥而不捨，金石可鏤，但願一個沒有瘧疾的世界能夠如期而至。

---

[29] Malaria[EB/OL].The Global Fund，[2020-04-30]. https：//www.theglobalfund.org/en/malaria/.

第二章　二十一世紀主要疫情與國際合作

　　進入二十一世紀以來，全球化進程的急速推進，不僅加深了人與人之間的交往聯繫，也加速了病毒的傳播規模與速度。人類在經歷經濟全球化、科技文明國際化的同時，也伴隨著疾病防疫的全球化。在全球化迅猛興起的時代，面對傳染性疾病，任何族群、國家都難以獨善其身。全球問題需要全球手段，新時代呼喚新合作。在二十一世紀，人類一方面需要防備已被消滅或基本得以控制的傳染病捲土重來；另一方面，要積極應對新發傳染病帶來的新威脅和新挑戰。二〇〇〇年以來，人類相繼遭遇了非典型性肺炎、H_5N_1禽流感、中東呼吸綜合症、H_1N_1豬流感、小兒麻痹症、埃博拉病毒、寨卡病毒，以及新近暴發的新冠肺炎等疫情。「豈曰無衣？與子同袍。」面對疫情，國際社會表現出團結合作的精神。針對這些疫情的國際合作也形成一些新的變化趨勢。新興國家、地區組織開始發揮更大的作用，新興的多邊機制和技術手段顯得更加亮眼。

一、已結束的戰役——「眾志成城，抗擊非典」

　　二〇〇二年十二月十日，在深圳羅湖區一家餐館當廚師的黃師傅，突然發起了高燒。他本以為回老家休息幾天，吃些藥，打個退燒針就能痊癒，結果病情並不見好轉，甚至燒到40℃。黃師傅隨即被轉往河源市人民醫院救治，未見轉機，又被送往廣州軍區總醫院呼吸內科治療。經過診斷發現他肺部陰影擴大，白細胞增多，出現呼吸衰竭，醫院當天就給他上了無創呼吸機。這顯然不是尋常的發燒感冒，更可怕的是，還有很強的傳染性。治療中與他密切接觸的八名醫護人員先後出現了相似的症狀。經過二十多天的治療，黃師傅痊癒了，然

而關於這個怪病的故事在二〇〇三年才剛剛開始。到二〇〇三年六月十一日，北京診斷最後一名確診病人，六個多月時間裡，中國內地共有二十四個省（自治區、直轄市）出現疫情，同時，全球共有三十二個國家和地區也發現了感染病例。這是二十一世紀全球首次暴發的大流行疫情。這次疫情報告病人一萬三千六百六十七例。中國是這次疫情的重災區，有五千三百二十七例，死亡三百四十九例。雖然相較於以往的大流行，這次疫情的感染率和死亡率都相形見絀，但其來勢之猛、症狀之怪、危害之烈，尤其是在全球化時代，其對於經濟社會的影響都是以往疫情所不及的。同時，「非典」的啟示也是深刻的，特別是對中國來講，「非典」對於中國的公共衛生事業建設和國家衛生治理能力提升，具有里程碑式的意義。

自二〇〇三年一月開始，廣州、中山以及廣西某地相繼出現了多起類似病例。其中一月底廣州的一位海鮮商販發病入院，感染了五十多名醫護人員和十九名親屬。二月十二日，廣東省人民政府新聞辦公室公佈，二〇〇二年十一月十六日至二〇〇三年二月九日，全省報告病例三百零五例，死亡五例，其中醫護人員發病一百零五例。二月六日進入發病高峰，全省發現病例兩百一十八例，當天增加四十五例，大大超過此前單日新增病例。與此同時，民眾之間出現了恐慌。早在二〇〇二年十二月底，網路上就已經出現了關於這種「非典型性肺炎」的疫情的討論。儘管二〇〇三年一月二十一日，國家疾病控制中心專家組正式將這類病例命名為「非典型性肺炎（不明原因）」，廣東省政府在二月初也給出了相應的防範工作指導，但關於「非典」的疑團仍困擾著官方與公眾。從二月九日開始，有關熏白醋、喝板藍根能預防怪病的傳言四起，市場上已出現搶購囤積跡象。同在二月，黃師傅回到廣州軍區總醫院複診，醫生告知他是中國第一例報告的「非典」病例，儘管後來證實，在佛山有人比他更早得病。

由於缺乏對「非典」的認知和管控，很多出現症狀的人都沒有意識到自己已經染病，仍當作普通感冒來治療，並且隨意出行。而另一些感染患者出於恐慌，染病後並不是抓緊投醫，而是急於返鄉。在這

些情況下，神秘的病毒開始了它奔赴全國、全世界的旅程。二月十七日，廣東的一名湘籍打工者染病後返鄉，成為湖南首例病人。通過輸入的方式，山西於二十七日也開始出現病例。隨後內蒙古於三月，寧夏、天津、河北等地於四月紛紛有病例確診。至疫情結束，全國共有二十四個省（自治區、直轄市）出現疫情。二月末，太原人徐某去廣東出差返回後發燒入院，治療不見起色後，於三月一日轉往中國人民解放軍總醫院 —— 北京301醫院，成為北京首例確診病例。之後不久，北京開始不斷出現感染者。四月二十日，北京的確診病例從前一天的三十七例猛增至三百三十九例，形勢開始惡化。北京成為中國內地「非典」疫情最為嚴峻的地區。

　　如同其他疫情一樣，「非典」的突如其來是人們始料不及的。一方面，病情暴發得突然，人們對其認知有限，有效的應對需要一定時間的學習和摸索。另一方面，我國的專業機構起初對其表現麻木，應對失當，明顯地表現出了我國公共衛生在全國社會體系中是最為脆弱的一環。「非典」至今仍是中國無數家庭的夢魘，那麼多的家庭因之破碎，那麼多的醫護人員為之犧牲。「非典」是一場公共衛生事件，也是一次政府的公共危機。但是，危機中同樣孕育著機遇，「非典」更是中國公共衛生制度建設和能力提升，以及加強國際公共衛生合作的重要契機。

　　「非典」最先引發的是輿論導向問題。二○○三年，廣州市民幾乎是在各種疫情流言中度過春節。流言導致了恐慌，進一步誘發針對食品和藥品的搶購潮。而這期間政府與媒體的「正式發聲」基本缺席。直到二月十一日，廣州召開了全國首場公佈「非典」疫情的新聞發佈會。據二○一一年出版的《廣州市志（1991—2000）》中的《政府決策志》披露，時任廣州市委書記林樹森在新聞發佈會前夜，才在新聞稿上加上「一百九十二例病例，其中兩例死亡」等數據。他在緊急情況下明確表示「一定要實事求是介紹情況，需要承擔責任由我負責」❶。顯然，流言在某種程度上成為倒逼官方管道發聲的「反權力」。事實也證明，信息公開才是制止流言最有力的武器。二○○三

年四月二十日，時任衛生部副部長高強主持新聞發佈會，首次披露北京「非典」疫情相關數據。四月二十日成爲「非典」疫情信息公開的「分水嶺」，二十日之後政府和媒體開始放開對於疫情信息的嚴格管制。信息公開也成爲「非典」疫情最重要的「遺產」之一。它倒逼政府完善重大公共事件中的新聞發言人制度，還推動了二〇〇八年五月1日起實施的《政府信息公開條例》的出臺。

掩蓋和瞞報疫情信息不僅會引發國內的社會恐慌，延誤相關部門採取應對措施，更不利於國際公共衛生合作。在國際合作方面，「非典」疫情還揭示出我國參與全球治理的青澀。時任世衛組織總幹事格羅·哈萊姆·布倫特蘭（Gro Harlem Brundtland）認爲，如果世衛組織能夠在早期階段提供幫助，疫情可能已經得到控制。她敦促中國讓世衛組織儘快參與。之後，中國開始配合世衛組織的工作，與世衛組織分享了數據，並於四月二日承諾會與世界衛生組織全面合作。「非典」暴發之際，中國剛「入世」不久，對於各類國際組織的運行、合作機制和戰略目標仍處於認知階段。而且，中國對於國際公共議題的合作保持謹愼態度。因此，中國錯失了借助世衛組織的全球預警網路和政策工具，以阻斷疫情蔓延的良機，而且嚴重影響了我國政府的國際聲譽和大國形象。參與全球治理是全球化時代的必然選擇，「非典」加速了我國公共事務治理國際化的進程。[2]與此同時，嚴峻的國際輿論壓力也接踵而來，一些國家在鼓吹「中國威脅論」的同時，還鼓吹中國「危險論」和「不可接觸論」，甚至主張「隔離」中國。由於東盟地區國家受疫情影響最爲嚴重，部分東盟國家的經濟遭受了很大影響，社會出現恐慌和不穩定，一些國家開始出現反華情緒。時任新加坡總理吳作棟就公開指責中國，稱：「如果不隱瞞疫情，新加坡

---

[1] 海鵬飛．流言倒逼出的首場「非典」發佈會[J].南方人物週刊，2013(3)：48.

[2] 薛瀾，劉冰.盤點「非典」十年：公共治理體系變革[N/OL].人民網，(2013-06-17)[2020-05-02].http：//theory.people.com.cn/n/2013/0617/c49154-21866221.html.

不至於『受疫』。」這嚴重地影響了中國與東盟國家之間的關係。

　　在意識到「非典」疫情的嚴重性和緊迫性後，中國政府及時調整了應對舉措。四月十七日，中共中央政治局常委會召開會議，決定包括人事任免在內的各種緊急措施應對「非典」。二十三日，溫家寶總理主持召開國務院常務會議決定，設立總額二十億元的非典型性肺炎防治基金，成立全國防治非典型性肺炎指揮部。一系列政策舉措，標誌著中國正式開始全面抗擊「非典」。為了緩解外部輿論壓力，爭取國際社會的廣泛支持與合作，當時的國家領導人在剛上任不久，便開始積極地展開衛生外交工作。原定於四月二十九日，東盟十國首腦在曼谷召開共同商討防治「非典」的特別峰會並未邀請中國參加，中方知曉後提出希望能與會。這一倡議得到了東盟支持，國家總理溫家寶率團到會。從做出決定到成行只有短短一個星期的時間。會議期間，溫家寶首先承認：「面對這場突如其來的疫情災害，我們缺乏預防和控制經驗，應對機制不健全，一些地方和部門工作不力。」然後承諾：「中國政府是勇於面對困難、高度負責任的政府，時刻把人民健康和生命安全放在第一位。我們已經並且繼續採取果斷的措施。」❸這次會議期間，中國與東盟十國簽訂了聯合聲明，建立互通疫情機制，成立了專項基金，攜手共同對抗「非典」，進一步促進友好合作關係。五月二十日，國務院副總理兼衛生部部長吳儀在日內瓦舉行的世界衛生大會上坦誠地指出，疫病發生的初期，中國政府對這場疫情的嚴重性認識不足，公共衛生系統存在缺陷，防治工作在一段時間內有些被動。她同時表示，中國政府願意真誠地與國際社會合作，在應對全球疾病災害方面承擔自己的責任，履行自己的義務，發揮建設性作用。❹中國領導人坦誠、負責任的言論，一定程度上贏得了國際社會的理解與支持，維護了中國負責任的大國形象，促進了國際間的互

---

❸ 中國—東盟領導人「非典」特別會議在曼谷舉行[N/OL].人民網，(2003-04-30)[2020-05-02].http：//www.people.com.cn/GB/shizheng/16/20030430/982438.html.

助合作。

在二〇〇三年全球抗擊「非典」的戰役中，世衛組織的領導角色得到了充分的發揮。首先，世衛組織對於疫情病原做出定性，並向全球發出預警。早在二〇〇二年十一月，世衛組織就通過監測中國的醫療信息欄和新聞媒體意識到疫情具有暴發趨勢。二月二十日，世衛組織西太平洋區域辦事處主任致電給衛生部，請求允許世衛組織的一個小組調查廣東的疫情。三月十五日，世衛組織把這一原因不明的病症，定名「嚴重急性呼吸系統綜合徵」，縮寫爲「SARS」。四月十六日，世衛組織正式宣佈「非典」的致病原是一種新的冠狀病毒。在預警工作方面，三月上旬，更多具有相同流行病特徵的病例陸續在多國出現。十二日，世衛組織正式發佈了全球「非典」警告。從四月二日開始，世衛組織發出了多份旅行建議，建議旅行者除非必要，應推遲前往「非典」高發地區的一切旅行。世衛組織的預警與建議，有助於各國及時採取防範行動，減緩疫情的傳播。

其次，世衛組織借助自身的網路優勢，協調醫學界各方開展病理研究和診斷工作。從三月十七日開始，世衛組織呼籲九個國家和地區的十一個實驗室參與一個關於「非典」診斷的多中心合作研究項目。該項目彙集了全球領先實驗室，包括傳染病學家、病毒學家和臨床醫生在內的智力資源，以實現一個共同的目標：檢測「非典」病原體和開發診斷檢測。利用現代通信技術，該項目史無前例地將研究結果在內部網站上進行數據共用。夥伴成員在世衛組織網站上共用病毒的電子顯微照片、用於病毒識別和鑒定的遺傳物質序列、病毒分離物、來自患者和死後組織的各種樣本。來自同一病人的樣本，也可以在多個實驗室中並行分析。即時分享「非典」個案臨床樣本的調查結果，促進了各方的對話與交流，及時地評估各方的研究成果，從而改進應對

---

❹ 吳儀表示中國政府願在應對全球疾病災害方面發揮建設性作用[N/ OL].人民網，(2003-05-21)[2020-05-02].http：//www.people.com.cn/GB/ shizheng/19/20030521/997027.html.

策略。三月十七日，香港大學微生物系的病毒學家裴偉士和他領導的研究小組，第一個分離出了「非典」病毒。在隨後的幾天時間裡，僅相差數小時，包括香港實驗室在內的全球三個實驗室，確認「非典」的元兇是一種新的冠狀病毒。

最後，為協助當事國應對疫情，全球疫情警報和反應網路（Global Outbreak Alert and Response Network，GOARN）被迅速動員了起來。世衛組織與該網路的夥伴合作，支援在中國、越南、新加坡的國際工作隊。這些工作隊包括來自二十個組織和十五個國家的六十名專家，他們與國家當局在病例管理、感染控制、監測和流行病學調查方面合作。實地運作小組每天通過電話或視訊會議聚集在一起，審查進展情況，比較經驗，並計畫進一步的行動。

在全球共同抗擊「非典」的過程中，國際組織間的合作，以及區域內國家間的合作也十分亮眼。「非典」疫情暴發後不久，亞洲開發銀行即與世界衛生組織建立了合作關係。雙方主要的合作方式，是亞行提供經濟援助，先後批准了兩筆均為兩百萬美元的技術援助贈款，世衛組織則負責提供專業技術。亞行之後與世衛組織於六月十八日簽署了一項諒解備忘錄，為雙方今後在抗擊「非典」和其他疾病方面繼續合作奠定了基礎。亞行承諾，今後將主要為加強疾病的長期監控與預防提供援助，其中包括為亞行十四個成員改善疾病監測及傳播控制的專案提供支援，防止「非典」疫情反彈，並為預防類似傳染病的出現做好準備。❺

疫情期間，各地區內也進一步加強合作。為了預防本地區出現和傳播「非典」，南亞區域合作聯盟七個成員國於四月二十九日召開SARS病毒在全球擴散緊急會議，商討預防對策。歐盟各國衛生部部長和世界衛生組織高級官員五月五日舉行會議，討論改善、協調各項衛生政策，以及如何預防「非典」在歐洲蔓延。

---

❺ 亞行與世衛組織簽署抗非典合作備忘錄[N/OL].人民網，(2003-06-18)[2020-05-03].http：//www.people.com.cn/GB/guoji/1029/1922231.html.

為幫助中國儘快戰勝疫情，一些國家還與中國開展雙邊合作，提供一定的援助。在醫學研究方面，四月底和五月初，美國疾控預防與控制中心負責人和一個專家組分別來華，同中方有關部門與專家舉行會談和討論，雙方達成了合作協定。中德兩國數十名知名科學家於六月三日會聚北京，就「非典」防治中雙方可能合作研究的專案進行磋商。在物質援助方面，中國接受國際機構和外國政府的各類無償援助金額（含承諾金額）約三千八百零二萬美元。[6]為抗擊「非典」，中國政府投入了幾十億的資金，這些援助無疑是重要的補充。在政治支持方面，世界上幾十個國家的領導人，向中國政府抗擊「非典」工作表示了關心和支持。這期間三個國家的政府領導人、三個國家的議會領導人和四個國家的外長堅持訪問了中國，十二個國家的領導人先後來信或來電表示對中國抗擊「非典」工作的支持。[7]

眾志成城，抗擊「非典」。二〇〇三年六月二十四日，世衛組織宣佈，北京的非典型性肺炎疫情明顯緩和，已符合世衛組織有關標準，北京被移出疫區名單。至此，「非典」疫情結束，人們開始恢復了日常的生活。

二、迎戰「憤怒的小鳥」──專業組織間的合作

人類社會的很多病毒都源於動物界，在動物界傳播的流感病毒，最易對人類健康構成威脅。禽流感是較易傳染給人類的動物流感。禽流感病毒是甲型流感病毒，一般只在禽間傳播，不直接傳染給人。但隨著全球生態環境的變化，原本主要在野生禽類動物中流行的禽流感，開始在家禽中頻繁傳播。當病毒基因發生重組或突變，會出現感

---

[6] 中國目前接受抗擊「非典」無償援助約三千八百零二萬美元[N/OL].中國新聞網，(2003-06-05)[2020-05-04]. http：//www.chinanews.com/n/2003-06-05/26/311000.html.

[7] 閻學通.「非典」檢驗中國對外關係[N/OL].人民網，(2003-05-23)[2020-05-04].http：//www.people.com.cn/GB/paper68/9252/858738.html.

染人的情況。人與家禽頻繁接觸，也使得禽流感病毒在人體的變異有了可能，不斷雙向進化適應，最終使人致病。人感染不同亞型禽流感病毒後症狀不一，有些僅表現爲普通流感症狀，有些則出現重症肺炎、呼吸衰竭、休克乃至死亡等嚴重現象。有研究表明，二十世紀發生四次流感大流行，均與禽流感有關。這些流感病毒要麼可能是禽流感病毒感染人體後適應了人類宿主，具備了人傳人的能力，要麼是人流感病毒與禽流感病毒之間發生重組所致。這說明，長期存在於天然宿主禽類的流感病毒具有高度的遺傳分化特性，是重要的前體病毒，具有極大的大流行潛力。

流感病毒顆粒的外膜由兩種不同的表面糖蛋白所覆蓋，也就是血細胞凝集素（Hemagglutinin，HA）和神經氨酸酶（Neuraminidase，NA）。其中H分十七個亞型，N分十個亞型。所以，禽流感的不同亞型也就是這兩種表面糖蛋白的不同排列組合。至今發現能直接感染人的禽流感病毒亞型有：H_4N_8，H_5N_1，H_6N_1，H_7N_2，H_7N_3，H_7N_7，H_9N_2，H_7N_9，H_5N_6，$H_{10}N_7$，$H_{10}N_8$。其中，一九九七年於香港出現的H_5N_1型和二〇一三年三月在人體上首次發現的H_7N_9型是高致病性禽流感病毒，其引發的疫情尤爲引人關注，不僅對人類健康造成極大損害，還重創了家禽養殖業，造成了極大的經濟損失。

表2-1禽流感病毒類型及相應疫情

HA亞型名稱	NA亞型名稱	禽流感疫情
H_4	N_8	1991年三例實驗性人感染
H_5	N_1	1997—2015年全球16個國家共907例
H_5	N_6	2014—2016年中國（16例）
H_6	N_1	1991年2例實驗性人感染
H_7	N_2	2002年美國（1例）、2007年英國（4例）
H_7	N_3	2004年加拿大（2例）、2006年英國（1例）、2012年墨西哥（2例）

H_7	N_7	1959美國（1例）、1977年美國（1例實驗室感染）、1979年美國（4例）、1996年英國（1例）、2003年荷蘭（89例）、2013年義大利（3例）
H_7	N_9	2013—2016年中國內地（782例）、中國臺灣（4例）、中國香港（16例），加拿大（2例）、馬來西亞（1例）
H_9	N_2	1998—2016年中國內地（30例）、中國香港（8例），埃及（4例）、孟加拉（3例）$H_{10}N_7$2004年埃及（2例）、2010年澳大利亞（7例）、1991年6例實驗性人感染
H_{10}	N_8	2013年中國（3例）

數據來源：姜慧等：全球人感染禽流感疫情及其流行病學特徵概述，《科學通報》2017年第19期，第2104—2115頁。

一九九七年五月九日，中國香港的一位三歲的小男孩突感不適，父母找來醫生診斷，被告知只是一般的「兒童病」，休息兩日即可康復。幾天後，男孩病情迅速惡化，送往醫院一周後不幸去逝。當時醫生診斷為病毒性肺炎併發展出了瑞氏綜合症。男孩去逝前一日，醫生從他的氣管上取了一份咽洗液樣本進行分析。分析結果認為是一種流感病毒，但無法確定病毒類型。醫生將樣本寄給世衛組織的幾個合作中心進行分析，還給位於烏特勒支附近的荷蘭國家公共衛生研究所的傑出病毒學家簡・德容（Jan de Jong）寄了一份樣本。最後德容回覆稱這是一種H_5型病毒，是禽流感病毒。這是首次發現人感染H_5N_1禽流感病例。自此之後H_5N_1成為對人類最具威脅的禽流感病毒。起初感染病毒的小男孩只被視為偶然案例，但後來香港陸續出現多起感染案例。截至十二月二十八日，香港共有十八人感染病毒，六人死亡。與此同時，香港的禽類數量因禽流感連月下降。香港市民一度陷入恐慌，更令人不安的是，病毒學家們始終無法解釋傳染禽類的流感病毒

如何傳播給人，又如何使人類患病。香港政府開始大量撲殺禽類，疫情得到了控制。但是病毒卻未消失，只是隱匿了起來。自二○○三年開始至今，病毒時不時地突然出現，中國香港、越南、泰國、柬埔寨、印尼、朝鮮等十六個地區和國家都出現過病例。二○一三年三月，我國首次發現人感染H_7N_9禽流感病例。這是又一新出現的可感染人的禽流感病毒。其實H_7N_9並非新發現，既往僅在禽間發現，在荷蘭、日本及美國等地曾發生過禽間暴發疫情。自二月以來，上海、安徽、江蘇、浙江先後發生不明原因重症肺炎病例，經檢測才發現是來自禽類的H_7N_9病毒，很有可能是候鳥將其傳給家禽，又由家禽傳給人。自二○一三年起，中國境內反復出現H_7N_9病例，共報告了一千五百多例確診和死亡病例。[8]

值得慶倖的是，目前還未出現人際傳播禽流感病毒的現象，人感染禽流感病毒的死亡率相對較低。相對於人類健康，其更大的破壞性在於家禽養殖業。每次禽流感的突發，不僅造成大量家禽感染死亡，為抑制疫情蔓延，人們還不得不對存欄的家禽進行大範圍的撲殺。這對於經濟和糧食安全都是很嚴重的威脅。二○○三年H_5N_1流行期間，僅八月印尼爪哇省的一家養殖場就有七千隻雞一夜之間全部病死。截至二○○五年十一月，受H_5N_1疫情影響的亞洲各國已造成了超過一‧四億隻家禽的死亡和大約一百億美元的經濟損失。[9]對於禽流感疫情的防控刻不容緩。

禽流感疫情有別於其他疫情的複雜性，在於它不僅涉及一般性流感病毒的防治問題，還涉及糧農牲畜的治理、食品安全問題以及動物和獸醫公共衛生，乃至動物福利問題。這就需要涉及這些問題領域的相關國際專業組織機構間形成合作網路，確立合作機制。有鑑

---

[8] Influenza (Avian and other zoonotic)[EB/OL].WHO， (2018-11-13)[2020-05-10]. https：//www.who.int/en/news-room/fact-sheets/detail/influenza-(avian-and-other-zoonotic).

[9] 遏制禽流感[EB/OL].聯合國糧食及農業組織農業及消費者保護部，[2020-05-10]，http：//www.fao.org/ag/zh/magazine/0511sp4.htm.

於此，世界衛生組織與聯合國糧食及農業組織（Food and Agriculture Organization, FAO，簡稱「糧農組織」）、世界動物衛生組織（World Organization for Animal Health, OIE，也稱「國際獸疫局」）間形成了三方合作夥伴關係。這些機構發揮各自的比較優勢，共同致力於禽流感疫情的風險評估、干預政策制定、應對能力建設等工作。糧農組織、世界動物衛生組織和世衛組織早已就「人—動物—生態系統」的健康風險防範，制定了密切的戰略合作框架，並於二〇一一年確定了三個優先領域，分別為動物性流感、抗菌劑耐藥性和狂犬病。

在動物性流感，特別是禽流感問題領域，糧農組織在二〇〇五年九月建立的聯合國系統禽流感協調員（UNSIC）機制中發揮著主導作用。該機制負責協助會員國從源頭控制動物中的疾病。糧農組織主要負責提供家禽管理、疾病防範、野生禽類保護方面的專業技術。糧農組織反對先發制人地撲殺瀕危物種，破壞其棲息地，而是支持在家禽運輸或銷售過程中，加強家禽農場的良好衛生做法和生物安全干預措施。迄今為止，糧農組織已向九十五個國家提供了高致病性禽流感的控制和防範支持，在二〇〇四年和二〇〇五年協同世衛組織等其他機構分別派出了一百零六和一百六十六支行動隊。截至二〇〇六年年中，糧農組織已籌集一・二億美元用於支持抗擊禽流感的活動。❿二〇〇四年，糧農組織建立了跨界動物疾病應急中心（The Emergency Centre for Transboundary Animal Diseases，ECTAD）。這是一個綜合平臺，用於實施禽流感等動物衛生危機有關的畜牧方案。ECTAD將組織內不同部門間的專業知識與行動經驗進行了有機整合。世界動物衛生組織的主要職能，是收集並通報全球動物疫病的發生發展情況及相應控制措施，促進並協調各成員國加強對動物疫病監測和控制的研究，制定動物及動物產品國際貿易中的動物衛生標準和規則。二〇〇五年七月，其成員國批准了經世界貿易組織認可的新標準。這些標準

---

❿ FAO's Response to Avian Flu[EB/OL].FAO，[2020-05-10]， http：//www. fao.org/avianflu/en/response.html.

明確針對禽流感，目的在於提高禽類和禽類產品國際貿易的安全性。這些新標準包括監測方法，低致病性和高致病性禽流感病毒株的強制性國際通報，應用疫苗接種，以及禽類產品的食品安全。[11]雙方通過融匯各自的專業知識，為各國對抗禽流感疫情提供標準化的指導戰略方案。截至二〇〇七年年中，由糧農組織和世界動物衛生組織制定的預防和控制戰略已被不少國家所採納。世衛組織仍以人的衛生安全為主要目標，負責各方間的統籌協調。

　　全球一級的禽流感早期預警活動是糧農組織、世界動物衛生組織和世衛組織共同關注的問題。二〇〇六年，為應對H$_5$N$_1$高致病性禽流感和嚴重急性呼吸道綜合症（如SARS）等健康威脅，三個組織共同建立了全球早期預警和應對系統（The Global Early Warning System，GLEWS）。該機制將這三個機構的現有暴發預警、核實和應對能力結合起來。同時這一機制還彙集了全球的專業知識、數據、功能網路、業務系統和利益攸關方，體現了跨部門和多學科的協作方法，改進了組織間協調，並支援成員國發現、預防和控制對健康和食物鏈的威脅。為彙聚各方專家的專業技能，糧農組織還協同世界動物衛生組織創建了全球動物流感專家網路（The OIE-FAO Network of Expertise on Animal Influenza，OFFLU）。OFFLU是關於動物流感的全球專門知識網路，通過促進動物衛生專家和人類衛生部門之間的有效合作，致力於增強對動物流感病毒的認知，以減少其負面影響。OFFLU於二〇〇五年四月啟動，最初只有禽流感，二〇〇九年擴展到包括所有動物流感病毒。OFFLU通過進一步支援獸醫服務，以減少動物流感病毒對動物和公眾的風險。世衛組織就動物流感疫苗的早期製備工作合作，加入與OFFLU的合作。此外，三方還積極推動當事國國內動物和公共衛生部門間的合作，二〇〇五年七月在馬來西亞舉行的糧農

⓫ 應對禽流感大流行的威脅──建議的戰略行動[R/OL].世界衛生組織，2005：6，[2020-5-15].https：//www.un.org/chinese/esa/health/avianflu/4.htm.

組織、世界動物衛生組織、世衛組織聯合會議，致力於處理動物疾病與人類接觸和感染的危險之間的聯繫，並確定了應由動物和公共衛生部門聯合採取的預防措施。

禽流感防疫過程中，幫助禽類養殖企業與小型養殖戶止損和進行經濟補償也是一項重要任務。由於撲殺感染的禽類，或在疫區周邊撲殺禽類是目前最常使用的防疫手段，那麼為確保禽類所有者能配合工作，通常會對他們的損失給予一定的補償。世界銀行、糧農組織、世界動物衛生組織等機構是補償資金的重要提供方，國際組織還鼓勵當事國政府以及私有部門積極參與協助。國際組織最早於二〇〇四年十二月在禽流感疫情較為嚴重的越南開展補償計畫，但計畫並沒有取得很好的遏制疫情的實際效果。為了能讓補償手段更好地發揮功效，二〇〇六年五月，世界銀行決定通過附屬機構國際開發協會（International Development Association， IDA）的軟貸款協助各疫情國。糧農組織、世界銀行和國際糧食政策研究所（International Food Policy Research Institute， IFPRI）還於當年出臺《通過補償加強對發展中國家高致病性禽流感的控制──問題和良好實踐》報告，為高致病性禽流感傳播防控戰略一部分的補償手段，提供更明確的指導方針。自二〇〇四年十二月至二〇〇七年十一月，國際組織先後在越南、茅利塔尼亞、象牙海岸、塞內加爾、奈及利亞、加薩和約旦河西岸等十五個國家和地區執行了補償計畫。

專業國際組織間的強強聯手，已形成了一張強大的禽流感疫情防控網路。但鑒於禽流感病毒高度變異的特性，對禽流感病毒進行長期、持續的監測和研究，以及評估禽流感病毒是否會引起流感大流行等方面的工作，仍面臨很大的挑戰，存在很大的進步空間，一些發展中國家的防控能力還亟待提升，疫情後的產業恢復工作仍需要各方的大力協助。

三、大國引領戰勝叢林惡魔——埃博拉戰爭

「莫內通紅的眼睛望著穆索凱醫生，但眼球一動不動，瞳孔已經放大。莫內再次嘔吐。黑色嘔吐物湧過喉鏡，從莫內的嘴裡噴了出來。黑色與紅色的液體濺到半空中，落在穆索凱醫生身上。血液從莫內的每一處孔竅向外噴湧，體內剩下的血液已經不足以維持循環。醫生為其輸血，無論把針頭扎進患者手臂的什麼地方，血管都會像煮熟的通心粉那樣破裂，湧出血液。莫內陷入更深的昏迷，第二天凌晨，他在重症監護病房死去。」這是美國科學記者理查・普勒斯頓（Richard Preston）在其一九九四年的非虛構作品《血疫》（The Hot Zone）中，描述一位感染了埃博拉病毒的病人臨終時的可怕場景。普勒斯頓用生動的筆觸，向世人介紹了埃博拉病毒的緣起與可怕之處。埃博拉病毒是一種高威脅病原體，是最高生物安全等級的病毒，病死率高達50%至90%。在這種神秘病毒的攻擊下，感染者的內臟、肌體會在幾天內徹底「融化」成一攤「肉泥」。自一九七六年首次在薩伊〔現剛果（金）〕發現感染者，埃博拉就如同叢林裡的魔鬼，時不時地光顧人類社會，給人們帶來恐懼與痛苦。它被世衛組織認定為二〇一九年全球十大健康威脅之一。

一九七六年八月的一天，薩伊小城楊布庫的醫院收治了一位高燒患者。在醫療水準落後的情況下，這類病人通常都被當作患有瘧疾來治療。更糟糕的是，醫生會用同一支注射器為上百個病人注射藥品。不久，醫院周邊的五十多個村莊都出現了感染者。感染者普遍發著高燒，有的還伴有頭痛和身體僵硬的症狀，病情惡化後，病人開始渾身出血，逐漸在痛苦中死亡。兩個月後，距離楊布庫約六百四十公里遠的一個蘇丹小鎮，當地一個棉花廠的工人們也接連發病，症狀和楊布庫的病人極為相似。兩處突發的相似疫情，立刻引起了世衛組織和美國疾控中心的注意，派出了一批醫生和科學家前往調查。經研究發現，導致疫情的是一種新型病毒，而病毒極有可能是通過黑猩猩和猴子等靈長類動物以及蝙蝠傳播給人類。研究者們以楊布庫叢林中一條

美麗小河的名字埃博拉為其命名。不過，一時人們還是難以揭開埃博拉的神秘面紗。埃博拉的神秘，很大程度在於其暴發絲毫沒有規律可循。一九七六年首次發現疫情後，接下來一九七七年和一九七九年都有不同規模的暴發。而自一九八〇年開始，埃博拉病毒在非洲叢林沉寂了十五年，直到一九九五年捲土重來，一下子在剛果（金）殺死了兩百多人。沒有人知道為什麼埃博拉病毒給了人類十五年的休戰期。但可以明確的是，埃博拉病毒一直隱匿著，從未消失。一九八九年十月，美國維吉尼亞州雷斯頓城的靈長類動物檢疫中心接收了一百隻來自菲律賓雨林的猴子，用於藥物和疫苗研究。未承想，這些猴子中就有些感染了埃博拉病毒。好在猴子感染的是一種不易使人類致死的埃博拉病毒型，並未造成大量的人類感染和死亡。目前已確定埃博拉病毒分六個亞型，即埃博拉─薩伊型（EBO-Z）、埃博拉─蘇丹型（EBO-S）、埃博拉─雷斯頓型（EBO-R）和埃博拉─象牙海岸型（又叫塔伊森林型）（EBO-CI），以及本迪布焦型和最新發現的邦巴里型（Bombali）。不同亞型具有不同的特性，EBO-Z和EBO-S對人類和非人類靈長類動物的致病性和致死率很高；EBO-R對人類不致病，對非人類靈長類動物具有致死性作用；EBO-CI對人類有明顯的致病性，但一般不致死，對黑猩猩的致死率很高。[12]不過「雷斯頓事件」更加表明，埃博拉病毒只是在伺機而動，隨時準備向人類撲來。

二〇〇〇年後，埃博拉病毒多出現在烏干達、剛果（金）、蘇丹三國，其中二〇〇〇年烏干達北部地方的疫情最為嚴重，病毒造成四百二十五人確診感染，其中超過半數死亡。不過，這些零星的疫情

---

[12] 目前已確定埃博拉病毒分六個亞型，即埃博拉─薩伊型（EBO-Z）、埃博拉──蘇丹型（EBO-S）、埃博拉──雷斯頓型（EBO-R）和埃博拉──象牙海岸型（又叫塔伊森林型）（EBO-CI），以及本迪布焦型和最新發現的邦巴里型（Bombali）。不同亞型具有不同的特性，EBO-Z和EBO-S對人類和非人類靈長類動物的致病性和致死率很高；EBO-R對人類不致病，對非人類靈長類動物具有致死性作用；EBO-CI對人類有明顯的致病性，但一般不致死，對黑猩猩的致死率很高。

都屬於地方性流行，還不足以引起過高的警覺。二〇一四年，西非暴發了有史以來最爲嚴重的埃博拉疫情。這次疫情傳播範圍最廣，感染人數、死亡人數最多，經濟社會影響也最爲嚴峻。病情最先於二〇一三年十二月出現在幾內亞境內，美良度（Meliandou）村的一名十八個月大的男童出現發燒、黑便和嘔吐症狀，男童和出現類似症狀的親屬相繼死亡，幾內亞開始出現疫情。不久，疫情通過陸路邊界傳到獅子山和賴比瑞亞。在全球化時代，文明與病毒之間，往往只隔了一個航班的距離。一名遊客通過飛機將病毒傳到了奈及利亞。十月，從賴比瑞亞到美國探親的一位旅客因病在達拉斯入院，被診斷感染了埃博拉病毒，成爲非洲以外首個確診病例。同月，在西班牙，一位照料埃博拉病患的女護士不幸感染病毒，成爲非洲以外地區首例傳染病例。在短短幾個月間，病毒已經傳播至馬里、奈及利亞、塞內加爾、西班牙、英國和美國。這次疫情波及的人數也最多，截至二〇一五年四月十九日，各國已經累計發現和報告病例兩萬八千六百一十六人，死亡一萬一千三百一十人。❸

　　二〇一四年，埃博拉疫情還造成了前所未有的社會經濟影響，形成了埃博拉效應。疫情重災區往往都是飽受長期內戰和政局動盪的地區，原本脆弱的衛生基礎設施與公共衛生體系更加不堪重負。缺乏基本的醫療條件，加之謠言四起，大量疫區居民陷入恐慌，盲目逃離家園。這不僅加劇了疫情擴散，而且引發群體間衝突，嚴重危及當地的經濟和社會秩序。不同於以往，這次疫情中很多城市受到了波及，出現了大範圍的停工、停學、停產現象。百姓的生活必需品嚴重短缺，到處都充滿著恐懼和絕望的情緒。英航、法航、阿聯酋航空等國際航空公司相繼停飛西非航班，正常的國際交通秩序被打亂，經貿、旅遊等交流活動紛紛終止，西非三國一時成爲「孤

---

❸ Ebola Situation Report-10 June 2016[R/OL]. WHO，[2020-05-18]. https：// apps.who.int/iris/bitstream/handle/10665/208883/ebolasitrep_10Jun2016_eng. pdf?sequence=1.

島」。據世界銀行估算，僅在二〇一四年至二〇一五年，疫情導致西非三國的國內生產總值直接損失二十億美元，綜合考慮財政收入的減少，抗擊病毒的支出，以及外來投資的縮減，這三國的經濟損失至少爲三十八億美元。❹

二〇一四年三月二十三日，世衛組織正式接到埃博拉病毒暴發的通報。不過，不同於以往，世衛組織在此次抗擊埃博拉疫情過程中，並沒有扮演核心領導角色，而是聯合國安理會和以美國爲主的大國居於抗疫的核心舞臺。與前一次大流行病不同的是，這次世衛組織行動遲緩，表現謹愼，且有意削減預算。直到八月八日，世衛組織才宣佈此次疫情爲「國際關注的突發公共衛生事件」。世衛組織的行爲遭到了廣泛指責，一些科學家認爲世衛組織的反應是「重大的失敗」，是世衛組織的失職導致了局勢的失控，從而演變成了一場災難。客觀來講，世衛組織的關鍵職能還是不應被抹殺。雖然反應遲緩，但世衛組織還是採取了自其成立以來規模最大的緊急救援行動，包括派遣兩千零一十三名醫療和技術專家，其中五百六十二人來自全球疫情警報和反應網路（GOARN）。GOARN的核心部門「突發和危險病菌實驗室網路」（Emerging and Dangerous Pathogens Laboratory Network，EDPLN）還承擔了建立移動實驗室監控的職責，最多每天可檢測超過七百五十例病毒採樣。八月起，世衛組織相繼建立了五個埃博拉治療中心（Ebola Treatment Units，ETU）。此外，還進行了一系列的培訓和後勤救援工作。❺世衛組織在抗疫過程中始終是聯結各方、彙聚多方資源的重要網路平臺。

世衛組織與聯合國、美國之所以有不同的應對態度，更多的是因爲雙方對於此次疫情具有認知差異。世衛組織仍將此次疫情視爲單純

---

❹ 徐彤武·埃博拉戰爭：危機、挑戰與啓示[J].國際政治研究， 2015(2)：36.

❺ 陳佳駿·應對埃博拉與中國醫療援助模式的轉型[J].國際關係研究，2015(4)：72.

的公共衛生事件，而聯合國與美國則將其上升爲安全高度。這一點與當事國也將其上升爲安全高度具有共識。二〇一四年八月六日，賴比瑞亞總統艾倫‧詹森—瑟利夫（Ellen Johnson-Sirleaf）認爲，埃博拉病毒疫情蔓延已經威脅到「國家存亡」。聯合國在此次抗疫中起著主要的指導作用。二〇一四年九月十八日，聯合國安理會第7268次會議通過了第2177號（2014）決議，決議指出埃博拉疫情「已經威脅到國際和平與穩定」，[16]並就幾內亞、獅子山和賴比瑞亞防控工作提出了多項政策建議。爲貫徹和落實該決議，第六十九屆聯合國大會第一次全會決定成立埃博拉應急特派團（Ebola Emergency Response，UNMEER），部署了五千多名軍事人員，與非盟和西非國家經濟共同體緊密合作，重點完成阻止疫情暴發、治療感染者、確保關鍵服務、維持穩定和預防再度暴發的任務。九月二十二日，聯合國設立「埃博拉疫情多方信託基金」。二十五日，聯合國又召開應對埃博拉疫情高級別會議，統籌疫區國家、聯合國系統和其他國際組織之間的協作。這一系列行動標誌著聯合國從世衛組織手中接過了此次抗疫的職責。

　　美國是應對二〇一四年西非埃博拉疫情的最大援助國。這同樣是美國疾病控制與預防中心成立以來，規模最大的海外應急行動。疫情期間，美國疾控中心共派遣一千四百多名醫護人員到西非疫區國家，並成立埃博拉應急中心。至二〇一四年十二月下旬，美國提供的援助金額達五‧九五億美元。美國的行動體現了其強大的國家綜合實力和其非洲戰略規劃。美國同樣具有安全的考量，埃博拉被美國視爲重要的生物安全威脅。早在二〇〇四年五月十九日，美國參議院就通過了「生物盾牌計畫」法案，批准撥款五十六億美元用於美國預防生物或者化學武器襲擊。法案涉及的生化襲擊包括天花、炭疽病、肉毒桿菌毒素、瘟疫和埃博拉病毒等。而在這次抗疫中，五角大樓的作用則十

---

[16] 聯合國安全理事會第2177號（2014）決議[Z/OL].聯合國，(2014-09-18) [2020-05-20]. https：//undocs.org/zh/S/RES/2177(2014).

分突出，非洲司令部、空軍、第621應急部隊和第101空降師都投入到了抗疫行動中，部署美軍約三千名。❼此外，美國還十分注重疫情後經濟社會的恢復工作。從二〇一五年到二〇一八年，美國國際開發署將重點轉向西非國家的長期重建工作，建立可持續的社會系統，更好地抵禦未來的衝擊。在這一時期，美國國際開發署將通過二十四億美元的援助，幫助西非國家加快衛生、教育、農業和糧食安全等領域建設。❽

　　中國應對此次埃博拉疫情，是當時中國最大的單次對外衛生援助，也是最大限度地參與國際衛生突發事件的治理。中國此次在抗擊病毒的過程中，不僅是積極的物資援助方，還是非洲國家衛生治理能力建設的重要合作夥伴。在物資援助方面，二〇一四年四月至十月，中國相繼向疫區國家及其周邊高危國家，以及聯合國應對埃博拉疫情多方信託基金、世衛組織和非盟提供四輪援助，合計金額達七‧五億人民幣。在衛生治理能力建設方面，中國支援疫區國家的專家和醫護人員超過七百人，爲當地上萬名醫護人員提供了指導與培訓。❾中國在賴比瑞亞援建配有上百張床位的診療中心，援建獅子山的一個生物安全級別爲P3的實驗室，是目前西非國家最好的實驗室之一。這極大地提升了相關國家的衛生能力。此外，中方於二〇一五年啓動中非公共衛生合作計畫，爲非洲舉辦十二期公共衛生和疫情防控培訓班，開展中非熱帶病聯合研究，並幫助非洲建設公共衛生信息平臺和流行病防控監測網路。與此同時，中國通過聯合國舞臺提出主張、促進合作，發揮其建設性作用。二〇一四年九月十八日，中國常駐聯合國副

---

❼ Fact Sheet: Update on the Ebola Response [R/OL].The White House Office of the Press Secretary，(2014-12-02) [2020-05-23]. https：//obamawhitehouse. archives.gov/the-press-office/2014/12/02/fact-sheet-update-ebola-response.

❽ Ebola: From Recovery to Self-Reliance [EB/OL].USAID，[2020-05-23]. https：//www.usaid.gov/ebola.

❾ 駐尼日爾大使石虎就中國援非抗擊埃博拉舉行記者會[N/OL].環球網，(2014-11-19)[2020-05-25].https：//china.huanqiu.com/article/9CaKrnJFQ LP.

代表王民大使，在安理會關於埃博拉問題緊急會議上向國際社會呼籲，應儘快提供援助，加大行動的協調，通過加快經濟和社會發展實現標本兼治。[20]九月二十五日，王毅外長在聯合國埃博拉疫情防控高級別會議上，提出了中國應對埃博拉疫情的四點主張，即加強團結、雪中送炭、密切協調和標本兼治。[21]在疫情好轉後，王民大使繼續呼籲國際社會合力應對疫情，調整援助優先方向，以及加快非洲國家衛生能力治理建設和社會經濟發展。[22]參與此次抗疫，中國實現了將本土突發公共衛生事件應急經驗在非洲現場進行實踐，而且經此抗疫，中國的醫護人員還與國際組織、非政府組織、當地政府以及其他國家的工作人員進行了良好的互動，豐富了自身的經驗。

這場聲勢浩大的「埃博拉戰爭」是一次真正意義上的全球協作。國家、企業、國際組織、多邊發展銀行體現了前所未有的凝聚力，共同為抗擊病毒籌措了二十多億美元。除美國外，英國、法國、德國、日本也是重要的單邊援助國。歐盟是提供最多援助的地區多邊組織，援助金額十二多億美元。世界銀行緊隨其後，提供近十億美元用於抗擊病毒，其中四‧五億美元用於恢復西非三國的貿

[20] 常駐聯合國副代表王民大使在安理會關於埃博拉問題緊急會議上的發言[N/OL].環球網，(2014-09-19)[2020-05-21]. https：//china.huanqiu.com/article/9CaKrnJFA5e.

[21] 疫病無國界患難見真情──在聯合國埃博拉疫情防控高級別會議上的發言[N/OL].中國外交部網站，(2014-09-26)[2020-05-22].https：//www.fmprc.gov.cn/zflt/chn/zfgx/zfgxzzjw/t1195097.htm.

[22] 常駐聯合國副代表王民大使在第69屆聯大關於埃博拉疫情非正式會議上的發言[N/OL].中華人民共和國常駐聯合國代表團網站，(2015-01-20)[2020-05-24].https：//www.fmprc.gov.cn/ce/ceun/chn/hyyfy/t1230099.htm.

[23] Fact Sheet: Update on the Ebola Response [R/OL].The White House Office of the Press Secretary, (2014-12-02) [2020-05-23]. https://obamawhitehouse.archives.gov/the-press-office/2014/12/02/fact-sheet-update-ebola-response.

[24] Making A Difference: The Global Ebola Response: Outlook 2015[R/OL].Global Ebola Response Coalition,2015: 25, [2020-05-25].https://ebolaresponse.un.org/sites/default/files/ebolaoutlook_full.pdf.

易、投資和就業。㉓面對疫情，非洲國家間守望相助，非盟動員成員國向受影響的國家派遣兩千多名衛生工作者，動員非洲企業，至少為西非三國籌集到三千兩百萬美元的捐款。㉔在抗擊埃博拉過程中，亞太經合組織北京第二十二次領導人非正式會議和二十國集團領導人布里斯班峰會等多邊機制相繼發表抗擊病毒的聲明。這些多邊機制有利於各國彙聚共識，促進決心，加強合作，推動了「埃博拉戰爭」走向勝利。

二〇一五年七月，隨著感染病例趨於零增長，「埃博拉戰爭」暫時宣告結束。世界衛生組織於二〇一六年十二月二十三日宣佈，由加拿大公共衛生局研發的疫苗，可實現高效防護埃博拉病毒。這項臨床試驗由世衛組織領導，幾內亞衛生部等機構參與。不過，人類仍不能過早地宣告戰勝了埃博拉病毒。從二〇一七年開始，剛果民主共和國仍陸續宣佈出現埃博拉確診病例，大範圍的埃博拉疫情還有死灰復燃的可能。這次抗擊病毒的過程，雖然見證了國際社會的團結、協作，而回顧其過程，並不能給出滿分的評價。二〇一四年十月，世界銀行行長金墉還批評稱，國際社會在應對埃博拉疫情上遭遇「慘敗」，國際社會本應該做更多的事情。是的，我們的確可以做得更好，積極從此次抗疫戰爭中總結經驗，吸取教訓，時刻做好準備，才能對抗埃博拉這個叢林裡的神秘惡魔。

表2-2埃博拉病毒病既往疫情年表

年份	國家	埃博拉病毒分型	病例數	死亡數
2019	剛果民主共和國	薩伊型	進行中	禽
2018	剛果民主共和國	薩伊型	54	33
2017	剛果民主共和國	薩伊型	8	4
2015	義大利	薩伊型	1	0
2014	西班牙	薩伊型	1	0

2014	英國	薩伊型	1	0
2014	美國	薩伊型	4	1
2014	塞內加爾	薩伊型	1	0
2014	馬里	薩伊型	8	6
2014	奈及利亞	薩伊型	20	8
2014—2016	獅子山	薩伊型	14124*	3956*
2014—2016	賴比瑞亞	薩伊型	10675*	4809*
2014—2016	幾內亞	薩伊型	3811*	2543*
2014	剛果民主共和國	薩伊型	66	49
2012	剛果民主共和國	本迪布焦型	57	29
2012	烏干達	蘇丹型	7	4
2012	烏干達	蘇丹型	24	17
2011	烏干達	蘇丹型	1	1
2008	剛果民主共和國	薩伊型	32	14
2007	烏干達	本迪布焦型	149	37
2007	剛果民主共和國	薩伊型	264	187
2005	剛果民主共和國	薩伊型	12	10
2004	蘇丹	蘇丹型	17	7
2003（11—12月）	剛果民主共和國	薩伊型	35	29
2003（1—4月）	剛果民主共和國	薩伊型	143	128
2001—2002	剛果民主共和國	薩伊型	59	44
2001—2002	加蓬	薩伊型	65	53
2000	烏干達	蘇丹型	425	224
1996	南非（前加蓬）	薩伊型	1	1

1996（7—12月）	加蓬	薩伊型	60	45
1996（1—4月）	加蓬	薩伊型	31	21
1995	剛果民主共和國	薩伊型	315	254
1994	象牙海岸	塔伊森林型	1	0
1994	加蓬	薩伊型	52	31
1979	蘇丹	蘇丹型	34	22
1977	剛果民主共和國	薩伊型	1	1
1976	蘇丹	蘇丹型	284	151
1976	剛果民主共和國	薩伊型	318	280

＊包括疑似、可能和確診的埃博拉病毒病病例。

數據來源：世界衛生組織，https：//www.who.int/zh/news-room/fact-sheets/detail/ebola-virus-disease.

四、挽救寨卡「小頭兒」——以地區組織為前沿的合作

二〇一六年八月五日至二十一日，第三十一屆夏季奧運會在巴西的里約熱內盧舉行。此時的巴西太需要這樣一場盛事來提振士氣了。自二〇一四年年中開始，國際大宗商品價格暴跌，以農牧業和礦業為支柱的巴西經濟增速大幅放緩。根據世界銀行公佈的數據，二〇一五年巴西國內生產總值同比下降3.55%，創下一九八二年以來最低增速，巴西被指已成「沒落金磚」。在經歷二〇一四年巴西世界盃慘敗之後，巴西足球又在二〇一五年留下黑色記憶，男足在美洲杯出局，女足在世界盃交出近十六年來最差答卷，「足球王國」元氣大傷，「桑巴之都」無心起舞。二〇一六年，奧運準備工作接近尾聲之時，巴西國內的政治形勢又現風波。五月十二日，巴西參議院投票通過對總統羅塞夫展開彈劾程序，羅塞夫被停職一百八十天。而奧運會的籌備工作又問題連連，先是里約熱內盧的五處海灘發現「超級細

菌」，又是奧運籌備資金短缺，里約政府甚至宣佈進入「公共災難狀態」。而對人們帶來更大衝擊的是，從二○一五年十月至二○一六年一月，巴西出現了四千多例新生兒小頭症病例，而且有越來越多的證據表明，導致這種小頭嬰兒的罪魁禍首是一種神秘的寨卡病毒（Zika virus）。

「寨卡」出自烏干達語「Zika」，意思是「雜草」。Zika病毒是一種由蚊子傳播的病毒，該病毒可能導致嬰兒患上「小頭症」。寨卡病毒屬於黃病毒科，對於人類健康有嚴重威脅的黃熱病毒、登革病毒和丙型肝炎病毒同屬這個科。在二○一五年南美洲地區大範圍出現寨卡疫情之前，人們對於這種病毒還比較陌生，但是寨卡病毒卻已「低調」地潛伏了許久。一九四七年，科學家首次從烏干達寨卡森林的恒河猴體內分離出該病毒，他們用了這座叢林的名字來給這種新病毒命名。一九五二年，在烏干達和坦尚尼亞的人類身上發現了這種病毒。在二○○七年以前，世界上只有非洲和亞洲出現過散發病例。在二○○七年和二○一三年，太平洋島國密克羅尼西亞的雅浦島和法屬波利尼西亞發生過兩次較大規模的暴發，其中二○○七年在雅浦島暴發的疫情中，當地確診病例四十九例，三歲以上的人群中約有73%受到感染。二○一三年的疫情更為嚴重，疑似病例的數量超過了八千例，檢測確認的有接近四百例。近年來，在東南亞和西太平洋地區也時常出現散發病例。感染寨卡病毒的發病率並不高，為20%~25%，主要的症狀是發熱、皮疹、關節痛和結膜炎。病人的症狀也都並不嚴重，一般持續數天至一周便會痊癒，死亡率很低。寨卡病毒主要通過埃及伊蚊和白紋伊蚊叮咬傳播，也可能通過輸血、性行為或者實驗室意外暴露等途徑傳播。母嬰途徑也是主要的傳播途徑。孕婦感染寨卡病毒的情況則比較嚴重，越來越多的證據表明，寨卡病毒感染可能會導致胎兒先天缺陷（如小頭畸形）以及神經系統併發症（包括吉蘭－巴雷綜合症）。

二○一五年八月開始，巴西東北部城市累西腓一些醫院的醫生，陸續接診了頭部嚴重畸形的嬰兒。在隨後的幾個月中，小頭畸形患兒

的數量開始增多，遠超過正常的患病比例，而且醫生並沒有找到導致這種畸形的病因。在對這些病例的調查研究過程中，科學家發現很多患兒的母親都反映在懷孕期間被蚊子叮咬過，並且出現過皮疹的症狀。而在此期間，該地區過去一年間出現了大量的寨卡病毒感染病例。科學家開始進行新生兒小頭畸形的現象與寨卡病毒之間的相關性研究。從二〇一六年二月開始，《新英格蘭醫學雜誌》、《細胞—幹細胞》以及學術期刊PeerJ的網站上相繼發表了多篇研究論文，表明感染寨卡病毒和神經系統的損傷以及新生兒小頭畸形間存在著很強的相關性。二〇一六年六月十四日，世衛組織突發事件委員會第三次會議同意國際科學界的共識，認爲寨卡病毒就是小頭症和吉蘭—巴雷綜合症的病因。二〇一七年九月，中國人民解放軍軍事醫學研究院秦成峰團隊，聯合中科院遺傳與發育生物學研究所許執恒團隊等的研究進一步明確，一個氨基酸位點上的突變，導致寨卡病毒的毒性顯著增加，進而引發小頭症。不過，寨卡病毒與小頭症之間的因果關係還需更深入地研究。

引發小頭症的這一輪寨卡疫情，最早於二〇一四年二月出現在智利復活節島上。二〇一五年五月，巴西出現大規模暴發，成爲疫情最嚴重的國家，估計超一百五十萬人感染。疫情緊接著在加勒比海國家大肆流行。至二〇一七年三月九日，已有八十四個國家和地區出現了寨卡病例。[25]這其中的很多國家都是首次出現寨卡病例。疫情在中南美洲蔓延後，大西洋島國維德角於十月份暴發，截至十二月共四千七百四十四例感染。[26]疫情又逐漸擴散至亞洲，中國於二〇一六

---

25 Zika Situation Report-10 March 2017[R/OL].WHO，[2020-05-24].https：//apps.who.int/iris/bitstream/handle/10665/254714/zikasitrep10Mar17-eng.pdf?sequence=1.

26 鄭愛華，鄔振，施一.寨卡（Zika virus）來襲：地方性流行病毒的全球化[J].科學通報，2016(22)：2442.

27 陳婷，高雲華，趙曉宇，劉術.寨卡疫情與防治研發進展[J].公共衛生與預防醫學，2017(3)：73.

年二月九日確診首例輸入性病例。日本、韓國分別於二月二十五日和三月二十二日確診首例感染病例。在東南亞國家中，泰國和新加坡的疫情較為嚴重，截至二〇一六年九月九日，新加坡累計報告本土聚集性病例三百零四例。❷

　　如同其他疫情，世衛組織在全球應對寨卡病毒的工作中仍發揮了協調作用。二〇一六年二月一日，世衛組織國際衛生條例委員會召開了關於寨卡病毒的緊急會議，宣佈寨卡疫情為「國際關注的突發公共衛生事件」。二〇一六年二月十四日，世衛組織啓動了全球戰略應對框架和聯合行動計畫，從發現、預防、護理和支持、研究四大主要目標指導國際間的協作。自二月起，有二十三個夥伴與世衛組織合作實施戰略應對框架，之後合作夥伴逐漸增加至六十多個。以聯合國兒童基金會為例，其在二十一個國家中協助政策制定，並實際參與社區的病毒控制和救助工作。聯合國兒童基金會還著重參與社區中的蚊蟲控制，為受影響的兒童和家庭提供關懷和支援，並推動開發易於使用的工具來診斷感染和研發疫苗。寨卡疫情引起了整個聯合國系統的關注，自二〇一六年二月以來，聯合國副秘書長每月召開一次協調會議，為聯合國系統的協調和信息共用提供了一個主要的平臺。顯然，與不久前應對埃博拉疫情不同，這一次世衛組織表現得更為積極主動，行動更加及時。鑒於「小頭症」患兒的激增，需求更多關於寨卡病毒的科學知識，以及被指責在埃博拉病毒問題上的行動遲緩，世衛組織希望在寨卡病毒問題上能夠有更好的表現。這些雖然都是推動世衛組織採取快速行動的原因，但更為重要的是得益於美洲地區的泛美衛生組織在此次疫情中的積極作用。

　　泛美衛生組織憑藉其區位優勢和專業性，積極促進地區內乃至全球範圍內的行動回應，形成了以地區衛生組織為前沿的全球協作樣本。早在寨卡病毒被宣佈為「國際關注的突發公共衛生事件」之前，泛美衛生組織就已經開始協同世衛組織採取應對行動，並自此一直在不斷加速前進。作為世衛組織的美洲辦事處，泛美衛生組織成立於一九〇二年，是世衛組織歷史最悠久的區域辦事處，總部設在美

國華盛頓特區，由五十二個成員組成，致力於提高美洲人民的健康和生活水準。相較之下，非洲衛生組織（African Health Organization, AFHO）在對抗埃博拉疫情方面相對無效。這部分是因為它的政治關係和低效率的文化，部分是因為它沒有充足的資金和人員。[28]而泛美衛生組織得到了地區內大國的支援，特別是與美國有著密切的聯繫，能夠落實應對寨卡病毒所需的疾病控制措施。此外，泛美衛生組織表現出了應對寨卡病毒所需的較高的專業精神，其在登革熱和基孔肯雅熱等蚊媒傳播疾病的防控方面具有專長，這使其要求世衛組織在內的國際社會採取更多行動。不過，泛美衛生組織在資金方面不具備優勢，為有效實施寨卡戰略應對計畫（二〇一六年七月至二〇一七年十二月），需要一·二二一億美元。[29]而泛美衛生組織獲得的資金僅次於聯合國兒童基金會和世衛組織，大約在一千五百萬美元。[30]世衛組織緊急應急基金，美國、英國、加拿大、挪威和比爾及梅琳達·蓋茲基金會是最重要的援助方。

鑒於寨卡病毒在美洲地區的快速傳播以及其嚴重的後果，泛美衛生組織區主任艾蒂安（Carissa Etienne）博士於二〇一五年十二月八日啟動了突發事件應急系統，以期能及時地發揮該組織的專業技能，並調動所有成員國回應。該應急系統由傳染病與健康分析、家庭性別和生活指導、應急防備救災、衛生與公共服務、通信聯絡、對外關係和夥伴資源調動六個部門組成。泛美衛生組織於二〇一六年二月三日出臺《加強美洲國家應對寨卡病毒流行的能力戰略》文件，進一步明

---

[28] Amy S. Patterson. Here's why the WHO responded so differently to Zika and Ebola[N/OL].Washington Post，(2016-04-15)[2020-05-20]，https：//www.washingtonpost.com/news/monkey-cage/wp/2016/04/04/heres-why-who-responded-so-differently-to-zika-and-ebola/.

[29] 全球應對寨卡病毒疫情[EB/OL].世界衛生組織，（2016-07-15）[2020-05-19].https：//www.who.int/emergencies/zika-virus/response/zh/.

[30] Zika Strategic Response Plan[R/OL].WHO，2016：24，[2020-05-19]. https：//www.who.int/emergencies/zika-virus/strategic-response-plan/en/.

確該應急系統的目標在於首先能及時發現病毒的傳入，監測不斷演變的疫情，包括發現與病毒相關的罕見和嚴重後果。其次，減少高病媒密度帶來的風險，從而最大限度地減少傳播機會。最終，為充分地應對管理並提供工具和指導，包括適當處理病例，為專業護理需求激增做好設施和衛生保健人員準備，最大限度地降低病毒感染相關後果的風險，建立風險溝通和應對的能力。❸此外，該應急系統還制訂了一個關於病毒的區域研究議程，優先解決當前知識方面的差距，以指導公共衛生干預措施。二〇一六年六月十四日，美洲國家組織（OAS）大會第四十六屆常會，特別強調泛美衛生組織應在協調區域應對寨卡病毒疫情及其相關情況發揮領導作用，各美洲國家應積極配合。❸

　　與此同時，泛美衛生組織還積極地同東加勒比國家組織（Organization of Eastern Caribbean States, OECS）與加勒比公共衛生署（The Caribbean Public Health Agency, CARPHA）等次區域組織開展抗擊寨卡病毒的衛生合作。地區內組織間的合作目標，主要在於建立共同的蚊媒疾病的預防機制。二〇一四年十一月，在泛美衛生組織、加勒比公共衛生署、加勒比共同秘書處的共同支持下，舉行了加勒比共同體政府首腦公共衛生威脅問題第十七屆特別會議。會議上，首腦們批准了一項建議，即每年開展「加勒比防蚊週」活動，目的在於提高人們對蚊子與其傳播的疾病（如登革熱、基孔肯雅熱、寨卡病毒等）之間關係的認識，並與社區合作預防蚊媒病。

　　此次寨卡疫情暴露了加勒比國家在突發衛生事件應急方面相當薄

---

❸ Strategy for Enhancing National Capacity to Respond to Zika virus Epidemic in the Americas[R/OL].PAHO, 2016(2)：4,[2020-05-19].https：//www.paho.org/hq/dmdocuments/2016/2016-cha-strategy-respond-zika-americas.pdf.

❸ Declaration on Zika Virus： Inter-American Cooperation to Meet a Global Health Threat， AG/DEC. 84 (XLVI-O/16)[Z/OL].OAS， 2016：13, [2020-05-21].https：//www.paho.org/hq/index.php?option=com_topics&view=rdmore&cid=8337&item=zika-virus-infection&type=mandates&Itemid=41484&lang=en.

弱，即便疫情有所緩解，地區組織仍致力於長期的區域內國家的公共衛生應急能力建設。在世界銀行的資助下，東加勒比國家組織於二〇二〇年一月十三日開啓了爲期五年的金額達六百六十萬美元的「區域衛生計畫」，旨在推進多明尼加、格瑞那達、聖露西亞、聖文森特和格林納丁斯群島四國的衛生應急能力建設。歐盟援助加勒比公共衛生署四百三十萬歐元，改善其成員國人民的公共衛生條件，減少與寨卡病毒和其他蚊媒疾病相關的發病率。該專案的一個重點內容是推動「加勒比病媒傳播網路」（Cari Vec Net）的建設，該網路側重於使用基於證據的信息來改進監測、診斷、臨床管理和病媒控制策略，將成爲夥伴之間信息交流和協作的主要平臺。在各方的援助支援下，拉美地區國家針對蚊媒疾病的防疫能力得到了顯著的提升。

第三章　抗疫國際合作的經驗與教訓

　　人類的文明史就是與病毒抗爭的歷史。在這個抗爭的過程中，人類遭受著痛苦的同時也在不斷學習。通過與病毒的每一次對峙，人類增加了對病毒的認知，積累了治療的經驗和手段，更為重要的是，培養了合作的精神。無論哪一個種族，哪一個階級，在病毒面前都是平等的，沒有特權。但病毒卻有權力跨越任何疆域，闖入任何國界。病毒的傳播是人類社會交流互動的附屬品，病毒的跨國傳播則伴生於人類社會的國際化、全球化過程。抗擊病毒的國際合作是全球化時代的必然選擇，國際衛生合作是維護全人類利益的應有之義。

　　自主權國家建立以降，人類抗擊病毒先後經歷了國家衛生治理、國際衛生治理和全球衛生治理的進化過程。十九世紀以前，主權國家通過實施隔離與檢疫措施來應對疫情。不過，這時期的策略更偏向「以鄰為壑」，這僅能在國際交流不那麼頻繁的時代奏效。在此期間，大量的國家還開啓了國內公共衛生體系的建設過程，而這一過程是與現代國家建設相伴相生的。隨著病毒跨國傳播頻仍，國家間開始尋求國際衛生合作。早期的國際衛生合作多以國際衛生會議的形式展開。一八五一年，十一個歐洲國家加上土耳其舉行第一屆國際衛生大會，標誌著基於傳染病防控的國際合作機制初步形成。伴隨著國際衛生會議的召開，產生了大量關於傳染病控制的國際條約，這些條約奠定了傳染病國際治理的國際法基礎。更為重要的是，具備傳染病防治合作功能的國際組織開始出現。美洲國家於一九〇二年成立了國際衛生局（泛美衛生組織的前身）；一九〇七年，十二個歐洲國家在羅馬建立了國際公共衛生辦公室；一九二三年，成立國際聯盟的常設衛生組織。但早期的國際衛生合作機制並不完善，國際條約更替頻繁，甚至時常被藐視。兩次世界大戰更是嚴重破壞了國際衛生合作的基礎。

二戰後，世界衛生組織的成立，標誌著現代國際傳染病控制體系的確立。世衛組織不僅使國際社會有了公認權威的健康定義，使所有的國家，無論大小或強弱，首次被納入統一的國際衛生治理框架，而且於一九四八年生效的《世界衛生組織組織法》和一九五一年通過的《國際衛生條例》為成員國，提供了統一的、普適的且具有約束力的國際衛生法律規範。國際衛生治理既實現了機制化，又確保了法治化。

二十世紀七〇年代末期，國際衛生治理開始向全球衛生治理轉型。一九七八年九月，世衛組織、聯合國兒童基金會共同在哈薩克阿拉木圖召開的國際初級衛生保健大會，標誌著全球衛生時代的到來。這次衛生大會具有真正的全球意義，來自一百三十四個國家的代表，同世衛組織、聯合國兒童基金會建立正式聯繫的專門機構及非政府組織的六十七名代表參加了會議。會議提出了「二〇〇〇年人人享有初級衛生保健」的全球戰略目標。世界衛生組織一百八十五個成員國中，幾乎所有國家的元首或政府首腦對該目標的實現作出了政治承諾。自此，全球衛生合作體系可具體概括為以世衛組織為主導，以《國際衛生條例》為指導原則，以其他組織和相關機構為國際夥伴的全球流行病預防和回應機制網路。不過，國家衛生治理、國際衛生治理、全球衛生治理不是簡單的線性進化過程，全球不同地區間、不同國家間存在著衛生治理發展的時間差，而且三者之間還存在交互發展的過程。

國際衛生合作緣起於防治跨國疫情。隨著合作的不斷深化和發展，衛生的內涵和領域也在不斷擴展。迄今為止，防疫僅是國際衛生（或全球衛生）概念的基石，在其之上，人們更加強調健康的理念。同時，健康已從沒有傳染病等疾病的消極健康理念，發展到人的身心內外都康健的積極健康理念。健康的概念已不再局限於生理健康，還有心理健康，同時也是經濟、社會、文化問題。基於積極健康的衛生概念，不僅要求實現人維持健康的基本生存權，還賦予人們健康發展的各項權利。可以說，衛生概念正在同人權理念一同延伸。這樣一來，衛生便有了發展的維度，國際衛生合作開始與國際發展議程相結

合。與此同時，國際衛生還有安全的維度。在冷戰後傳統安全議題式微的背景下，傳染病等非傳統安全議題的重要性顯著提升，也更易引發人道主義危機，這就促使「人的安全」大有超越「國家的安全」之勢。人類社會的一切發展目標都以人的健康與福祉爲核心。確保人的安全是發展的前提，而健康不受疫情威脅，則是人最基本的訴求。全球化背景下健康與安全議題的融合，是全球衛生安全成爲全球治理重大議題的原因。全球衛生安全具有三個層面的內涵：居民個體的生命與健康，主權國家的衛生安全，世界範圍的公共衛生安全。❶這三個層面的衛生安全是三位一體的，最終的落腳點還是人。

在全球化的背景下，國際合作是成功抗擊病毒的基石。但從二十世紀以來國際社會合作抗疫的經驗來看，合作僅是成功的條件之一，要想眞正地獲得成功，還應具備很多其他條件。也就是說，國際社會的成員能夠有意願來合作抗疫，已經是事半功倍了。在有意願合作的基礎上，還應有健全的規範、機制，必要的技術手段、工具和知識，以及正確的戰略方案予以支撐。迄今爲止，人類遭遇的病毒威脅不勝枚舉，針對不同的疫情，人類也積累了不同的應對經驗，當然這其中也不乏教訓。雖然人類迎擊疫情的經歷較爲豐富，但鮮有病毒已經完全被人類征服，病毒的進化變異遠超於人類的認知與掌控。正因爲如此，每次直面疫情的經驗與教訓都極爲可貴，這些都是用生命換來的寶貴財富。即便人類無法完全複製已有的經驗來應對新發疫情，但過往的經驗可以讓人們在突發事件前有章可循，有法可依。總之，從已有的經歷中不斷提取、歸納、總結經驗與教訓，有其合理性和必要性，這是對於保護更多生命的一種責任與承諾。

---

❶ 徐彤武.當代全球衛生安全與中國的對策[J].國際政治研究，2017(3)：10-11.

一、抗疫國際合作的經驗

縱觀百年來的抗疫國際合作歷史，成功的合作案例通常都會有明確的合作目標和戰略，有一定的資源保障合作的可持續性，有各方夥伴群策群力、貢獻專長，以及有一系列的制度和規範保障。本章以全球衛生治理爲大背景，從衛生合作的重點、衛生資金管理、衛生夥伴和衛生法制四個方面，來總結抗疫國際合作的成功經驗和有待完善之處。

1.注重預警能力建設以便積極地應對回應

疫情的突如其來，總會給人類相當沉重的打擊，即便屢次遭遇病毒的突襲，對於疫情的預測仍是國際合作中的一個「弱項」。無數慘痛的經歷告訴我們，防患於未然遠勝於亡羊補牢。並且，只有在能做到及時預警的情況下，才能採取及時的應對措施。因此，疫情的預警能力建設應是國際合作中的重中之重。無論是在國家還是在國際層面上，有效及時地監測病例並發出預警，對控制疫情的傳播發揮著非常重要的作用。有系統地收集、分析和迅速傳播所有流行病學信息，對於促進流行病學預測和制訂適當的控制措施至關重要。這些重要的信息收集、處理和分享工作，是國際衛生組織提供的國際公共產品。世衛組織自一九四八年成立之初，便建立了覆蓋全球的、以日內瓦爲基地的無線電網路，以便及時地通報、交流信息。政府可以憑藉這些信息，立即對任何來自危險地區或疑似載有病例的船隻或飛機實施隔離檢疫措施，也可以在危險解除後立即取消這些措施。此後，在世衛組織的主導下，全球建立了多個流行病預警和回應機制，主要包括「全球疫情警報和反應網路」、「根除脊髓灰質炎倡議」、「化學事故預警和回應系統」、「全球流感監測和反應系統」等。這些預警系統通過夥伴關係與當事國以及所在國家的國際工作隊，在病例管理、感染控制、監測和流行病學調查等方面開展合作。爲確保合作富有成效，一方面，應保證對病毒敏銳的捕捉與監測能力；另一方面，需要對已

獲取信息的有效共用。這就要求國家與國際組織之間溝通機制暢通，同時要求國家主動及時通報潛在疫情。

　　世界衛生組織框架之外的病毒情報、預警系統，是對既有預警能力的重要補充。一些國家部門、科研機構和非政府組織也在致力於建設全球性的病毒布控系統。美國的疾病控制與預防中心、國際開發署和國防部在國際流行病預防中都扮演著重要角色。其國際疾病追蹤和控制機構，如國際開發署下設的禽流感和其他新發威脅研究機構（Avian Influenza and Other Emerging Threats Unit）、國防部下屬的國防威脅降低局（Defense Threat Reduction Agency）和軍隊衛生監控中心（Armed Forces Health Surveillance Center），都名列全球實力最強之列。儘管是以服務本國的衛生安全為首要任務，但其仍能為抗疫國際合作帶來積極的外部效應。此外，加拿大的衛生情報監視系統「全球公共衛生情報網」、ProMed全球電子新興傳染病疫情通報系統、HealthMap全球疾病警報地圖和龍火行動（Operation Dragon Fire）等，都是通過社交媒體和網路獲取病毒情報的重要平臺。獨立的科研機構，如《病毒來襲》（The Viral Storm： the Dawn of a New Pandemic Age）的作者南森‧沃爾夫（Nathan Wolfe）創立的全球病毒預警行動組織（Global Viral Forecasting Initiative, GVFI）（二〇一三年更名為環球病毒組織Global Viral, GV），嘗試通過監測「哨兵人群」（主要是對獵人、動物棲息地不正常的動物群死事件、定期接受輸血人群等的持續監控），預測傳染病流行的風險。

　　科研攻關對構建強大的公共衛生體系具有關鍵的支撐作用，應重視科學技術的提升在疫情預警和防治工作中的作用。習近平總書記在二〇二〇年六月二日主持召開專家學者座談會時強調指出：「科學技術是人類同疾病鬥爭的銳利武器，人類戰勝大災大疫離不開科學發展和技術創新。」在病毒預警能力的建設過程中，應重視科技創新的作用，更應努力實現疫情預警與回應的信息技術化、智慧化、無人化與數位化。目前，搜索技術、地理信息系統（GIS）等信息技術已經成為病毒預警的有效工具。谷歌（Google）於二〇〇八年就推出了一

款預測流感的產品，即谷歌流感趨勢（Google Flu Trends，GFT）。谷歌認為，某些搜索字詞有助於瞭解流感疫情。谷歌流感趨勢會根據匯總的搜索數據，近乎即時地對全球當前的流感疫情進行估測。目前該系統可以很好地提供有關季節性流感的早期數據。美國國防高級研究計畫局（Defense Advanced Research Projects Agency，DARPA）甚至打算結合技術手段與全世界病毒熱點地區的專家團隊的研究支持進行分析，來預測病毒的自然進化過程，這便是著名的「預言」（Prophecy）項目。再早些時期，人們已經通過聚合酶鏈反應、DNA微陣列晶片技術來對病毒進行識別，從而採取更加精確的治療手段。此外，通信技術的進步讓遠端交流更加便捷，使隔離時期的線上活動成為可能。智慧測溫機器人，集紅外測溫、人臉識別、智慧監控、語音辨識以及大數據分析於一體，能夠精準測溫、捕捉異常情況，使疫情中的監防工作更加安全、便捷。科技的創新發展，增強了人們對於病毒的認知，促進了防疫措施更加精準、高效。因此，不斷突破防疫手段的科技創新是必然之舉。

2.確保衛生基金的穩定供給和資金的創新運用

如果全球衛生治理體系是一個人的身體，那麼衛生基金就是身體裡的血液，它推動著整個體系的運轉。因此，確保全球的衛生事業得到充足和穩定的資金供給便顯得尤為重要。全球用於衛生治理的資金不斷攀升，從一九九〇年的七十八億美元升至二〇一九年的四百一十億美元。[2]目前，全球衛生事業的資金支持主要來源於國家政府（尤以經合組織國家政府為主）、私人部門（包括基金會、企業捐贈、其他非政府組織等機構的捐贈）和其他來源（債務免除等其他方式）。全球衛生資金通常以雙邊援助和多邊捐助的形式被運用，而世衛組織等國際衛生組織和衛生項目是衛生資金的主要多邊承載方和

---

❷ Flows of global health financing[EB/OL].IHME，[2020-06-07].http：//www.healthdata.org/.

運行方。國家一向是國際衛生治理的主體，衛生事業的資金也主要在援助國和受援國之間流動。以經合組織（OECD）爲主的發達國家是衛生資金最主要的供給主體，出資約占72%，其中美國是最大的出資國，占36%左右。❸不過，近些年來，以中國爲主的新興國家對於衛生治理資金的貢獻開始擴大，私人部門開始興起。私人部門的支持占20%左右，而且具有更高效的管理模式和更豐富的投資經驗。

世衛組織是全球公共衛生體系中最具權威性的多邊機制，在解決全球各類衛生問題上具有廣泛的責任義務，同時引領著各項衛生議題的走向和治理模式的革新。世衛組織二〇一六年至二〇一七年規劃預算方案的總額將近四十四億美元（其中七‧六五億美元用於傳染病的防治），約占全球衛生治理資金的11%。❹世衛組織的規劃預算資金由評定會費和自願捐款兩部分構成。其中，評定會費約占20%，由各成員國大致根據聯合國攤款比額繳納，繳納的費用與本國的財富和人口狀況相適應。自願捐款約占80%，分爲指定用途的自願捐款和靈活自願捐款兩種類型。自願捐款的來源除了有成員國之外，還涉及其他聯合國系統、國際組織、私營企業、民間團體、基金會、學術界、研究機構以及民眾、社區等多元主體，但目前成員國依然是最大的自願捐款方。在二〇一八年的自願捐款中，來自成員國的資金占到了總額的51%。❺在世衛組織框架之外，全球基金、全球疫苗免疫聯盟等也是重要的多邊衛生合作基金組織。世界銀行、聯合國兒童基金會、開發計畫署、歐盟委員會、非洲發展銀行等國際組織和地區組織，也有

---

❸ 高明，唐麗霞，于樂榮.全球衛生治理的變化和挑戰及對中國的啓示[J].國際展望，2017(5)：132.

❹ 2016-2017年規劃預算[R/OL].世界衛生組織，2015：2，7，[2020-06-07]. https：//www.who.int/about/finances-accountability/budget/PB201617_ch.pdf.

❺ 世衛組織的預算來源參見復旦國際發展知識微信公眾號發佈的文章《世衛組織經費盤點：誰在資助全球衛生治理？（會員國篇和非國家主體篇）》。

大量的基金專案用於公共衛生事業。比爾及梅琳達・蓋茲基金會、惠康基金會、默沙東基金會等則是重要的私人慈善機構。這些不同層面的機構構，成了全球衛生治理資金的多元捐助主體，豐富了資金的來源。

然而，全球衛生基金存在著供給來源不穩定和資金運用效率有待提升等多重問題。即便衛生基金存在多元性的供給主體，但基金總量與實際需求間仍存在一定的赤字。從供給不穩定性來看，一方面，發達國家的國際衛生援助總額仍不足。二〇〇二年，蒙特雷共識（Monterrey Consensus）要求發達國家提供衛生發展援助的財政預算支出占本國GDP的比例在0.7%以上，但鮮有國家能達到這一要求，而新興國家目前尚未能彌補這一缺口。另一方面，個別國家對於衛生援助具有選擇性，援助往往成為一項政治議題，所援助的目標通常需滿足其一定的政治利益而非基於議題的緊迫性。此外，美國雖然作為最大的援助國，但其提供公共衛生產品的意願和能力都大打折扣。美國時常拖欠世衛組織的評定會費，並且還意圖削減會費甚至「斷供」。而且，有限的資源更多地投向於特殊疾病（主要包括愛滋病、瘧疾和肺結核病）的預防和治療。全球衛生治理是以疾病為導向還是以建立全球公共衛生體系為主要目標的爭論一直沒有停息。❻

為了將有限的資源發揮出最大的效用，應採取基於市場的、創新性的資金運作模式。全球基金在衛生物資採購和完善供應鏈管理方面提供了寶貴經驗。全球基金通過「集中採購機制」，即匯總受助方總需求的訂單量，與醫療用品製造商協商價格和交貨條件，改善採購和供應鏈管理，提高了產品可用性，減少了產品浪費和供應鏈成本。二〇一七年，全球基金集中採購機制管理了十億美元的訂單，為六十三個國家和地區的受助方提供服務。「集中採購機制」使得按時和按批交付量在二〇一七年增加到84%，並在二〇一七年節省了二・〇五億

---

❻ 高明，唐麗霞，于樂榮.全球衛生治理的變化和挑戰及對中國的啓示[J].國際展望，2017(5)：138.

美元資金。❼全球疫苗免疫聯盟通過公私夥伴合作，為克服全球衛生治理中的市場失靈問題提供了一些經驗。市場失靈是導致全球衛生治理失效的重要原因，明顯表現在疫苗推廣領域，即有效的新型疫苗可以通過市場獲得，但發展中國家普通民眾無力支付疫苗的費用。在這一背景下，蓋茲基金會和其他創始夥伴開拓出一種解決方案：鼓勵疫苗生產商在短期內減免一些貧困國家疫苗的採購費用。這在短期內解決了貧困國家資金不足的問題，從長遠來看則有利於對疫苗總需求量的增長。當受援國的經濟水準有所提升後，所採購的疫苗價格將逐漸恢復，直至獲得自行承擔疫苗全部費用的能力。

3.締結高效的治理聯盟，充分發揮全球夥伴關係治理功效

國際衛生治理逐漸從國家間合作模式向全球夥伴間合作模式轉型。傳統的國家間合作模式在國際交往中不那麼頻繁，這一模式在疫情傳播範圍有限的時期具有一定的功效。但隨著全球化進程的高歌猛進，國家間合作應對全球化的疫情便顯得捉襟見肘。而且，國家間合作模式會抑制世衛組織等國際衛生組織的自主性，這主要是包括世衛組織在內的國際衛生組織作為政府間國際組織的性質所致。政府間國際組織在履行其職責時，動員成員國政府作出政治承諾、提供必要資源並具體實施政策一度是他們最為倚重的工作方式。在這種合作模式下，國際組織的治理活動往往受到少數實力雄厚成員國的左右。從世衛組織應對瘧疾問題上就可見一斑。❽同時，國家間合作模式在資源動員上和專業性上都有一定的局限，在日益複雜的全球疫情面前治理能力越發欠缺。從二十世紀九〇年代開始，在全球治理的各項領域中，圍繞特定議題在全球範圍內締結治理聯盟，利用「公私夥伴關

---

❼ 關於全球基金和全球疫苗免疫聯盟的介紹參見微信公眾號「Diinsider草根創變者」推出的全球基金「三部曲」系列文章和「中非健康與發展傳播專案」系列文章。

❽ 湯蓓.夥伴關係與國際組織自主性的擴展——以世界衛生組織在全球瘧疾治理上的經驗為例[J].外交評論，2011（2）：122-132.

係」（Public-Private Partnership， PPP）的形式開始盛行。在衛生領域，人們開始訴求降低醫藥的研發成本和風險，同時希冀醫療資源能夠惠及更多的貧困國家。與此同時，更多的醫藥企業開始被鼓勵履行社會責任，以及更多的人道援助組織開始出現，這一切都在啓發人們探索新的衛生合作方式，全球衛生夥伴關係開始得到人們的重視與歡迎。

所謂夥伴關係，是指「包括政府、國際組織、非政府組織、基金會、企業在內的多元行爲主體承諾共用資源和專業知識並分擔風險，以實現共同治理目標的一種合作形式」。❾全球衛生夥伴關係的主體則包括世衛組織及其成員國、成員國的衛生部門和社區、聯合國系統內的專職機構、地區和次地區衛生組織、其他國際組織，以及意願聯盟臨時組成的衛生機制、非政府組織、科研機構和私有企業等。由於衛生議題並非是高政治領域，全球衛生治理更被廣泛視爲一個政策空間，其特點是有多種（有時是相互競爭的）行動者，卻沒有總體權威。世衛組織通常被視爲全球衛生夥伴關係網絡中的核心，但更多扮演著議題宣導者、資源協調者、行動協調者等角色。全球衛生夥伴關係是一種典型的分工協作模式，以聯合國系統內機構爲主的其他行爲體，憑藉自身的比較優勢發揮其專業技能。隨著地區自主性的突顯，全球衛生夥伴關係網絡開始下沉，地區組織（尤以地區衛生組織）也時常會成爲夥伴網路的核心。

---

❾ Robert G. Ridley. Putting the 「Partnership」 into Public-Private Partnership[J].WHO Drug Information, 2001(2)： 57, 轉引自湯蓓.夥伴關係與國際組織自主性的擴展——以世界衛生組織在全球瘧疾治理上的經驗爲例[J].外交評論，2011（2）：128.

3-1全球衛生夥伴關係網絡圖

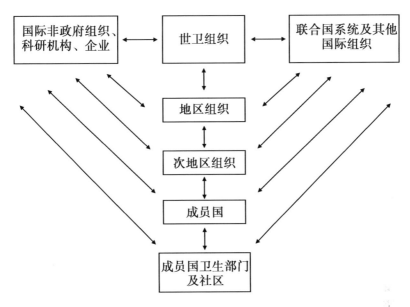

數據來源：筆者自製。

　　那麼，如何確保這樣一種組織鬆散、權威並具有流動性的關係網絡，能實現更高效地協調運作呢？從既有的經驗來看，成功的夥伴關係，往往是夥伴間擁有共同的願景、共同的承諾以及互補的技能和資源的整合。首先，應凝聚共識，確定各方利益攸關的最大共同值域，在此基礎上制定確實可行的戰略方針。戰略方針要清晰可行，應具有明確的最高目標和可以量化的進度評價標準。一九九八年，多方召集成立的「擊退瘧疾夥伴關係」就被評價缺乏明確而共同的目標，因此影響了其成效。[10]其次，夥伴關係的決策管理規模和結構，是決定其成功與否的關鍵因素。夥伴關係是一種典型的集體行動，集體行動效果很大程度上會受其成員規模的影響，鑒於衛生夥伴關係的龐大網

---

[10] Kent Buse, Sonja Tanaka.Global Public-Private Health Partnerships： lessons learned from ten years of experience and evaluation[J]. International Dental Journal, 2011(61)：6.

路結構，其決策管理層的規模便成為主要的決定變數。決策管理規模要與專案的規模相匹配，對於全球基金的評估就顯示其秘書處規模太小，無法充分管理其不斷增長的投資組合。[11]而且，決策管理層要具有代表性，能確實體現各方利益的匯總，為當事方的不同群體發聲。最後，夥伴關係應尊重受援當事國或目標群體的自主權。夥伴關係的行動應確實改善當事國的衛生體系，提高其衛生治理能力，增加當地受眾的福祉。這一方面需要當事方能參與決策，及時表達自己的所需所想，從而使行動方案得到當事方同意，也更容易開展行動。另一方面，需要對當事方提供精細化的公共產品，而不是一刀切的標準化服務。

4.強化國際衛生合作的國際法建設，為合作提供法制保障

健全的國際法有助於國際合作更加規範，使之制度化。國際社會曾一度認為，解決傳染病問題的最有效方式是勸導、醫療而不是立法，國際衛生法曾一度遭受漠視。隨著病原微生物變異產生越來越多的病毒謎團，人們終結了對於單純依賴疫苗和藥物手段的自滿，開始尋求更為多元的對抗病毒傳播的手段。同時，傳染病全球化的發展趨勢，改變了運用國際法控制疫病的政治社會條件，為國際衛生法的創立與發展提供了重要契機。國際衛生法作為國際衛生合作機制的重要組成部分，開始受到前所未有的關注。法制對於抗擊病毒的重要性在於，對內，國家需要法律予以明文規定政府維護公共衛生安全的權責，傳染病強制治療或隔離的制度與方式，以及國家衛生醫療機構、個人的權利與義務；對外，國際衛生法有利於提高國際行為主體對彼此的行為及結果的預期，有助於增進合作，並會對不良行為進行警示

---

[11] Booz Allen Hamilton. Organization & Management Review of the Global Fund[R/OL]. The Global Fund，2007[2020-06-10]. https：//www.theglobalfund.org/media/3705/bm16_03edreport_annex_en.pdf?u=637165999790000000.

和約束。國際衛生法還會引導有關傳染病控制的國內立法。

　　從一八五一年七月二十三日的第一次國際衛生會議試圖簽訂首個國際衛生條約到二〇〇五年《國際衛生條例》的修訂，國際衛生法制建設經歷了一百五十多年的歷程。國際衛生法經歷了誕生和初步發展（一八五一年七月—一九四六年七月）時期。這一時期產生了大量的國際衛生條約，但這些條約並不完善，並且陷入頻繁的廢立過程，達成的條約也很少得到遵守。一九四六年七月至二〇〇三年五月是國際衛生法快速發展的時期。一九四六年七月，六十四個國家和地區的代表於紐約簽署了《世界衛生組織憲章》。根據憲章，世界衛生組織於一九四八年宣告成立，承擔著指導和協調國際衛生工作的職責。作為唯一的全球性政府間衛生組織，世衛組織擁有重要的國際衛生法準立法權，憲章第十九條授權為「世界衛生組織對國際衛生事務具有跨國立法的職能」。❷世衛組織在其成立後，提出了一系列的國際公約、協定，使國際衛生法得以迅速發展，為疾病分類和傳染病控制制定了規章。其中，一九五一年第四屆世界衛生大會通過的《國際衛生條例》，統一了傳染病防治的國際規則，為各成員國提供了統一的指導。自二〇〇三年五月以來，以《菸草控制框架公約》的簽訂為起始，國際衛生法為適應全球衛生治理的發展需求，正不斷向全球衛生法的方向邁進。國際衛生法制體系除了世衛組織的條例外，還包括一些其他組織和國際法中涉及傳染病防治的條約協定，如世貿組織的《與貿易有關的智慧財產權協定》和《實施衛生與植物衛生措施協定》等，國際環境法中關於自然環境保護、動植物衛生保護的相關規定，以及國際人權法中關於「健康權」、「婦女權」的一些規定等。

　　目前的國際衛生法主要存在兩方面的問題：其一，國際衛生法發展的滯後性問題。《國際衛生條例》總是基於既有的傳染病防治，如一九六九年條例主要規定鼠疫、霍亂、黃熱病三種傳染病的國境衛生檢疫措施，在很長一段時間內，都無法應對新出現的傳染病，條例的

---

❷ 張彩霞.從國際衛生法邁向全球衛生法[J].醫學與法學，2012(4)：5.

修訂總是滯後於傳染病的發展變化。這便需要條例應有一定的前瞻性。其二，國際法在應對全球防治傳染病合作上的效力較爲有限，飽受詬病。這在很大程度上要歸因於國際社會的無政府狀態，缺乏強制機關實施懲戒措施，當然還有一部分原因在於疫情對於每個國家的影響是不對稱的，大家對於「公共利益」有不同的認知。比如，受疫情影響較小的國家，往往會抗拒嚴格的貿易禁運或旅遊限制等措施。不同的利益感知會增加集體行動的成本。有鑑於此，世衛組織通過二〇〇五年修訂的《國際衛生條例》增強了其權威，但其強制手段仍需要加強，更爲重要的還是國際社會對於世衛組織授權的支援與擁護。同時，應注重世衛組織與其他專業國際組織如世貿組織等的協調，應有一定的「問題聯動」意識。在全球衛生法發展趨勢下，衛生法早已超越了傳染病議題，還包含了人權、食品安全、經貿、環境、武器以及社會文化等因素，這需要樹立一個綜合衛生法觀。此外，還應注重衛生「軟法」的重要性。衛生「軟法」指衛生治理過程中產生的宣言、指南、勸告性意見等一些非正式安排。這些「軟法」是「硬法」的補充，且具有一定的靈活性，可以借助國際衛生「軟法」應對一些突發的情況。

二、抗疫國際合作的教訓

　　國際社會在合作抗擊病毒的過程中取得了諸多成就，合作機制日趨完善和常態化，合作的法制基礎也越發完善。從具體的成效來看，二十一世紀疫情導致的死亡人數在整體上較以往有所減少，管控疫情的人員、資金規模都有明顯增加，而且全球範圍內的動員速度也大有提升。大部分國家的衛生治理能力和衛生體系建設，整體上也都有所提高和完善。不過，從具體情況來看，每次疫情防控過程中，都會有些不盡如人意的地方，有些甚至是失敗的。而且，從宏觀層面來看，全球衛生治理仍存在很大的能力赤字，南北方國家間存在較大的能力差距。種種不足之處表明，以抗擊病毒爲主的國際衛生合作，不僅

有很多需要完善的方面，還有很多問題是需要糾正的。大致可以從價值觀、技術策略和治理結構三個層面，總結出既往抗疫國際合作的教訓，主要表現在思想上的自保怠惰、策略上的消極失當以及更爲根本的結構上的內生性矛盾。總結以往的教訓，是爲了今後出現類似情況時能有更有效的應對措施，當然，更要在此基礎上未雨綢繆，以便針對新發情況也有一定的準備。

1.警惕「自保」思想、不當策略對於抗疫合作的消極影響

疫情的全球化是一個公害問題，而針對疫情的全球治理則是一個公益問題。合作抗擊病毒的集體行動，符合全球人民的共同利益。不過，並非國際社會中的每個個體，都能意識到合作抗疫既符合共同利益，又符合自身的利益。也就是說，個別的個體會對共同利益保持冷漠，或者說存在個體理性與集體理性的矛盾，這就是全球公共問題治理過程中，各國之間合作面臨的最大障礙。⑬個體逐利的理性行爲，並不總能保證集體理性的自動實現，有時還會造成共同利益的受損。共同的利益是實現國際合作的前提，但並不必然形成合作。要想將共同利益轉化爲現實，一方面，需要借助國際制度來保障和維持；另一方面，在強調實現共同利益最大化的頂層思維的同時，還應竭力避免有損於國際合作的價值觀和思想。針對衛生合作領域，最爲有害的思想莫過於「自保」的思想。

在疫情中尋求「自保」，最初是一個中性行爲。在十九世紀中期之前，各國「孤軍奮戰」地抵抗傳染病更是常態。當時設置的入境檢疫、提供健康證明等檢疫制度，最根本的目的就是將病毒隔絕於國境之外。不過，基於國家主權的各自爲政，缺乏國際間的協調，導致了國際運輸和商業貿易成本的不斷上升。更爲關鍵的是，以「有國界」的衛生防疫模式來應對「無國界」的病毒流動，是註定無效的。而

---

⑬ 蘇長和.全球公共問題與國際合作：一種制度的分析[M].上海：上海人民出版社，2009：2.

且，在病毒擴散日益全球化的背景下，「自保」及其衍生的行為開始有悖於國際倫理。在常規的檢疫、隔離措施難以奏效的情況下，「自保」行為極易演變為「以鄰為壑」、「築牆」等行為。還有些疫情當事國害怕國際社會的隔絕而隱瞞疫情。這些行為都是試圖以犧牲他人的利益來保全自己，是典型的「零和」思維。自保者不光無視他者的苦難，還時常推卸自身應履行的責任，疫情來臨時，總是急於尋找替罪羊。出現新的疫情時，這些國家最先急於尋求的是病毒的「民族屬性」或「制度屬性」，而非「病理屬性」。為保全自己，他們還會禁止本國的醫療物資出口，為他國的急救物資轉運設置障礙，奉行專利保護至上原則。殊不知，面對疫情，國際社會各成員間的命運是環環相扣的，如有一方消極應對，就會出現薄弱的一環，而全球抗擊病毒成功的關鍵，就在於薄弱環節的鞏固。謀求保全自己的國家，只會成為多米諾骨牌中最後一個倒塌的，受到疫情的損害僅是時間的問題。

　　為糾正抗疫合作中的「自保」思想，各方行為體間要有命運共同體思維。病毒是人類的公敵，沒有國家會獨善其身，國際社會抗擊病毒勢必要凝聚成一股合力。在此基礎上，還應堅持及時、透明、公正等原則。一旦出現疫情端倪，當事國政府或衛生部門應及時向世衛組織和國際社會通報疫情信息，及時分享毒株以供研究，要做到不緩報、不隱報、不瞞報。而其他國家和行為體應對這些信息保持敏銳，做出積極的應對。抗疫信息的公佈不僅要及時，還要透明。在一個信息發達、通信便利和觀念多元的現代社會，權威且透明的信息有助於各方的統籌協調。抗擊病毒是全方位的社會動員，涉及醫療衛生、交通運輸、社會治安、市場監管等眾多部門。權威部門詳細地披露信息，還有助於遏制流言，避免社會恐慌，抑制市場資源、醫療資源擠兌現象。公正原則在於受疫情影響的各方受到公正對待，尤其是弱勢群體和族群的權益要受到重視和保障。同時，要真實、理性地看待疫情的發展變化，使國際社會形成客觀、公正的輿論場。再者，應確保國際社會間各方溝通順暢，保證溝通的管道健全、標準統一、回饋及時。

2.規避國際政治對於衛生合作的負面影響

國際間的抗疫合作本身是一個非政治領域的公共問題，但也逐漸地被提上政治議程，出現了政治化的趨勢。從廣義上來講，政治化是指將非政治屬性的議題上升至政治高度，並且不可避免地受到權力博弈的影響，也就是讓本來是制度規定的行為者之間的「遊戲的規則」讓位於「權力的規則」，是「現實主義戰勝了功能主義」。聯合國專門機構建立的初衷，就是想把政治問題排除在議程之外，力求通過功能性的國際合作，來促進世界的和平和發展。然而，聯合國專門機構的政府間性質，使得政治化難以避免，全球相互依賴的加深，也使得政治化不可或缺。[14]除了聯合國專門機構的屬性外，公共衛生議題的「安全化」，也是導致其政治化的重要原因。冷戰之後，人們強化了對於將傳染病視為非傳統安全問題的認知，傳染病和生物恐怖這些「存在性威脅」越發凸顯，對於人和國家的安全都存在著威脅，開始上升為一個具有最高優先權的議題。為解決這些被「安全化」了的公共衛生問題，不但需要各方的技術性合作，而且需要各國的政治承諾，從而使其成為一項政治議題。

政治化基本表現在兩個方面：一是將某一低階問題上升至政治高度；二是以該議題為手段來追求政治目標，將該議題作為外交政策工具。抗疫合作作為一項重要的國際公共問題，不可避免地被附加政治屬性，世衛組織作為治理衛生問題的最主要聯合國專門機構，也不可避免地成為政治博弈的擂臺。其主要的表現包括：二〇〇五年修訂的《國際衛生條例》對於成員國內政的干涉；世衛組織與聯合國安理會就生物安全、生化武器管控方面的合作；在此次抗擊新冠病毒疫情期間，美國指責世衛組織「以中國為中心」等。賈韋德‧西迪基（Javed Siddiqi）博士在其著作《世界健康與世界政治》（World Health and World Politics：The World Health Organization and the UN

---

[14] 晉繼勇.試析聯合國專門機構的政治化──以世界衛生組織為例[J].國際論壇，2009(1)：12─17.

System）中，對於衛生組織和衛生議題的政治化及其負面影響進行了專門的論述，並且特別以二十世紀五○年代的「根除瘧疾計畫」作爲案例分析。

不過，應該理性地看待衛生議題被政治化的事實，不應將技術因素過度天使化，或將政治因素過度妖魔化。一方面，國際組織的運作無法處於政治眞空之下，聯合國專門機構在議題設定、專案運營、預算安排等很多方面，都無法規避成員國國內國外政治環境影響。另一方面，政治可以調節成員國間的不同理念和利益訴求，積極的政治化還能凝聚共識，確保承諾，有利於公共問題的解決。那麼，問題的關鍵不是避免衛生治理領域的政治化，而是做好技術與政治之間的平衡，極力避免政治化的負面影響。

基於既有的歷史教訓，從國內政治來看，國內政治派別間往往借用疫情作爲打壓、制衡彼此的工具，這在西方代議制民主政治體制中表現得尤爲明顯。其結果是不僅難以形成國內共識，很難達成連貫的治理政策，而且有時還會助推政治極化，導致排外的民族主義、民粹主義情緒，難以促成國際合作。針對疫情，在國內無法達成共識，甚至出現分裂的情況下，地區與國際合作通常是極爲脆弱的。從國際政治來看，一些國家會借衛生問題政治化，惡化全球衛生治理所需要的國際合作政治基礎。最典型的現象是，一些發達國家會就某類病毒對一些發展中國家進行汙名化或矮化，借此攻擊其政治制度，進行意識形態對抗。某些國家甚至借助對其他國家的援助，試圖對其制度體制進行改造，附加政治條件，干涉其內政。更有甚者，有些國家會借疫情之機謀求自身的經濟利益，趁機擾亂金融、貿易市場，試圖擴大自身的貿易空間，佔領更大的市場份額，或是進行技術壟斷，惡性收購，以圖打壓競爭對手。總之，消極的政治化因素是國際衛生合作的重大阻礙，是各方需要極力克服的公共危害品。

3.及時發現和糾正全球衛生治理體系的「先天缺陷」

現有的全球衛生治理體系，是一個以世界衛生組織爲核心，與其

他組織機構形成的一個相互分工協作的夥伴關係網絡。這個網路形式較為鬆散，不具備常態化的組織結構。同時，這個網路不是單維度、水準層次的，而是向下縱深發展的。儘管全球衛生治理網路體系也受到政治化的影響，但總的來看，該體系仍不是權威主導的，而是議題導向的，更近似於一個政策場域空間。「鬆散」是這個治理體系的顯著特徵，也成為全球衛生治理結構的「先天缺陷」。「鬆散」的直接表現，在於衛生治理協調機制處於碎片化的狀態，這種狀態產生了難以調和的兩組矛盾，即權力集中與分化的矛盾和資源彙聚與流散的矛盾。當這兩組矛盾無法協調時，便會影響到具體衛生議題的治理效果。

就權力集中與分化的矛盾來看，主要體現為兩個方面：其一是世衛組織系統內權力的分化，其二是世衛組織與其他專業組織之間的權力競爭。具體到世衛組織系統內部，其矛盾又表現為世衛組織與成員國間的矛盾，以及世衛組織與地區衛生組織之間的矛盾。雖然世衛組織針對每次疫情會進行統一行動部署，但仍會有國家堅持各自為政。成員國有時顧忌國際社會的過度介入會干預其主權內政，有時又會覺得世衛組織建議實施的旅遊和貿易限制過於嚴苛，危害到自身利益。那麼，這便需要世衛組織尊重成員國的主權，制定靈活的、有針對性的政策措施。世衛組織與地區衛生組織之間的矛盾，根源在於《世界衛生組織組織法》第五十條規定了地區衛生組織「絕對有區域性之事項決定施政方針」。各區域辦公室在其領導層任命、預算以及優先事項上擁有高度自治權，這導致了雙方之間主導權的競爭。地區衛生組織有時會對世衛組織的舉措表示不滿。抗擊寨卡病毒期間，加勒比公共衛生署執行董事詹姆斯・霍斯佩達萊斯（C. James Hospedales）在給世衛組織的報告中就曾埋怨，世界衛生組織的寨卡病毒預警，對加勒比地區酒店和旅遊業產生了不利影響。

雖然世衛組織在全球衛生治理中，發揮著最為重要的作用，但並不是最高權力機構，更多扮演著議題宣導者、資源協調者、行動協調者等角色。聯合國系統內的其他行為體憑藉自身的比較優勢，也在全

球衛生治理中發揮著重要作用，具有一定的權威。而且，這些機構的影響力有日漸增長之勢，有時甚至代替了世衛組織的主導地位。例如，聯合國愛滋病規劃署在愛滋病防控領域的地位，全球基金在瘧疾、結核病防治中的突出表現等。再如，世界銀行已將傳染病控制列為其重點關注的五種全球公共產品之一；國際醫療救援非政府組織「無國界醫生」在抗擊埃博拉疫情中的積極表現，與世衛組織的延遲反應形成了鮮明的對比。之所以出現如此趨勢，一方面是因為，全球疫情、疾病防治的複雜性，決定了世衛組織難以獨自應對，需要其他具有各項專長的組織機構通力協作。另一方面原因在於，衛生健康問題是發展議程的一個重要維度，這便賦予了其他專業組織擴展功能性的空間。其他組織的積極參與，可以填補全球衛生治理的能力赤字，但其弊端在於某一具體的運行過程難以形成整體性的協調，更為關鍵的是，政策間的相互折衝、交叉重疊，會進一步稀釋稀缺的衛生治理資源，造成不必要的擠兌或浪費。

權力競爭的矛盾，不可避免地導致了資源集中與流散的矛盾。雖然其他國際組織機構參與衛生治理能完善治理議程，豐富衛生公共產品的多樣性，不過，在資源有限的情況下，資源同時向多方流散，很容易導致各項議程都難以得到充足的資源供給。這樣一來，衛生治理中的融資問題便傾向於供資方市場，也就是說，賦予了供資方更多的話語權，而間接削弱了議題主導方的自主性。以世衛組織為例，世衛組織的資金來源包括評定會費和自願捐助兩部分。從一九九九年起，其評定會費一直沒有增加，從而導致世衛組織在融資方面越發依賴於成員國的自願捐款，在二〇一八至二〇一九年財政預算中，自願捐款的專案預算在世衛組織總預算中占比達78%。[16]與此同時，大部分的自願捐款都被捐助國指定了具體用途，這就明顯地賦予了捐助國更多的決策權和控制權。由此可見，全球衛生治理中，權力矛盾與資源

---

[16] 晉繼勇.全球衛生治理的背景、特點與挑戰[J].當代世界，2020(4)：46.

矛盾之間是相互關聯的。而且，這兩組矛盾是全球衛生治理的結構性問題，是「先天性的缺陷」，短時期內難以根本解除。全球衛生治理的失效，很大程度上都是源於這些矛盾。雖然矛盾暫時無法根除，但仍有可以調和的空間。國際社會仍應繼續堅持維護世衛組織的核心角色，擁護其權威，發揮其協調各方的功效。同時，應注重各項衛生議題間的相關性，同一議題內不同專案間的協調和補充，避免對於資源和主導權的惡性競爭。

縱觀以往，人類與病毒的抗爭已貫穿了歷史發展的脈絡，抗擊病毒已成為人類歷史的基因。不過人類的合作抗疫，只是歷史長河中的短暫瞬間。近兩百年的病毒現代史中，在全球化文明的時光機中，開始上演或悲壯、或溫情、或齟齬的合作抗疫故事。抗疫國際合作的理念、機制、手段，一直在順應著現實的發展而發展，隨著病毒的變化而變化。這說明，即便病毒是這個星球的主人，但人類始終沒有放棄自身的能動性。人類對抗病毒的過程，實際上就是認識自己、認識自然、改造自己、敬畏自然的過程。每一次直面疫情，總結出的經驗和教訓，都是彌足珍貴的，其背後都有大量的犧牲。這些寶貴的財富將繼續指引著人類前行。當然，考慮到病毒的變化莫測，人類還應該未雨綢繆，積極設想更多未知的可能，為病毒的突襲做好準備。從理念上，應該堅持綜合的全球衛生治理觀，重視疫情對社會、經濟等的連帶反應，提前準備好各部門的統籌工作，同時發揮其他部門治理疫情的功效。從規範上，應弘揚全球衛生正義，在建立全球傳染病監測機制的同時，還應特別注重落後國家的衛生能力建設。從機制上，既要以多邊為主，也不應忽視雙邊，還應鼓勵小多邊，要堅持合作形式的靈活性。從手段上，科學技術的發展始終都是應對疫情的關鍵利器。總之，人類與病毒的共生還將長期存在，人類彼此間要勿忘同心一體、合作共贏。

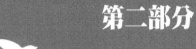

第二部分

現實反思：
新冠疫情與國際合作

第四章　新冠疫情的國際蔓延

　　新型冠狀病毒肺炎是近百年來人類遭遇的、影響範圍最廣的全球性大流行病，是中華人民共和國成立以來，我國遭遇的傳播速度最快、感染範圍最廣、防控難度最大的重大突發公共衛生事件。

　　當前，新冠肺炎疫情正在以超出所有人預料的速度，在全球範圍內不斷蔓延擴散。特別是全球多個地區和國家出現疫情反彈，新冠肺炎疫情的第二波來勢洶洶，確診病例數不斷攀升，但死亡率相對第一波疫情更低一些。根據美國約翰・霍普金斯大學即時統計數據顯示，截至二〇二〇年十二月十五日，全球新冠肺炎累計死亡病例超過一百六十二萬七百七十三例，累計出現新冠疫情的國家和地區共兩百一十五個。❶三月十一日，世界衛生組織總幹事譚德塞稱，新冠肺炎疫情已經構成「全球大流行」。從確診首例到全球病例數達十萬共花了六十七天時間，而達到第二個十萬僅用了十一天，第三個十萬僅用了四天，第五個十萬僅用了兩天。四月三日，全球新冠肺炎確診病例累計超過一百萬例；六月二十八日，確診病例累計超過一千萬例。目前全球除南極洲地區以外，其他各大洲均出現了確診病例，並在東亞、歐洲、西亞、南亞、拉美、非洲等地區不同國家形成集中暴發點。從長遠來看，全球新冠疫情病例增長並無明顯的趨緩跡象，美國、印度、巴西等國家新增確診病例居高不下，一些國家的疫情出現反彈，還有諸多發展中國家的疫情形勢正在惡化。在當前多個國家新增病例仍處於高位增長的情勢下，加強國際合作共同抗擊新冠肺炎疫情是當務之急。聯合國秘書長古特雷斯在其發佈的題為《共擔責任、

---

❶ 世界衛生組織官網實況報導[EB/OL].2020年12月15日，https：//www.who.int/zh/.

全球聲援：應對新冠病毒的社會經濟影響》報告中認爲，這次新冠病毒是自聯合國成立以來，我們共同面臨的最大考驗，這一人類危機亟須來自全球主要經濟體協調一致，採取果斷、包容和創新的政策行動。❷美國前國務卿亨利・季辛吉認爲此次新冠肺炎疫情將會永遠改變世界秩序，世界各國必須面對歷史性挑戰。❸隨著新冠肺炎病毒在全球各地區的肆虐，疫情在給世界各國帶來災難性損失的同時，也深刻影響著全球政治、經濟格局以及國際秩序的不斷變化發展。

表4-1新冠肺炎累計確診人數全球排名前十位國家（數據統計截至12月15日）❹

國家（地區）	累計確診病例（人）	治癒（人）	死亡（人）
美國	16903131	9823625	307803
印度	9884100	9388159	143355
巴西	6901952	6138349	181402
俄羅斯	2656601	2105414	46846
法國	2433859	18334	058391
英國	1874803	4022	64500
土耳其	1866345	1631944	16646
義大利	1855737	115617	65011

---

❷ 秘書長2019冠狀病毒病社會經濟影響報告發佈會講話[EB/OL]，2020年3月31日，https：//www.un.org/sg/zh/content/sg/press-encounter/2020-03-31/transcript-of-unsecretary-general%E2%80%99s-virtual-press-encounter-launch-the-report-the-socio-economic-impacts-of-covid-19.

❸ Henry A.Kissinger. The Coronavirus Pandemic Will Forever Alter the World Order[N]. The Wall Street Journal， April 3，2020.

❹ 新冠肺炎累計確診人數全球排名會隨時間的變化而變化，尤其是拉美、南亞、非洲、東南亞等地區發展中人口大國的數據變化十分明顯。

西班牙	1762036	196958	48013
阿根廷	1503222	1340120	41041

數據來源：世界衛生組織官網：https://covid19.who.int/.

一、東亞主要國家的疫情發展態勢

　　東亞地區曾是本次新冠肺炎疫情最早暴發且最為嚴重的地區之一，但在中國、日本、韓國、新加坡等國採取了一系列有效的疫情防控應對措施後，該地區也成為疫情最早得到有效控制的地區。東亞地區國家疫情防控的良好態勢，得益於相關國家在疫情初期，便及時、嚴格採取社交隔離、宵禁、關閉營業場所等措施，大大降低了單日新增確診病例。與此同時，東亞地區國家在抗疫合作中，體現出同舟共濟、守望相助的精神，為地區抗疫作出了巨大貢獻。

1.中國

　　新冠肺炎疫情是中華人民共和國成立以來，發生的傳播速度最快、感染範圍最廣、防控難度最大的一次重大突發公共衛生事件。根據中國國家衛生健康委員會數據統計，截至二〇二〇年十二月十五日，中國累計新冠肺炎確診病例人數八萬六千七百七十人，累計死亡病例四千六百三十四人。[5]面對前所未有的新冠病毒來襲，中國共產黨和中國政府高度重視、迅速行動，習近平總書記親自指揮、親自部署，統攬全域、果斷決策，為中國人民抗擊病毒堅定了信心、凝聚了力量、指明了方向。在中國共產黨領導下，全國上下按照「堅定信

---

[5] 截至12月15日24時新型冠狀病毒肺炎疫情最新情況〔EB/OL〕.2020年12月16日，中華人民共和國國家衛生健康委員會，http://www.nhc.gov.cn/xcs/yqfkdt/202012/c424a62f39374fd988ff283dc93109e0.shtml.

心、同舟共濟、科學防治、精準施策」的總要求，採取了一系列前所未有的防控和救治舉措，打響了抗擊新冠疫情的人民戰爭、總體戰、阻擊戰，付出了巨大代價和犧牲，用一個多月的時間，初步控制住了疫情蔓延的勢頭，用兩個月左右的時間，將本土每日新增病例控制在個位數以內，用三個月左右的時間，取得了武漢保衛戰、湖北保衛戰的決定性成果，維護了人民生命安全和身體健康，也為全球抗擊新冠疫情贏得了寶貴的時間。❻

　　二〇一九年十二月二十七日，湖北省中西醫結合醫院向武漢市江漢區疾控中心報告不明原因肺炎病例。武漢市組織專家從病情、流行病學調查、實驗室初步檢測等方面情況分析，確認上述病例為病毒性肺炎。二〇二〇年一月三日，武漢市衛生健康委發佈《關於不明原因的病毒性肺炎情況通報》，共發現四十四例不明原因的病毒性肺炎病例。一月二十日，中國國家主席習近平對新冠肺炎疫情防控做出重要指示，指出要把人民生命安全和身體健康放在第一位，堅決遏制疫情蔓延勢頭，儘快查明病毒感染和傳播原因，及時發佈疫情信息，深化國際合作。❼截至一月二十一日，國內十三個省市累計報告新冠肺炎確診病例四百四十例，累計死亡病例九例，全部為湖北病例。

　　三月十七日，根據各省市報告，全國累計確診病例八萬八百九十四例，累計死亡病例三千兩百三十七例。三月十八日，全國新增本土確診病例首次實現零報告。三月二十五日，全國二十三個省份報告了境外輸入病例，防止疫情擴散壓力仍然很大。三月二十七日，中共中央總書記習近平主持召開中共中央政治局會議，指出要因應國內外疫情防控新形勢，把重點放在「外防輸入、內防反彈」

❻ 《抗擊新冠肺炎疫情的中國行動》白皮書[EB/OL].國務院新聞辦公室網站，2020年6月7日，http：//www.scio.gov.cn/zfbps/32832/Document/1681801/1681801.htm.
❼ 習近平對新型冠狀病毒感染的肺炎疫情做出重要指示[EB/OL].2020年1月20日，中華人民共和國國家衛生健康委員會，http：//www.nhc.gov.cn/xcs/fkdt/202001/6be45fe493804bb6b96a3ed6c92ddb0f.shtml.

上來。四月十七日，武漢市新冠肺炎疫情防控指揮部發佈《關於武漢市新冠肺炎確診病例數確診病例死亡數訂正情況的通報》，對確診和死亡病例數進行訂正說明。截至四月十六日二十四時，累計確診病例數訂正爲五萬三百三十三例，累計確診病例的死亡數訂正爲三千八百六十九例。❽四月二十七日，經中共中央總書記習近平和中共中央批准，中央指導組離鄂返京。進入五月份以來，國內疫情總體呈零星散發狀態，局部地區出現散發病例引起的聚集性疫情，境外輸入病例基本得到穩定性控制，疫情積極向好，態勢持續鞏固，全國疫情防控進入常態化階段。

六月十三日，北京市新增報告本地確診病例三十六例，這些新發現病例均與北京市豐台區新發地農貿批發市場有關。北京市決定將對五月三十日以來與新發地市場有密切接觸的人員開展核酸檢測，並以區爲單位進行篩查。截至六月底，北京市的新增新冠肺炎確診病例回到個位數，且無新增死亡病例。截至七月七日，北京新發地市場暴發的疫情共導致三百三十五人感染，但尚未出現死亡病例，且首次無新增報告本地確診病例、疑似病例和無症狀感染者，北京市在短短四周內基本得以控制疫情。經過幾個月的防控實踐，我國已經積累了較爲豐富的防控經驗。就當前國內疫情發展態勢來看，疫情一直處於動態清零、發現疫情、控制疫情、再清零的常態之下。

從全國的疫情防控情況來看，單日新增病例和死亡病例明顯減少。相比其他國家而言，在「外防輸入、內防反彈」兩方面均取得了階段性勝利，全國疫情防控基本上處於可控狀態，各種復工復產活動也在逐步展開。目前中國已經基本實現了本土疫情的阻斷，但由於當前世界相當一部分國家均出現了第二波或第三波疫情，我國應對疫情外部輸入的壓力仍然很大。

---

❽ 《抗擊新冠肺炎疫情的中國行動》白皮書[EB/OL].國務院新聞辦公室網站，2020年6月7日，http：//www.scio.gov.cn/zfbps/32832/Document/1681801/1681801.htm.

2.日本

在東亞地區，日本是除中國之外較早受到新冠肺炎疫情衝擊的國家之一，也是疫情較為嚴重的國家之一。二○二○年一月十五日，日本國內首次出現新冠肺炎感染患者，此後發現的感染者人數不斷攀升。二月十三日，日本國內首次發現感染新冠肺炎死亡病例。二月七日，日本厚生勞動省確認「鑽石公主號」郵輪新增感染新冠肺炎患者四十一人。不規範的隔離措施，導致船上確診病例不斷攀升。二月十九日，「鑽石公主號」郵輪隔離期滿之後，新冠病毒檢測呈陰性的乘客開始分批下船，日本政府派巴士將日籍遊客送到橫濱車站，隨後宣佈「就地解散」。日本這一做法引起國內民眾一片譁然，很多人擔心會加大病毒在日本的傳播範圍。二月十三日，日本國內首次出現了三例感染路徑不明的病例。他們均有一個共同特點：沒有中國旅行史，也沒有接觸過中國人士。這表明病毒在日本的社區傳播早已開始，東京和大阪逐漸成為疫情重災區。從一月十五日日本本土出現第一例病例開始，到三月二十二日累計病例超過一千例，用了六十多天；但是從一千例到三月底的兩千例，只用了十天。此後日本感染人數分佈範圍已經擴大到日本四十七個都道府縣中的二十八個，其中北海道地區感染者最多。進入四月之後，日本的確診病例增加速度更快了。

四月二十三日，日本迎來了第二波疫情高峰，單日新增確診病例八百四十八例。在東京、大阪等地區，一些大型的企業和綜合性的大型醫療機構，發生了令人震驚的交叉感染事件。但日本的死亡病例數一直比較低，死亡率為1.57%。日本疫情最嚴重的行政區是首都東京，其次是大阪。首都圈中被列為「特定警戒」的一都四縣（東京都、神奈川縣、千葉縣、埼玉縣和茨城縣）累計確診人數約占全日本的50%。截至五月二十三日，日本全國累計感染者人數為一萬六千五百六十九人，累計死亡八百二十五人。五月底，日本結束國家緊急狀態，開始逐步解封。六月二日，日本新增確診病例五十一例，累計一萬七千例，其中東京都新增確診病例三十四例。當晚，東

京都依據當地情況獨立制定了一套警報標準，首次發出了「東京警報」，提醒民眾注意避開「密閉」、「密集」、「密切接觸」的高風險環境。截至十二月十五日，日本累計新冠肺炎確診病例一十八萬四千五百三十六例，累計治癒一十五萬七百九十一例，累計死亡兩千五百五十八例。❾

3.韓國

二〇二〇年一月初，在獲悉中國武漢出現不明原因肺炎患者後，韓國政府和輿論開始關注中國疫情的發展動態。二〇二〇年一月二十日，韓國發現第一例新冠肺炎確診病例，患者是一名前一天從武漢到達仁川國際機場的中國籍公民。隨後和其有過接觸的四十五名人員也被進行了醫學隔離，至此，韓國抗擊新冠疫情的大幕已然拉開。從發現新冠肺炎感染病例到二月十九日出現病毒「超級傳播者」這段時間裡，韓國僅有三十一名新冠肺炎確診患者，其中大部分是有中國旅行經歷的韓國人，韓國國內疫情一直呈現平穩控制的態勢，增長速度也比較緩慢。直到二月十七日，韓國連續出現了三名無出國史的確診患者，韓國新冠肺炎疫情發生變化。其中，來自大邱市的「31號確診者」曾多次參與了一共約一千名教徒的禮拜活動。因為「31號確診者」的出現，大邱成為韓國抗疫的中心戰場。二月二十日是韓國疫情擴散的分水嶺，全國累計確診病例達一百零四例，且出現了首例死亡患者。從二月十九日到三月中旬，韓國開始進入病毒社區傳播階段，先在大邱和廣尚北道地區集中暴發，後來擴散到首爾等其他地區，韓國國內的疫情快速升級，本土感染人數迅速攀升，單日確診人數最多時達到九百零九例。截至二月二十八日，韓國已經累計確診兩千零二十二例，其中多達四百五十六例的感染與「新天地」教會有關，抗

---

❾ 新冠肺炎COVID-19全球疫情即時動態[EB/OL].2020年12月15日， https://news.ifeng.com/c/special/7uLyp1412jw?code=Japan&needpage=1&webkit=1.

疫形勢十分嚴峻。僅僅一周左右時間，韓國就成為同時期中國之外確診新冠疫情最為嚴重的國家，其中大邱市和廣尚北道是主要疫區。而在此後一段時間內，韓國的感染人數呈現高速增長狀態。三月三日，韓國感染人數突破五千。

韓國初期疫情迅速擴散主要與大邱市的「新天地」教成員有關。大邱市約有「新天地」教信徒一萬五千人，被韓國視為此次疫情「超級傳播者」的「31號確診者」就是其中一位。截至三月五日，韓國確診人數為五千七百六十六人，其中與「新天地」教相關的確診人數為三千四百五十二人，占比59.9%。[10]隨著疫情急轉直下，韓國宣佈關閉首爾「新天地」教會，將新冠肺炎疫情危機預警級別上調至最高的「嚴重」級別，並成立中央災難安全對策部。這也是韓國自二〇〇九年甲型H_1N_1流感後，時隔十一年再次發佈最高級別預警。之後，韓國政府出臺了一系列抗疫措施，並嚴格實施，最終疫情得到了較好控制。三月十二日後，新冠肺炎確診人數穩定在一百五十人以下。進入三月下旬，韓國進入疫情平穩回落期。

值得注意的是，相較於其他國家，韓國此次疫情的拐點到來是比較早的。且在後來的發展過程中，韓國新冠肺炎確診的增長人數明顯勢頭趨緩，甚至回到個位數。韓國政府宣佈，從五月六日起，全國轉入正常生活和防範疫情兼顧併行的「生活防疫」階段。但五月底，首爾梨泰院夜店的人員聚集，再度為疫情暴發提供了溫床。隨後首爾市政府立即對四月二十四日至五月六日去過梨泰院五家夜店的五千五百一十七人進行逐一追蹤確認，並通過通信基站的技術掌握了相關人員名單，及時發送相關防疫信息，使疫情在一定程度上沒有發生根本性反彈。八月十三日，新增確診人數創下三位數。截至十二月十五日，韓國累計確診新冠肺炎病例達四萬四千三百六十四例，累計治癒三萬兩千五百五十九例，累計死亡六百例。[11]

---

❿ 邢麗菊、於婉瑩.從新天地教看韓國宗教萬象[J].世界知識，2020(6)：70.

二、歐美國家疫情發展形勢

在歐洲地區，新冠肺炎疫情最先在義大利集中暴發，義大利被迫「封國」。接著是西班牙、法國、德國、英國，隨後疫情逐漸在歐洲其他國家蔓延傳播開來。由於疫情初期歐洲國家不夠重視，人民普遍防範意識不高，導致疫情暴發迅猛。歐美國家在短時期內迅速成為疫情的新「震中」，有的國家死亡率甚至超過10%。歐洲國家首次出現確診病例是在一月二十四日的法國，但呈現嚴重暴發態勢的，則是在一個月之後的義大利，隨後義大利迅速淪為歐洲疫情的「震中」。由於歐洲國家早期缺乏對病毒的認知，將其誤認為多發季節性流感，政府未能及時採取措施阻斷傳播。同時由於申根區各國間邊境開放、人員來往密切，當時多國還舉行了節慶活動、體育賽事等大型集會，導致了疫情在歐洲的迅速傳播和蔓延。截至三月九日，賽普勒斯宣佈發現首例確診病例後，歐盟二十七國已經全部出現新冠肺炎病例。❶三月十三日，世界衛生組織將歐洲認定為「新冠疫情中心」，歐洲繼中國之後成為全球抗疫主戰場的序幕由此拉開。❸新冠肺炎疫情使歐洲國家遭受重創，歐洲各國在抗擊病毒方面各自為政，歐盟在攜手應對疫情方面表現無力，歐洲一體化進程困難重重。

1.義大利

義大利是歐洲地區新冠疫情較早暴發且最為嚴重的國家之一。一月三十日，義大利宣佈確診新型冠狀病毒感染病例，被感染者是兩名

❶ 新冠肺炎COVID-19全球疫情即時動態[EB/OL].2020年12月15日，https://news.ifeng.com/c/special/7uLyp1412jw?code=Korea&needpage=1&webkit=1.

❷ 歐盟二十七國全淪陷，法德意西疫情持續蔓延[N].北京日報，2020年3月10日.

❸ 世界衛生組織：歐洲已經成為新冠肺炎大流行的震中，新華網，2020年3月13日，http：//www.xinhuanet.com/world/2020-03/14/c_1125710116.htm.

來自中國的遊客。事實上，在義大利尚未暴發疫情之前，義大利政府便採取了一些防控措施。一月二十三日開始，義大利就宣佈對於經過中國的所有航班進行檢查。一月二十六日，義大利外交部又計畫與法國合作，從武漢撤僑。一月三十一日，義大利啟動了爲期六個月的國家衛生緊急狀態，義大利總理宣佈，爲了阻止新冠肺炎疫情的蔓延，關閉所有往返中國的航班，成爲歐盟中第一個採取這種防疫措施的國家。

　　二月六日，首例本土義大利人確診，義大利累計確診三例新冠肺炎病例。義大利國內新冠肺炎疫情迅速蔓延，二月底，累計確診病例達一千一百二十八例，累計死亡二十一例，成爲全球疫情最爲嚴重的國家之一。三月四日，累計確診病例三千一百四十四例，累計死亡一百零七例，全國範圍內已經有七十四座城市出現新冠肺炎疫情。義大利作爲歐洲疫情的中心和主要的病例輸出地，是最早達到峰值的歐洲國家。三月六日，義大利單日新增病例超過千例。爲了防止新冠疫情的擴散，義大利政府在北部倫巴第、威尼斯托兩個大區的十二個城鎮採取了「封城」措施。但「封城」禁令下達後，局面並沒有因此而得到根本性扭轉。三月十日，義大利累計確診一萬一百四十九例，死亡六百三十一例，成爲亞洲以外疫情最爲嚴重的國家，覆蓋全國一百零一座城市。義大利政府宣佈將「封城」措施擴大至全國，面積三十萬平方千米、總人口六千萬的義大利進入「封國」狀態。截至三月二十日，義大利累計確診病例達四萬七千二十一例，累計死亡病例達四千零三十二例，單日新增確診病例五千九百八十六例，義大利已經成爲全球因感染新冠肺炎死亡人數最多的國家。義大利總理孔特在其社交媒體個人帳號上，引用英國前首相邱吉爾在二戰期間的話：「這是我們的至暗時刻。」來形容當前義大利的新冠肺炎疫情困境。❹

---

❹ 這是我們的至暗時刻：義大利總理孔特宣佈全境封城[EB/OL].澎湃新聞，2020年3月10日，https：//www.thepaper.cn/newsDetail_forward_6432667_1.

病毒之所以在義大利快速傳播，與其社會文化、民眾生活習慣、經濟活動特點等緊密相關：義大利人喜歡聚會聊天，有廣場文化傳統；人們習慣擁抱和行貼面禮；群體文化活動豐富；旅遊業很發達。自三月二十一日以來，義大利新增確診病例呈現下降趨勢，歐洲多個國家紛紛計畫解封，宣佈將進入與病毒共存的「第二階段」。三月三十日，義大利累計確診新冠肺炎病例數突破十萬例，死亡病例累計達一萬一千五百九十一例，死亡率高達11.39%。自三月十日採取「封國」措施以來，義大利的新增確診病例數趨於下降。四月二十一日，孔特宣佈義大利將於五月四日進入第二階段。五月九日，義大利累計治癒新冠肺炎患者人數九萬三千兩百四十五人，治癒人數首次超過現有患者人數。截至十二月十五日，義大利累計確診新冠肺炎病例數高達一百八十五萬五千七百三十七例，累計治癒一百一十一萬五千六百一十七例，累計死亡病例六萬五千一十一例，⑮累計確診病例位居全球第八位。

2.德國

　　二〇二〇年一月二十七日，德國確診首例新冠肺炎病例。由於德國的衛生系統發達，醫療水準較高，最初的感染病例人數始終維持在較低水準，並未引起足夠的重視。然而，二月二十五日，德國在一夜之間出現十例確診病例。到三月十六日，德國全部十六個聯邦州均已出現確診病例。因為德國各聯邦州在疫情傳播初期，並未及時取消狂歡節、球賽等大型聚集活動，也未採取嚴格的隔離措施，導致疫情在德國蔓延開來。三月十一日，德國出現了第一個死亡病例。德國衛生部部長施潘開始呼籲取消國內所有一千人以上的大型聚集活動。德國總理梅克爾也首次就疫情表態，她發出警告稱，為減緩新冠病毒的傳播速度，必須取消更多的活動，否則未來將會有60%~70%的國民

---

⑮ 新冠肺炎COVID-19全球疫情即時動態[EB/OL].2020年12月15日，https://news.ifeng.com/c/special/7uLyp1412jw?code=Italy&needpage=1&webkit=1.

感染新冠病毒，德國需要在更長時間內與病毒作鬥爭。[16]三月二十七日，德國實施了針對疫情的《緊急狀態法》，並規定該法在國家一級和各聯邦州得以執行。

　　進入四月份，在德國嚴格限制人們的接觸後，德國的疫情傳播速度呈現出放緩趨勢。四月二至十三日，不到半個月時間，德國每天新增的確診病例從六千多例下降爲兩千多例。自四月十二日以來，德國每天痊癒的人數已經超過新感染的人數，疫情開始變得可控。隨著疫情發展趨於平緩，「解封」開始成爲德國民眾日益高漲的呼聲。四月十五日，根據德國時代線上報導，截至當地時間十五日晚，德國共確診感染新冠肺炎一十三萬五千零七十三例，死亡三千八百四十例。梅克爾當天與各州州長舉行關於是否應該放寬管控的視訊會議，表示目前已實現的只是「脆弱的階段性成功」，會議上做出了謹慎復工計畫：將現有的限制措施期限延後至五月三日，但文化娛樂場所和球賽等繼續無限期關閉和取消。[17]從四月二十日起，德國已經開始逐步開放商鋪、教堂等公共場所，部分公司也開始逐步復工復產，德國足球甲級聯賽也準備提上日程。但在德國復工復產的過程中，部分地區感染率出現了反彈，面對尚未可知的「二次感染危機」，聯邦政府面臨的「解封」壓力劇增。

　　德國雖然被視爲歐洲大國中疫情防控做得最好的國家之一，但在放寬防疫禁令後，德國接連發生了多起聚集性感染事件，包括德國最大的肉類加工企業通尼斯位於北萊因－威斯特法倫州居特斯洛縣的一家加工廠。截至六月十七日，該工廠已經有六百五十七名員工被確診感染新冠肺炎，七千人被隔離。[18]這也是德國發生的包括肉類加工廠

---

[16] 梅克爾警告：60%~70%在德人員將感染新冠病毒[EB/OL].人民日報海外網，2020年3月11日，http：//m.haiwainet.cn/middle/3541083/2020/0311/content_31739894_1.html.

[17] 德國延長禁足令至5月3日，累計確診13.5萬人[EB/OL].中國新聞網，2020年4月6日，http：//www.chinanews.com/gj/2020/04-16/9158341.shtml.

在內的一系列「超級傳播」事件中規模最大的一次。從九月份開始，新冠肺炎疫情在德國又開始出現反彈，第二波疫情更加兇猛地捲土重來，每日新增確診病例屢創新高。

截至十二月十五日，德國累計新冠肺炎確診病例為一百三十六萬三千七百三十例，累計治癒病例一百零一萬兩千一百一十四例，累計死亡病例為兩萬兩千六百八十七例，[19]相比較義大利、西班牙、英國等歐洲重災區的死亡率，德國的累計確診病例數和死亡病例數，均明顯低於這些歐洲國家。

3.英國

二○二○年一月二十四日，英國首次出現新冠肺炎確診病例，新冠肺炎正式蔓延至英國境內。隨後二十四小時內確診十九例，確診病例均為外來的輸入性病例。二月二十八日，英國出現首例本土人傳人的病例。三月一日，英國新冠肺炎感染病例總數已經達到三十五例。英國首相伯里斯‧詹森主持召開了緊急內閣會議，英國衛生部部長、首席醫療官、首席科學顧問等均參加了這次會議。三月五日，英國累計確診新冠肺炎病例八十五例。值得注意的是，英國首席醫療官克里斯‧惠蒂在採訪中表示：「這一流行病極有可能席捲全國，預計還會有人因此而死亡，但是並不建議人們在公共場合戴口罩。」[20]英國政府的相關宣傳將防護重點放在了「勤洗手」上，通過各種途徑強調頻繁洗手的重要性。二○二○年三月二十一日，英國累計新冠肺炎確

---

⑱ 德國一肉類加工廠確診657例致7000人隔離，產品被暫停輸華[EB/OL].澎湃新聞，2020年6月18日，https：//www.thepaper.cn/newsDetail_forward_7899857_1.

⑲ 新冠肺炎COVID-19全球疫情即時動態[EB/OL].2020年12月15日，https://news.ifeng.com/c/special/7uLj4F83Cqm.

⑳ 英國首席醫療官：封鎖舉措或持續一年，恢復正常生活仍需時間[EB/OL].澎湃新聞，2020年4月23日，https：//www.thepaper.cn/newsDetail_forward_7099651.

診病例達三千九百八十三例，累計死亡一百七十七例，其死亡增速已經超過了同時期的義大利。三月二十五日，查理斯王子確診感染新冠病毒。三月二十七日，英國首相詹森確診感染新冠病毒。[21]四月十二日，英國累計確診人數高達八萬四千兩百七十九例，累計死亡人數達一萬零六百一十二例。四月二十五日，英國累計確診人數一十四萬人八千三百七十七例，累計死亡人數達兩萬零三百一十九例。五月初，英國的總體疫情增長速度放慢，形勢明顯好轉。英國首相詹森宣佈自六月一日起開始逐步推進解封措施。六月七日，英國累計確診病例二十八萬三千三百一十一人，累計死亡人數四萬兩百六十一人，新增死亡人數七十七人，創下英國封城以來單日新增死亡人數最低。進入十一月份以來，已經兩度封城的英國，仍然無力遏制新冠疫情的大規模反撲，單日新增確診病例屢創新高。截至十二月十五日，英國累計確診新冠肺炎病例一百八十七萬四千八百六十七例，累計死亡人數六萬四千五百例，累計確診新冠肺炎病例總數位居全球第六位。[22]

4.美國

二〇二〇年一月二十一日，美國宣佈發現首例本土確診病例，一個多月後累計確診病例數過萬。此後，確診人數從一萬到兩萬僅用了兩天時間。進入二月份，川普依然強調，疫情「不會在美國流行」，「就是流行性感冒」，對疫情採取不控制、放任的態度。二月二十八日，川普聲稱，新冠病毒是民主黨設立的「新騙局」，稱民主黨人「想利用俄羅斯打敗我，沒成功。後來他們又試了彈劾騙局，又失敗了」。[23]三月二日，美國疾控中心（CDC）以數據不準、系統升級為由，停止公佈檢測人數、各州確診人數等重要數字，在美國引發軒然

---

[21] 英國首相確診感染新冠病毒[EB/OL].新華網，2020年3月27日，http：//www.xinhuanet.com/world/2020-03/27/c_1125778903.htm.

[22] 新冠肺炎COVID-19全球疫情即時動態[EB/OL].2020年12月15日，https://news.ifeng.com/c/special/7uLyp1412jw?code=UK&needpage=1&webkit=1.

大波。三月六日，美國二十四小時內確診了過百例病例，國內恐慌情緒上揚。三月十日，美國確診病例超過六百人，死亡二十六人，川普開始改口。截至美東時間三月十一日傍晚，疫情已蔓延至全美四十一個州和首都華盛頓特區，華盛頓州、紐約州、加州等地區疫情尤爲嚴重。進入三月中旬，美國疫情開始進入暴發期，面對危急形勢，美國政府開始採取系統性的應急管理措施進行疫情防控。三月九日、十二日，美股先後兩次熔斷，經濟環境的壓力，在一定程度上刺激了川普政府出臺具有實質性作用的抗疫措施。在應對疫情不力的質疑聲中，三月十三日，美國總統宣佈全國進入緊急狀態，並引用戰時法案，準備徵用必需資源，抗擊病毒。這標誌著川普政府對疫情態度的轉變，開始轉向積極防疫。此時，美國確診病例已經攀升至一千七百六十二例。三月二十日，美國紐約州確診人數超過八千例，成爲疫情的重災區。自三月二十六日起，美國成爲世界上新冠肺炎疫情確診病例數最多的國家。隨著疫情的加重，聯邦政府和各州不得不升級抗疫行動措施，「全政府」應對新冠疫情進一步擴散。四月十九日，美國國內累計確診人數達七十三萬，死亡人數超過三‧八萬例，但與此同時，美國的一些州，有市民遊行示威，反對居家令，寧可死於新冠疫情，也不願企業因封城而破產。六月二十五日，美國紅色警報再次拉響，當日新增確診病例首次超過四萬人。進入十月份以來，美國疫情一直在高位運行，單日確診人數屢創新高，目前美國已經有累計一千六百多萬人被感染，甚至連川普本人也成爲新冠確診患者。不斷攀升的確診病例和死亡人數，使美國各地醫院再次進入「備戰狀態」。截至十二月十五日，美國累計確診新冠肺炎病例一千六百九十四萬兩千八百二十二例，累計治癒病例九百八十七萬一千六百六十三例，累計死亡病例已經超過三十萬八千八十九人，成爲全球新冠肺炎疫情最

㉓ 川普稱新冠病毒就是民主黨的新騙局[EB/OL].新浪網，2020年2月29日， http：//k.sina.com.cn/article_2596119483_m9abda3bb03300ouws. html?from=news&subch=onews.

嚴重的國家。❷

　　作爲世界上最發達的國家，美國人口僅占全球人口的4%，卻擁有全球四分之一的新冠肺炎確診病例和近四分之一的死亡病例。從疫情暴發的三月底至今，美國雖然在五月份因採取社交隔離，疫情有過一定程度的緩解，但是六月份開始疫情嚴重反彈，至今還在攀升。美國的確診病例數達到一百萬用時九十九天，達到第二個一百萬時用時四十三天，達到第三個一百萬時僅用時二十八天。目前美國已經成爲全球新冠疫情感染者和死亡人數最多的國家。美國國務院傳染病學家和美國國防情報局下屬國家醫學情報中心，在一月上旬向白宮國家安全委員會提交報告稱，新冠疫情將蔓延至美國並可能成爲「全球大流行病」。美國衛生與公眾服務部部長亞歷克斯・阿紮（Alex Azar）在一月十八日和一月三十日曾兩次給川普打電話，強調這次疫情的嚴重性。然而，當時集中精力應對「彈劾危機」的川普完全無視這些預警。在二月份，他繼續淡化疫情的威脅。在白宮舉行的新聞發佈會上，川普堅稱疫情在美國蔓延的風險「非常低」，而疫苗研發「進展迅速」，美國已經做好一切應對準備。

　　當疫情在中國暴發時，川普政府還出於自身的政治利益，將疫情政治化：利用疫情來攻擊中國政府，汙名中國的政治制度，攻擊中國政府隱瞞疫情、統計不實，等等，宣稱病毒的傳播和蔓延是中國政府的責任。川普本人和美國國務卿蓬佩奧等，多次把已被世界衛生組織命名爲COVID-19的新冠病毒汙稱爲「中國病毒」、「武漢病毒」。由於抗擊新冠肺炎疫情不力，美國人民正在遭遇一場空前的公共衛生、經濟和社會危機。

---

❷ 新冠肺炎COVID-19全球疫情即時動態[EB/OL].2020年12月15日，https://news.ifeng.com/c/special/7uLyp1412jw?code=USA&needpage=1&webkit=1.

三、部分發展中國家疫情發展形勢

1.俄羅斯和中亞國家的疫情發展

一月三十一日，俄羅斯首先出現兩例新冠肺炎確診患者，均為赴俄羅斯中國公民。二月二十九日，莫斯科市出現首例確診患者，有義大利旅行史。三月十三日，哈薩克出現首例病例，係自德國返回的哈薩克人，中亞「零感染」被打破。三月十五日，烏茲別克斯坦出現首例患者，係自法國返回的烏茲別克斯坦公民。三月十八日，吉爾吉斯斯坦首次出現三名病例，係自沙特返回的吉爾吉斯斯坦公民。迄今土庫曼斯坦沒有報導出現新冠肺炎病例，但由於該國不少人在土耳其等境外務工，輸入風險仍然很高。截至七月十五日，中亞地區國家新冠肺炎確診病例還在繼續攀升。不過中亞地區最令人擔憂的是，根據哈薩克媒體報導，六月中旬以來，在哈薩克出現了新的不明原因肺炎，已經導致了哈薩克一千七百七十二人死亡，該病致死率甚至遠高於新冠肺炎。[25]哈薩克國防部副部長巴克特‧庫爾曼巴耶夫、阿拉木圖州總防疫師凱拉特‧拜木哈姆別托夫皆因感染新冠病毒去逝。哈薩克總統托卡耶夫指出，自五月十一日國家緊急狀態解除以來，哈薩克國家工作機關工作不力，隔離措施不斷放鬆，感染人數增長了六倍，近期醫療資源的短缺更加速了疫情的惡化。

---

[25] 重要提醒，哈薩克現不明原因肺炎，致死率遠高於新冠[EB/OL].
2020年7月9日，澎湃新聞，https：//www.thepaper.cn/newsDetail_
forward_8198744.

表4-2中亞地區國家累計新冠肺炎確診人數情況（數據統計截至12月15日）[26]

國家	累計確診病例（人）	死亡人數（人）
俄羅斯	2682866	47410
哈薩克	186960	2613
吉爾吉斯斯坦	77910	1316
烏茲別克斯坦	75241	612
塔吉克斯坦	12741	88
土庫曼斯坦	0	0

　　自一月底俄羅斯國內出現首例確診病例，俄羅斯政府立即採取一系列嚴厲封鎖措施，包括關閉中俄陸路邊境、臨時禁止中國公民因私入境、停飛中俄之間大部分航班等。一月二十七日，俄羅斯就在聯邦副總理塔季揚娜‧戈利科娃領導下，成立了抗擊新冠肺炎疫情指揮部。這些措施在初期有一定的成效。進入三月以來，隨著新冠肺炎疫情在歐洲國家的廣泛傳播，俄羅斯前期抗疫政策的局限性也開始暴露出來，俄羅斯的新冠肺炎疫情不斷惡化。三月六日確診人數突破十例，十七日超過一百例，二十七日超過一千例，開始呈指數型增長。四月九日，俄羅斯累計確診人數突破了一萬例，尤其以莫斯科的新冠肺炎疫情形勢最為嚴峻。四月三十日，俄羅斯總理米舒斯京也感染了新冠肺炎。五月二十八日，俄羅斯的疫情防控形勢開始出現拐點，確診人數呈現下降趨勢。六月二十八日，全俄羅斯累計確診人數已經破十七萬例，八十五個聯邦主體均出現了新冠肺炎疫情病例。截至十二月初，俄羅斯累計確診新冠肺炎病例兩百六十八萬兩千八百六十六

---

[26] 新冠肺炎COVID-19全球疫情即時動態［EB/OL］.2020年12月15日，https://news.ifeng.com/c/special/7uLj4F83Cqm.

例，累計死亡病例四萬七千四百一十例，位居全球第四。

2.非洲國家的疫情發展

二月初，新冠肺炎疫情在公共衛生治理水準低下的非洲一度少有病例報導。但是從二月四日埃及發現第一例病例起，疫情很快在非洲國家擴散，新增感染病例數呈現暴增態勢，由一周一萬人向每日一萬人的速度增加。根據非洲疾病控制中心公佈的數據顯示，截至七月十日，非洲地區五十四個國家報告了新冠肺炎確診病例數達五十二萬兩千一百零四例，死亡人數一萬兩千兩百零六例，二十五萬四千三百六十一例治癒。就累計確診人數來看，南非、埃及、奈及利亞、迦納和阿爾及利亞是非洲地區疫情最為嚴重的五個國家。

二月十四日，埃及報告了非洲大陸的首例確診病例，係一名在埃及的外籍人士。二月二十八日，奈及利亞出現撒哈拉以南非洲首例病例，係一名在奈及利亞工作的義大利公民。此後，疫情在非洲地區蔓延速度加快。截至三月三十一日，非洲地區四十九個國家出現確診病例，確認感染人數超過五千兩百例，累計死亡病例一百七十多人。在非洲地區，南非的疫情形勢最為嚴重，累計確診病例超過三十萬人，目前在全球排名位居第六位。與歐洲隔地中海相望的北非四國也成為重災區。阿爾及利亞、埃及、摩洛哥、突尼斯四國已確診病例占全非確診病例的40%。西非的布吉納法索、象牙海岸、塞內加爾和迦納病例也較多。非洲地區國家確診病例多來自歐洲國家的輸入，主要是法國、德國、義大利和西班牙，後逐漸發展為境內傳播。聯合國秘書長古特雷斯表示，現在仍是非洲國家抗疫的早期階段，結束非洲疫情大流行對於全世界戰勝疫情至關重要。大疫當前，非洲各國除每日向非洲疾控中心匯總疫情外，基本處於各自為戰的局面，迫切需要聯合國、世界衛生組織、非盟及非洲疾控中心等機構加強統籌協調，推動國際社會共同幫助非洲地區國家抗擊新冠疫情。

表4-3非洲地區累計新冠肺炎確診病例過萬的國家統計（數據統計截至12月15日）[27]

國家	累計確診病例（人）	死亡人數（人）
南非	866127	23451
摩洛哥	400826	6659
埃及125173	368	2613
衣索比亞	117242	1809
阿爾及利亞	92597	2609
奈及利亞	73374	1197
迦納	53270	327

　　由於非洲國家的病毒檢測能力嚴重不足，確診人數可能僅是實際情況的冰山一角。在世界衛生組織和國際社會的幫助下，非洲大多數國家獲得了一定數量的檢測套裝，但覆蓋範圍仍然相當有限。目前僅有城市地區部分人群才能接受檢測，農村和偏遠地區接受檢測的條件和機會有限。隨著非洲從包括中國在內的國際社會獲得越來越多的檢測裝備，確診病例還在不斷攀升。非洲地區目前雖然還不是受疫情影響最為嚴重的大陸，但國家公共衛生體系薄弱，情況隨時有可能惡化。

3.拉美地區的疫情發展

　　隨著新冠疫情進入全球大流行階段，拉美地區國家的疫情形勢日趨嚴峻，拉美國家已經成為疫情的重災區。疫情已經擴散至拉美全部地區三十三個國家，很多國家的疫情仍未見頂，病毒繼續在高位傳

---

[27] 新冠肺炎COVID-19全球疫情即時動態[EB/OL].2020年12月15日，https：//news.ifeng.com/c/special/7uLj4F83Cqm.

播，單日新增確診病例屢創紀錄。根據世界衛生組織數據統計，截至六月二十日，拉美地區國家共報告確診病例已達兩百四十七萬餘人，死亡人數超過十一萬，約占全球的五分之一。當前拉美地區疫情已經超過歐洲，成為僅次於北美的第二大疫情重災區。而截至十二月十五日新冠肺炎累計確診病例排名全球前十位的，拉美地區就占了兩個國家，分別是巴西（第三名）、阿根廷（第十名）。此外，哥倫比亞（第十一名）、墨西哥（第十三名）[28]，這些國家的新冠肺炎確診病例還在持續攀升，拉美地區正在成為全球疫情的新「震中」。

表4-4拉美地區累計新冠肺炎確診病例過萬的國家統計（數據統計截至12月15日）

國家	累計確診病例（人）	死亡人數（人）
巴西	6927145	181835
阿根廷1503222	41041	6659
哥倫比亞	1434516	39195
墨西哥	1255974	114298
秘魯	984973	36677
智利	573830	15931
玻利維亞	147345	9024

　　在拉美地區，以巴西疫情最為嚴重，累計確診病例數高達六百九十二萬七千一百四十五例，死亡病例累計達到一十八萬一千八百三十五例。巴西的累計確診病例位居世界第三，累計死亡病

---

[28] 新冠肺炎COVID-19全球疫情即時動態[EB/OL].2020年12月15日，https：//news.ifeng.com/c/special/7uLj4F83Cqm.

例數位於全球第二，占了美洲所有病例的23%和死亡人數的21%。巴西於二月二十五日發現第一例新冠肺炎確診患者，隨後墨西哥、厄瓜多爾、多明尼加、阿根廷、智利、哥斯大黎加、秘魯、巴拉圭、哥倫比亞等拉美國家和地區相繼出現確診病例。拉美地區最早發現的確診病例均有境外旅行史，多數由義大利、西班牙等歐洲國家返回，也有少數來自美國等國家。

二月二十五日，巴西首例新冠肺炎病例確診。當時中國正處於疫情的高峰期。全世界都在警惕新冠病毒的蔓延擴散，而當時的巴西總統剛剛同意在全國舉行一年一度的、人流密集的「狂歡節」活動。三月中旬，巴西的感染人數還不到五百例，但從四月中下旬開始的兩個月，巴西的疫情迅速變得嚴重起來，不僅確診人數大量攀升，死亡人數也僅次於美國、英國，在六月四日還創下了單日死亡人數近一千五百人的紀錄。開始時，巴西的確診病例來源是歐洲，主要通過旅居歐洲的巴西人將病毒帶回巴西。巴西疫情最嚴重的地區集中在大城市，升至超過一百萬例用了十四天，巴西東南部的聖保羅州是感染人數和死亡人數最多的州，累計新冠肺炎確診病例達四十萬七千四百一十五例。

在新冠肺炎疫情暴發初期，巴西尚抱有僥倖心理，沒有在聯邦層面實施統一的隔離和封鎖措施，各州和各城市自行採取了一些措施。疫情暴發以來，巴西總統博索納羅淡化疫情，反對封城和戴口罩等防疫措施，要求地方官員放棄諸如關閉企業等防控措施。總統的反對者和支持者之間還因為新冠肺炎疫情問題，在首都巴西利亞相互「對峙」。巴西總統對疫情防控的消極態度，不利於民眾的隔離措施，而各級政府的管理不善和腐敗，使援助無法到達需要的地方。隨著疫情形勢日益嚴峻，巴西的醫療體系面臨巨大壓力。重災區聖保羅州重症病床佔用率達到了91%。巴西總統博索納羅宣佈其新冠病毒檢測為陽性，成為全球第一位感染新冠肺炎病毒的總統。此外，巴西即將進入冬季，天氣轉涼，會加快呼吸道疾病的傳播，再加上疫情有向貧困社區蔓延的趨勢，巴西疫情有進一步加重的可能。

除了巴西之外，拉美地區的秘魯、墨西哥、智利、哥倫比亞、阿根廷、巴拿馬、玻利維亞等國新冠肺炎確診病例也較多。阿根廷是拉美地區確診人數和死亡人數第二多的國家，疫情僅次於巴西。截至十二月十五日，阿根廷累計確診病例達到一百五十萬三千兩百二十二例，累計死亡病例達到四萬一千零四十一例，在全球排名第十位。[29]

目前南半球地區已經進入秋末，氣溫開始降低，這種氣候更有利於病毒的傳播蔓延。世界衛生組織緊急專案執行主任邁克爾·里安表示，新冠疫情在拉美地區還遠未達到峰值。雖然拉美地區的疫情發展階段滯後於美國和歐洲，但由於拉美國家經濟發展水準不高，很多國家政治不穩定，整個拉美地區的醫療體系都面臨崩潰，再加上一些國家的政府對疫情的不重視和不作為，未來一段時間拉美國家的疫情仍然令人擔憂。

4.中東地區疫情發展的特點

自二月下旬開始，新冠肺炎疫情在中東地區迅速擴散。土耳其、伊朗、沙特等國受疫情衝擊最為嚴重，累計確診人數和死亡人數均創新高。

截至六月二十日，所有中東各國均有新冠肺炎確診病例報告，其中伊朗疫情最為嚴重，發展速度最快，感染人數最多，且死亡率相對較高。從伊朗報告首例確診病例到病例總數突破一萬，僅僅只用了三周時間。新冠疫情還蔓延到伊朗周邊國家，如伊拉克、阿曼、黎巴嫩、巴林、科威特、阿聯酋等中東國家。土耳其的疫情也相當嚴重，目前土耳其以累計確診人數一百八十六萬六千三百四十五例，位居世界第七位。此外，沙特、以色列和卡達的累計確診人數也已經破十萬，且單日新增病例和死亡病例數還在不斷攀升。

---

[29] 新冠肺炎COVID-19全球疫情即時動態[EB/OL].2020年12月15日，https://news.ifeng.com/c/special/7uLj4F83Cqm.

表4-5中東地區累計新冠肺炎確診病例統計（數據統計截至12月15日）[30]

國家	累計確診病例（人）	死亡人數（人）
土耳其	1866345	16646
伊朗	1123474	52670
伊拉克	575972	12603
以色列	360630	3014
沙特	360013	6059
阿聯酋	187267	622
卡達	141272	241
阿曼	126719	1475

　　當前中東地區疫情擴散態勢並未得到有效控制，確診人數還在不斷增長。特別是受到地區國家發展不均衡、地緣政治博弈等多重因素的影響，中東地區國家的應對疫情能力差異很大。比如伊拉克和黎巴嫩因為長期經濟發展緩慢，國內局勢動盪不定，根本無力應對疫情的傳播與擴散。伊朗作為中東地區大國，由於長期受到美國嚴厲的經濟制裁，伊朗的藥物、醫療器材交易和人道主義援助受到影響。而利比亞、敘利亞、葉門等戰亂國家，疫情防控難度更大。由於部分國家在疫情初期未能予以足夠重視，疫情暴發後在核酸檢測、患者救治等方面都處於失控局面。此外，中東地區的難民營因防疫布控和醫療資源配置難以有效落實，成為中東疫情的「新傳播源」。

5.南亞地區的疫情發展

　　南亞地區國家擁有十八億多人口，且均為發展中國家。該地區國

---

[30] 新冠肺炎COVID-19全球疫情即時動態[EB/OL].2020年12月15日，https：//news.ifeng.com/c/special/7uLj4F83Cqm.

家經濟發展較爲落後，醫療衛生條件較差，世界衛生組織已經將印度、孟加拉、巴基斯坦等人口大國列爲新冠肺炎疫情感染高風險區。

二月下旬，南亞大多數國家新冠肺炎確診人數保持在個位數。孟加拉、馬爾地夫、不丹均未有確診病例，印度也僅僅發現3例確診。到三月中旬，南亞各國均出現確診病例，確診人數也逐漸增長，每日新增量攀升。截至七月中旬，南亞地區疫情以印度、巴基斯坦、孟加拉等人口大國最爲嚴重。

表4-6南亞地區累計新冠肺炎確診病例統計（數據統計截至12月15日）[31]

國家	累計確診病例（人）	死亡人數（人）
印度	9906165	143709
孟加拉	494209	7129
巴基斯坦	443246	8905
尼泊爾	250180	1730
阿富汗	48952	1995
斯里蘭卡	33898	154

中國國內疫情暴發早期，印度是防止輸入型病例回應最早的國家之一。印度於二〇二〇年一月三十日發現首例新冠肺炎確診病例，該患者來自印度南部喀拉拉邦，在武漢大學留學，在其返回印度後發現新型冠狀病毒檢測呈陽性。直到二月底，印度僅確診了三例病例。三月二日，印度再增兩例確診病例。此後，印度國內感染人數不斷上升。三月中旬，印度採取了一系列應對措施，包括禁止國際商業客運航班入境，停飛境內商業客運航班等。三月二十四日晚，印度總理莫

---

[31] 新冠肺炎COVID-19全球疫情即時動態[EB/OL].2020年12月15日，https://news.ifeng.com/c/special/7uLj4F83Cqm.

迪宣佈在全國範圍內實施爲期二十一天的封鎖（lockdown）措施。

然而，印度的疫情並未得以好轉。四月六日，印度國內新增新冠肺炎確診病例七百零四例，累計確診病例達四千兩百八十一例，累計死亡病例達一百一十一例。四月十三日，印度新冠肺炎確診病例破萬，累計確診病例達一萬四百四十四例。從三月二十四日印度政府宣佈「封城」以來，印度的新冠肺炎確診病例在短短二十天內增長約二十倍。四月二十九日，印度新冠肺炎確診病例累計突破三萬例。五月五日，印度單日新增三千九百例確診病例，累計新冠肺炎確診病例突破五萬例。五月十九日，印度單日新增確診病例四千九百七十例，累計確診病例突破十萬例，累計死亡人數三千一百六十三例。六月八日，印度政府正式允許餐館、購物中心和宗教場所對民眾開放，這也是印度分階段放鬆疫情管控的第一步。儘管當日新冠肺炎確診病例新增九千九百八十七例，印度政府仍然決定開始放鬆管控，這與印度的經濟結構和當前的國內外形勢息息相關。印度的疫情蔓延呈現從「外部輸入」到「城市社區傳染」再到「農村傳染」的階段性特徵。八月份以前，印度疫情中心在城市，貧民窟成爲城市的「增長點」。進入八月份以來，農村成爲印度疫情的重災區。二〇二〇年九月七日，印度累計新冠肺炎確診病例數已經突破四百二十萬，超過巴西成爲全球累計確診病例數第二多的國家。

目前印度的疫情沒有任何減緩跡象，反而呈現不斷加速之勢。截至十二月十五日，印度單日新冠肺炎確診病例逼近三‧五萬，再次刷新單日確診記錄，累計確診總數已突破九百萬，全國累計確診九百九十萬六千一百六十五例，累計死亡一十四萬三千七百零九例，是亞洲確診病例數量最多的國家，在全球僅次於美國，位列第二。目前印度全國共有十五個邦或地區確診病例超過一萬例，其中疫情最爲嚴重的是馬哈拉斯特拉邦，該邦目前已有二十八‧四萬確診病例。病毒感染已經擴散至印度的農村和小城鎮內，未來幾個月印度的確診病例還會大幅上升，有學者認爲印度很可能成爲全球疫情的新「震中」。印度國內疫情不斷惡化，尚未出現疫情拐點。印度這一階段每

日新增的確診病例均高於一‧四萬例，死亡率也位居高位。由於印度人口基數大，病毒檢測能力有限，因此外界普遍認為其疫情被嚴重低估了。世界衛生組織官員邁克‧里安表示，國際社會對抗新冠肺炎疫情能否取得決定性勝利，將在很大程度上取決於印度的疫情控制能力。❷

從目前南亞國家的疫情發展來看，該地區還遠未出現拐點。從累計和新增確診人數來看，南亞國家正在向著更為嚴峻的方向發展。由於南亞地區國家自身的檢測能力不足，確診上報的數字遠遠低於當地實際感染的新冠肺炎患者數，之後很長一段時間疫情形勢將更趨惡化。

新冠肺炎疫情已經擴散蔓延至世界兩百多個國家和地區。目前全球各國疫情的發展階段不盡相同，中國、日本和韓國等東亞國家的疫情已經基本得以控制；歐洲部分國家疫情嚴峻的時期正在逐漸過去，而部分發展中國家正在成為疫情蔓延的重災區，新增確診病例主要集中在美洲、南亞、非洲和中東等地區的發展中國家。此次疫情由最初的國際關注的突發公共衛生事件上升為全球性大流行病，不僅導致大量人道主義危機和經濟、社會、政治等全面危機，而且還有可能帶來大國競爭激化、國際衝突加劇等國際社會危機。全球抗疫和危機應對，不僅需要各個國家採取有效的措施和行動，更需要國際社會的團結合作。

---

❷ 趙萌.印度有可能成為全球疫情的新「震中」[J].世界知識，2020(8)：35.

第五章　新冠疫情與全球應對

　　新冠肺炎疫情在全球範圍內的迅速傳播，嚴重危害了世界各國人民的身體健康與生命安全，也給各國的應急管理、治理體系和治理能力帶來了前所未有的挑戰。二○二○年七月十三日，世界衛生組織總幹事譚德塞在新冠肺炎例行發佈會上指出，目前全球各國在應對新冠肺炎疫情中處於四種不同的狀態：第一種是保持警惕和具有預防意識的國家，做好了準備並迅速有效地應對了第一批病例，避免了疫情的大規模暴發；第二種是一些國家雖然暴發了大規模疫情，但通過強有力的領導和堅持遵守公共衛生關鍵措施，控制住了重大疫情；第三種是一些國家克服了疫情的第一個高峰，但放鬆限制措施後又出現新的疫情高峰和病例的加速增長，有些國家甚至正在喪失已經取得的成果；第四種是正處於疫情密集暴發的國家，包括非洲、拉美、南亞等地的一些國家。[1]在應對疫情的過程中，由於各國對病毒和疫情發展的認知不同，國情社情和治理體制各異，不同國家在抗擊新冠肺炎疫情中採取了不同的應對思路和措施，形成了各具特色的疫情防控模式。那些嚴格執行世界衛生組織有關擴大檢測、治療、隔離和接觸者追蹤建議的國家，疫情的防控往往能取得較好效果。以中國為代表的東亞國家堅持生命至上原則，把人民的生命安全放在抗疫的首位，疫情較早和較快得到控制。而一些歐美國家出於商業利益和政治考慮選擇淡化疫情，從而錯失抗疫最佳時機，導致疫情大暴發，人民的生命

---

[1] WHO Director-General's opening remarks at the media briefing on Covid-19[EB/OL], July 13,2020, http：//www.who.int/dg/speeches/detail/who-director-general-s-opening-remarks-at-the-mdia-briefing-on-covid-19-13-july-2020.

安全受到極大威脅。在抗擊新冠肺炎疫情這一突發公共衛生事件面前，各國不僅需要從自身實際出發，因地制宜、因實施策，而且需要相互學習、互相支援，堅持多邊主義，團結合作攜手戰勝新冠疫情。在抗擊新冠疫情過程中，中國與世界各國分享防控疫情經驗，「中國製造」、「中國援助」為全球疫情防控注入了強大動力，也充分展現了中國負責任的國際形象。

一、東亞國家抗疫的路徑和經驗

新冠肺炎疫情暴發初期，中國、日本、韓國、新加坡等東亞國家成為確診病例數量較多的國家。以中國為代表的國家，在新冠疫情暴發後對疫情高度重視，採取有效措施率先控制住疫情，彰顯了東亞文化、價值觀、集體主義精神、社會治理模式的獨特性和比較優勢。在新冠疫情等非傳統安全衝擊背景下，中、日、韓三國形成新的合作和互動，互幫互助，反映出不斷增強的地區意識、合作精神和人文紐帶。這無疑對三國關係的未來和地區合作的進一步深入有著積極意義，也為全球公共衛生治理提供了更多的東亞智慧和方案。

1.全球抗疫進程中的「中國特色」

從二〇二〇年一月二十三日武漢市「封城」，到三月十九日中國首次本土無新增病例，疫情得到全面控制。面對新冠肺炎疫情在中國的暴發，中國政府立即啟動國家應急回應，以疫情防控為最優先任務，集中領導、統一指揮、全民動員、互幫互助、以人為本，以科學的方法、嚴密的組織、快速的行動控制住了疫情，展現出獨特的「中國特色」。作為抗擊新冠肺炎疫情的「先行者」，中國的防疫舉措有效抑制了疫情的蔓延，不僅最大限度地保障了本國人民的生命健康，更為其他國家提供了可以分享的經驗，為全球抗擊新冠肺炎疫情贏得了寶貴的時間。

首先，堅持生命至上、以人為本。新冠肺炎疫情發生後，以習近

平總書記爲核心的黨中央堅持以人民爲中心，把人民的生命安全和身體健康放在第一位，對防疫工作統一部署、統一指揮，採取了最全面、最嚴格、最徹底的防控措施，全國上下一盤棋，實行拉網式排查，應收盡收，應治盡治。數百萬名醫務工作者奮戰在抗擊新冠疫情第一線，四百多萬名社區工作者在全國六十五萬個社區日夜值守，還有千千萬萬名志願者和普通民眾默默奉獻，作出了巨大犧牲。黨中央和各級政府從戰略高度對抗疫工作的堅強領導，爲各項抗疫措施的出臺和落實奠定了堅實的基礎，這也是中國疫情在兩個月內從大暴發到初步控制的關鍵所在。

其次，充分發揮制度優勢。我國形成了中共中央和國務院集中統一指揮，各地方政府積極應對疫情的聯防聯控機制。早在新冠肺炎疫情局部出現的時候，習近平總書記就對疫情的防控工作提出了要求。截至六月七日，中央舉行四次政治局常務委員會議、一次政治局會議、兩次相關委員會議、一次工作部署會議、一次調研指導和三次重要指示，對疫情防控工作做出全面部署。❷國務院聯防聯控機制負責全國政策協調和物資調配，各省市派出醫療隊，對口支援湖北。各地數萬名醫護人員和大量醫療及生活物資迅速馳援湖北，體現了「集中力量辦大事」的優勢。各省、市、自治區相繼成立應對新冠肺炎疫情工作領導小組，設立疫情防控指揮部，加強統一領導，依法依規開展疫情防控工作。中國政府在十天內就建成擁有一千張床位的「火神山」醫院，十二天建成擁有一千六百張床位的「雷神山」醫院，以保證最大限度地收治確診患者。

再次，堅持科學抗疫，精準施策。中國抗疫的最大特點之一是尊重科學、精準施策。從新冠肺炎疫情發生、檢測、排查、風險評估、診斷治療到復工、復產、復學、復市等，每一個環節的決策都盡可能

---

❷ 國務院新聞辦公室.抗擊新冠肺炎疫情的中國行動白皮書[N/OL].新華網，2020-6-7，http：//www.xinhuanet.com/politics/2020-06/07/c_1126083364.htm.

做到理性科學。針對疫情發展的實際情況，國務院聯防聯控機制出臺分區分級差異化防控策略，科學統籌推進疫情防控。武漢市甚至整個湖北省是本次新冠肺炎疫情的重災區，面臨巨大的物資缺口，封城後普通民眾的各項基本生活物資也一度十分緊張。對此，中國在採取「嚴格管控、外防輸出、內防擴散」策略的同時，展現出「一方有難，八方支援」的高效資源調配能力，集中全國之力對湖北省各地區進行重點支援。中國政府不僅在防控疫情上採取了一系列強有力措施，還從疫情暴發初期，就加大科研攻關力度。由科技部會同國家衛健委、發改委等部門和單位組成科研攻關小組，深入開展病毒溯源調查，尋找病毒傳播途徑，開展疫苗研製和快速檢測技術創新等，在第一時間內甄別出病原體，並與世界組織和其他國家分享病毒基因序列。

最後，積極開展抗疫國際合作。中國政府始終秉持人類命運共同體理念，本著公開、透明、負責任的態度，積極開展國際合作。中國政府每日更新並通報疫情情況，密切同世界衛生組織合作，積極和國際社會分享信息，積極回應國際社會的輿論和關切，交流疫情防控進展，分享疫情防控經驗。中國科學家在很短時間內完成了基因測序工作，成功研製出快速檢測試劑盒，並及時同國際社會共同分享。中國與全球一百多個國家、十多個國際和地區組織分享了疫情防控和診療方案等技術文件。[3]在自身疫情得到有效控制以後，中國還向多國提供醫療物資、派出專家組，為世界各國防控疫情提供了重要公共產品。

經過近五個月的頑強奮戰，中國取得了新冠肺炎阻擊戰的階段性勝利。此次疫情無疑是對中國國家治理體系和治理能力的一次大考驗。中國在較短時間內有效控制住疫情，充分體現了中國政府強大的

---

[3] 2020年3月5日新聞發佈會文字實錄[EB/OL].中華人民共和國國家衛生健康委員會，2020年3月5日，http：//www.nhc.gov.cn/xcs/yqfkdt/202007/123 3c25f0a564f758b6203d541b33965.shtml.

治理能力和中國特色社會主義制度的巨大優勢，也為世界各國人民戰勝新冠肺炎疫情注入了信心和希望。聯合國秘書長古特雷斯指出，中國人民為防控疫情做出了巨大犧牲，他們正在為全人類做貢獻。❹世界衛生組織總幹事譚德塞也認為，中國抗疫舉措給國際社會爭取到遏制疫情的「機會窗口」，中國在診斷病例、收治患者和疫情防控等方面的豐富經驗，為世界抗疫提供了重要借鑒。❺然而進入冬季，國內多地同時出現冷鏈食品或外包裝核酸檢測呈陽性的情況，相關部門也通過愈發成熟的防疫手段，切斷冷鏈食品傳播風險，對相關冷鏈食品入境後進行樣本全檢測、包裝全消殺，消費者掃二維碼追溯冷鏈食品全部信息，通過科學防疫和嚴格監管，有效控制了冷鏈食品的傳染風險。此外，在內蒙古、新疆、上海、北京等地相繼出現一些外輸病例，國內疫情防控面臨的外輸壓力仍然很大。

2.日本的抗疫路徑及特點

作為自然災害頻發的島國，日本歷來重視國家治理中的危機應對。日本秉持的信息公開以及鼓勵媒體和社會廣泛參與的做法，提高了防禦風險的能力，真正體現了群防群控。日本公共衛生危機管理體制是一種快速反應的縱橫交錯的應急管理網路。在內閣的統一指揮下，涵蓋厚生勞動省、地區分局、保健所、綜合醫院、國立傳染病研究所等國家應急管理系統，和由都道府縣衛生健康局、衛生試驗所、保健所、縣立醫院、市町村保健中心等組成的地方管理系統。日本政府在二〇二〇年一月三十日便成立了由首相率頭的新冠肺炎對策本部，安倍任本部部長，由厚生勞動省承擔防控主要任務，內閣官房予以協助。二月十六日，日本政府成立「新冠肺炎對策專家委員會」。

---

❹ 中國用實際行動展現了負責任大國形象[N].人民日報，2020年2月26日.

❺ 世界衛生組織總幹事：中國實現逆轉 國際社會應充分利用中國爭取的機會窗口[EB/OL].環球網，2020年3月11日，http：//world.huanqiu.com/article/3xNIwuxe2NO.

經過多次討論，日本政府於二十五日公佈「新冠肺炎疫情對策基本方針」，確定目標爲：抑制患者增速，減少重症患者，將疫情對社會經濟的衝擊減小到最低。

日本民族具有強烈的危機意識，日本政府在公共衛生事務治理方面，也有較爲豐富的經驗，但在新冠疫情複雜性及強擴散性的衝擊下，日本政府的應對也出現初期重視度不夠、防控方針缺乏具體的可操作性、防控體制不夠強有力、病毒檢測標準過高而實施緩慢等問題。當然，日本政府在危機應急機構調整、財政支出、醫療保障、信息傳遞與共用等方面均做出了積極應對，但日本城市人口的密度、龐大的高齡人口等不利因素，也爲日本疫情防控帶來諸多挑戰。

3.韓國的抗疫路徑及成效

韓國政府在疫情防控中的表現，贏得了國內民眾和國際社會的認可。二〇二〇年一月初，在獲悉中國武漢出現不明原因肺炎患者之後，韓國政府和輿論就已經開始關注中國疫情的發展，並出臺了一些應對措施。在一月二十日韓國出現首例確診病例後，韓國疾控部門當天將傳染病危機警報由「關注」提升爲「注意」。從出現第一例新冠肺炎確診病例到政府發佈應對措施，僅僅用了一小時。一月二十七日，韓國確診第四例病例後，韓國政府又很快將危機警報提升至「警惕」，並成立「新型冠狀病毒」中央事故處理本部。與此同時，韓國政府開始組織從武漢撤僑，用專機分批從武漢接回將近八百五十名韓國僑民。二月四日起，韓國開始全面禁止此前十四天內訪問或滯留中國湖北省的外國人入境韓國。二月十九日，韓國發生大邱「新天地」教會聚集性感染和超級傳播事件，確診病例大幅增長。在迅速蔓延的疫情面前，韓國政府下令對「新天地」教會進行突擊檢查，並要求提交信徒名單。文在寅總統隨即宣佈將新冠肺炎疫情危機預警上調至最高嚴重級別。韓國的防控舉措具有以下主要特點：

首先，積極構建從中央到地方的協同指揮系統，並出臺防控疫情的相關法案。二月二十三日，韓國政府正式發佈新冠肺炎疫情高

級別「嚴重」預警，首次由國務總理丁世均擔任「中央災難安全對策本部」（Central Disaster and Safety Countermeasures Headquarters, CDSCHQ）的本部長，成立了以「中央災難安全對策本部」為指揮中心的全國防疫體系。在中央，以中央應急處理本部、政府支援本部共同來協調管理；在地方，以各地方災難安全對策本部為基礎。在疫情暴發後，韓國國會舉行全體會議，先後通過了「新冠肺炎三法」修訂案，分別是《傳染病預防管理法》、《檢疫法》和《醫療法》。這些法律使韓國政府的抗疫行動有法可依，提高了韓國政府防疫措施的執行力。

其次，查病源、重隔離、多檢測。針對大邱和慶北地區的疫情，文在寅總統秉承「早檢測、早治療」的宗旨，指示採取「最大程度的封鎖」措施以阻斷疫情的擴散。一方面，對「新天地」教會的會員進行大規模排查，對確診者和疑似病人實行隔離；另一方面，要求疫區入境人員下載手機自我診斷系統APP，每天上傳自己的體溫情況，為自我隔離的民眾提供幫助。韓國政府依據新冠疫情的嚴重性和防疫措施的強度，要求民眾在參加各種活動中保持社會距離（Social Distancing），將社會距離分為一至三個階段，以形成可持續的防疫體系。

根據韓國中央防疫對策本部提供的數據，韓國疫情於二月份暴發後，韓國的日均檢測能力達到一・五萬次，峰值時近兩萬人次。[6]在五月份出現首爾夜店聚集性感染事件後，韓國政府及時通過通信基站的技術，掌握了相關人員的名單，對其間曾去過梨泰院五家夜店的五千五百一十七人進行逐一追蹤確認。韓國政府在診斷方面引進了「乘車檢查站」（Drive Thru）系統，即用乘車移動的系統，不與外部人員接觸，能快速接受檢查，使得很多人可以安全地接受診斷。從「新天地」教會到梨泰院夜店，韓國政府在此次抗擊病毒過程中，已

---

[6] 王靜.韓國：不封城不停工，快速大量檢測穩疫情[EB/OL].澎湃新聞，2020年3月17日，https：//m.thepaper.cn/newsDetail_forward_6535771.

經掌握了一套行之有效的方法。韓國政府本著「應收盡收、應檢必檢」的全免費原則，加大了應對疫情防控的財政投入，極大地支援了韓國的疫情防控，取得了良好成效。

最後，韓國民眾普遍認可並支持政府抗擊新冠肺炎疫情的措施。韓國政府採取動態性防控疫情機制，最大限度阻斷疫情擴散，這一舉措也在一定程度上，緩解了大眾對突發性疫情擴散的恐慌情緒，贏得了民心。為了保障國內民眾及時瞭解相關情況，相關單位利用短信等網路手段，及時更新疫情防控信息以及確診患者的行動軌跡。在口罩嚴重短缺時，科學技術信息通訊部向民間企業開放國家配給的口罩銷售數據，並嚴厲打擊編造疫情謠言、散佈不實信息等行為。通過這些新技術的使用和政府的信息公開，使民眾能夠快速準確地理解政府的防疫措施，自覺配合防疫，有效地提高了防疫效率和效果。四月十五日，韓國舉行的第二十次國會議員選舉中，文在寅政府因其強力的疫情應對措施，而一舉扭轉了執政黨的不利局面，贏得民眾的信任和支持。在國際上，韓國的抗疫成果也為抗擊新冠疫情，提供了一個卓有成效的範本。韓國總統文在寅也多次主動向世界分享韓國的「抗疫模式」：政府搶先、透明的防疫措施和國民自主、民主參與等。在這次來勢洶洶的新冠疫情面前，世人看到了韓國政府的危機應對能力與醫療水準。這大大提升了韓國的國際形象，也使文在寅政府在未來的內政外交方面均獲得了新的政策空間。

值得一提的是，自新冠肺炎暴發以來，中、日、韓三國從政府到民間層面，均出現了近些年少見的守望相助與溫情互動。在中國出現疫情大暴發時，日本和韓國在道義和行動方面都給予大力支持。日本首相安倍晉三表示，「全力支援中國抗擊病毒，加強與中國政府的合作」，「對日本人和非日本人的治療在原則上給予同等待遇」。❼韓國總統文在寅也公開表示：「中國的困難就是我們的困難，韓國政府

---

❼ 韓東育.民間外交與文化共用對構築新時代中日關係的意義──對中日攜手抗擊新冠肺炎疫情的若干思考[J].日本學刊，2020(2).

願繼續為中國抗擊新冠疫情提供積極支援。」[8]三月二十日，在中方倡議下，中、日、韓三國外長召開新冠疫情特別視訊會議，同意加強三方合作，共同遏制疫情。此外，日、韓兩國的企業和民間人士，也在疫情期間為中國提供了口罩、防護服、護目鏡等醫用物資。在運送這些物資的箱子上，印有「山川異域，風月同天」、「青山一道同雲雨，明月何曾是兩鄉」等古詩詞，體現了民間相互友好的深厚底蘊。日本有一位穿旗袍的小女孩，連續兩天在「東京燈會滿月祭2020」上不停地向路人鞠躬，募捐援助中國。隨著日、韓國內疫情趨於嚴峻，中國同樣積極主動和日、韓共克時艱。中國政府分批向日本捐贈五千套防護服、十萬只口罩；馬雲公益基金會和阿里巴巴公益基金會回贈日本一百萬只口罩；[9]中國向韓國提供十萬只N95口罩、一百萬只醫用外科口罩、一萬套醫用防護服、五萬人份檢測試劑。[10]與此同時，中國政府還提議中、日、韓完善並強化衛生防疫溝通協調與應急機制，實施聯防聯控，加強互通疫情信息與對口部門溝通，交流防控經驗和技術、藥物疫苗研發等領域的合作。中、日、韓等東亞各國在抗擊新冠肺炎疫情中，體現出與西方迥然不同的文化共性，以及相互合作中反映出的人道主義精神，或將為東亞區域合作的進一步深入提供社會文化基礎，也展示了東亞區域命運共同體建設的美好願景。

4.新加坡的抗疫路徑及效果

新加坡是高度國際化且人口高度密集、國土面積狹小的城市國

[8] 文在寅.中國的困難就是我們的困難，韓國將不遺餘力支援和配合[EB/OL].觀察者網，2020年2月4日，https：//www.guancha.cn/internation/2020_02_04_534405.shtml.

[9] 中國將分批次向日本捐贈五千套防護服和十萬只口罩[EB/OL].人民網──國際頻道，2020年3月1日，http：//world.people.com.cn/n1/2020/0301/c1002-31611180.html.

[10] 中國政府決定向韓方提供一百一十萬只口罩等戰「疫」物資援助[EB/OL].人民網──國際頻道，2020年3月7日，http：//world.people.com.cn/GB/n1/2020/0307/c1002-31621419.html.

家。國土總面積僅七百二十一・五平方公里，常住人口約五百六十四萬。由於地緣、國情和社會經濟發展的狀況不同，新加坡採取了與眾不同的防疫策略，也引發了海內外的廣泛關注，其策略的基本點就是不採用激進手段，而是步步為營，高度重視科學、專家和精英領導者與政府公務員的作用。在政府強力領導下，穩步有效地實施科學防疫政策，以實現最小化疫情的影響，盡可能保障正常生產和生活。目前，在東盟各國的疫情統計中，新加坡的治癒病例占比最高，而死亡病例占比最低，新加坡也因此被世界衛生組織稱為中國之外的抗疫「典範」。

第一，新加坡政府及時根據國內和國際疫情蔓延情況，進行防疫政策的調整。在二〇二〇年一月二十二日出現首例確診病例前一天，就宣佈成立由衛生部、教育部、貿易及工業部和移民與關卡局等政府部門組成的跨部門聯動小組來應對新冠肺炎疫情。一月二十七日，新加坡衛生部宣佈實施強制休假計畫（Leave of Absence, LOA）。二月七日，新加坡政府基於防疫需要，將危機管理級別由黃色升級為橙色。二月中旬，新加坡國內新冠肺炎病例劇增，但政府卻不建議健康民眾戴口罩，沒有強制取消大型聚會，中小學也未停課，只是鼓勵輕症患者居家隔離。此種做法也一度被視為「佛系」抗疫。[11]事實上，針對新加坡國內確診病例的增加，從二月二日起，政府果斷做出決定，凡是到過中國的旅客，一律禁止入境或過境。但是對持有新加坡永久居住證的居民，擁有在新加坡長期准入證的人士，必須主動向自己所在的新加坡工作單位提出十四天休假的申請，在自己家中自覺隔離。另外，暫停對中國護照持有者發放各種類型的簽證。截至六月二十八日，新加坡累計確診病例達四萬三千四百五十九例，但累計死亡率為0.06%，位列全球最低之列。新加坡政府迅速關閉中國遊客入境通道，在國內進行密切接觸者跟蹤，按照世界衛生組織和本國世界一流大學科學家與醫生的建議，進行精準防疫。這一抗疫路徑得到世

---

❶ 于文軒. 新加坡「佛系抗疫」的策略及特點[J]. 人民論壇，2020(10).

界衛生組織的稱讚。

第二，以技術爲依託，採取精細化的社會管理模式。新加坡從疫情應對分級、疫情檢測、隔離與出院標準、密切接觸者追蹤與隔離、治療等多方面制訂詳細措施。新加坡堅持部門協同、及早行動、保持信息透明以消除恐慌，同時，按照最高等級的世界衛生組織所推薦的做法制訂公共衛生方案，包括什麼人需要戴口罩、如何戴口罩等。新加坡政府抗疫策略的核心舉措，是不進行封鎖社區和限制移動的主動預防，而是通過事後積極追蹤並隔離與確診病例密切接觸者，做到杜絕傳染源，使病毒傳染始終可控。新加坡政府認爲通過密不透風的精準追蹤體系，所有與確診病人密切接觸過的接觸者，都可以被找到和隔離。在疫情防控過程中，新加坡政府根據疫情的發展，將整個復工復產分爲三個階段。第一階段，防疫措施依然嚴格。第二階段爲過渡期，放寬部分措施，允許更多商業復工復產，允許有控制的社交活動。第三階段爲新常態，復工復產，時刻遵守安全措施，直到研製出新冠肺炎疫苗。在每個階段，新加坡政府均制訂了令人歎爲觀止的精細管理規定。

新加坡此次抗疫策略，是在其獨特的地緣、政治經濟發展形勢下，經過精心權衡做出的政策選擇。這與新加坡政府一直以來信奉的精英治國理念是一脈相承的。在此次應對新冠肺炎疫情中，新加坡以科學循證和專家意見爲基礎，依賴高素質的精英公務員和民衆，依靠精細的疫情防控舉措，使疫情得以有效控制，社會秩序井然。這無疑對其他國家的疫情防控具有一定的啓示意義。

二、歐美國家抗疫的模式和教訓

歐美國家採取的抗疫思路和措施，從一開始就體現出各自的特點：有的推諉，有的違背基本的科學常識，表現出西方社會的傲慢、偏見和自大。作爲當今世界最強大的國家，美國川普政府非但沒有在全球抗疫工作中發揮引領性作用，反而採取了「以鄰爲壑」的單邊主

義做法，甚至帶頭質疑、斷供、退出世界衛生組織，嚴重影響了全球抗疫合作。從對病毒的認知和自身的體制能力出發，多數歐洲國家都在朝著與新冠肺炎疫情「長期共存、打持久戰」的方向準備。當然，歐洲國家的抗疫措施也體現出多樣性。有從一開始就採取嚴厲措施的義大利—西班牙的遭遇戰模式，也有根據疫情步步升級措施的法國—德國的防禦戰模式，還有一度被認為是「無所作為」、招致誤解和批評的英國—瑞典的消耗戰模式。新冠肺炎疫情在歐美發達國家的肆虐，暴露了歐美國家在政治體制、國家治理能力等方面的問題。特別是進入十月份以來，歐美多國疫情嚴重反彈，單日確診病例呈現暴發式增長，多國宣佈開始「第二波」疫情，管控措施再次升級。相較於第一波疫情，歐美各國政府的應對方案更加成熟，對於各種防控和治療的方案也試圖進一步矯正，但如何平衡好疫情防控和經濟社會生活秩序，走出疫情擴散的泥沼，是當前歐美各國政府所面臨的重要挑戰。

1.義大利——西班牙抗疫的遭遇戰模式

　　最早成為歐洲疫情暴發點的義大利，也是最早採取較為嚴厲防控措施的歐洲國家。從二月六日發現首例本地感染病例到二月二十二日確診病例劇增前，義大利對於新冠肺炎疫情的認知，僅僅限於強流感應對方案。因此，防疫措施較為寬鬆，民眾對病毒的認知也不足，許多大規模聚集活動照常舉行。前期的防疫措施也缺乏明確的針對性，並未對有疫區接觸史的入境人員進行及時篩查和隔離。前期的認知不足和措施寬鬆，導致在二月二十二日疫情暴發後出現醫療資源擠兌現象。輕症患者無法被及時隔離或治療，重症患者難以被及時收治，進而出現大面積傳染和死亡率增高，引發社會恐慌。義大利政府也隨即採取較為果斷的措施，於二月二十二日晚發佈了應對疫情的緊急措施，對疫情嚴重的北部地方實行「封城」隔離，防疫措施不斷升級。三月十日，義大利政府宣佈實施全境防疫法令。

　　與義大利相鄰且往來密切的西班牙，緊接著出現疫情集中暴發的

趨勢，並很快在四月五日超過義大利，成爲歐洲地區確診病例最多的國家。在三月一日疫情暴發後，西班牙政府改變防疫策略，密集出臺措施。十三日宣佈全國停課，十四日宣佈全國進入爲期十五天的緊急狀態。除食品店、藥店、理髮店等必需品服務外，其餘商店宣佈停工，並頒佈禁足令。此外，擴大政府職能，對防疫資源進行統一調配。義大利和西班牙的抗擊病毒，更像是一場和新冠病毒的遭遇戰。

2.法國——德國抗疫的防禦戰模式

由於檢測範圍有限，疫情發展相對緩和，法國政府早期應對相對寬鬆。但在進入三月份以後，隨著周邊鄰國疫情擴散和檢測範圍的擴大，法國國內疫情陡然加重、形勢嚴峻。從一月底首次出現確診病例開始，法國防疫的重點在於「阻斷病毒入境」。二月二十九日，法國新增病例累計達到七十三例，法國衛生部隨即啓動了「衛生與社會緊急事務接報與調度指揮操作中心」（CORRUS）。但在疫情繼續蔓延和集中暴發的形勢下，法國疫情在三月中旬急轉直下，確診人數迅速攀升。三月十二日，法國總統馬克宏發表了全國電視講話，認爲新冠肺炎疫情是二十世紀初西班牙流感大暴發後人類面臨的「最嚴重的公共衛生危機」。三月十六日，馬克宏宣佈法國進入「戰爭狀態」，嚴格限制居民出行並關閉申根區邊境。

在疫情暴發初期，德國防疫的重點主要是針對來自亞洲國家的人員進行檢測、追蹤和隔離。但隨著二月底義大利出現大規模疫情的暴發，德國疫情由外部輸入轉爲國內大規模人群聚集傳播。從三月十六日至三月十九日，德國累計確診病例數量翻番，總計確診病例過萬，進入疫情高發階段。隨著德國疫情的不斷加重，聯邦政府在地方的影響力以及德國社會的共識和整體協作性逐漸增強，越來越多的地方政府接受聯邦政府的建議。規定除了涉及民生保障的部門如超市、藥店和醫院以外，關閉所有幼稚園、學校、酒吧、商場、各類文化體育場所。德國應對新冠肺炎疫情的基本原則是延緩病毒的傳播速度，而非徹底地阻止病毒的傳播。在行政領域，聯邦層面成立跨部委的危機指

揮部，每兩周會面協調政策；在經濟領域，德國大聯合政府出臺了應對新冠肺炎疫情的經濟援助措施，其中德國聯邦議院籌集高達十億歐元資金對抗新冠病毒。與歐洲其他國家相比，德國憑藉其相對完善的應急醫療體系和發達的醫療技術，國內的重症死亡率相對於其他歐洲國家長期保持在很低的水準。

3.英國——瑞典抗疫的消耗戰模式

面對新冠肺炎疫情的洶湧來襲，英國政府先以「違反英國人民自由天性」為由踟躕不前，後又在輿論壓力下採取了強力措施。三月三日，以發佈《新冠病毒行動方案》為標誌，英國抗擊新冠肺炎疫情的動員正式開始。這個行動方案確立了英國根據疫情發展狀況，實施「遏制」（contain）、「延緩」（delay）、「緩解」（mitigate）三步走的應對計畫。從三月四日至三月十四日，英國確診病例從不足百人發展到破千。三月十三日，英國政府宣佈由「遏制」轉入「延緩」階段。「延緩」政策的目標是降低疫情峰值，以達到與本國醫療資源相匹配的程度。也正是在這一階段，英國首相詹森要求國民「做好親人離世的準備」。英國政府科學顧問瓦蘭斯爵士提出的「群體免疫」概念，引發很大的爭議。英國應對新冠肺炎疫情，採取的是以應對大流感為基本模型的思路。在疫情暴發前期，英國政府存在僥倖心理，錯失了阻斷新冠肺炎疫情傳播的最佳時機。英國政府對新冠肺炎疫情的嚴重程度估計不夠，認為「新冠病毒只是嚴重流感」。這一錯誤認知，影響了初期涉新冠肺炎疫情的決策，在防疫措施方面也較為寬鬆。在疫情暴發後，沒有提出禁止社會聚集、封閉學校和強制隔離等嚴格措施，而是根據「群體免疫」邏輯來應對新冠肺炎疫情。但進入十月份以來，英國第二波疫情捲土重來，新冠病毒甚至出現了變異後傳播力高達70%的嚴峻形勢，二〇二〇年十二月二十日，英國首相詹森宣佈英國首都倫敦以及英格蘭東南部地區的新冠疫情防控級別提升至第四級（Tier 4），實行更嚴格的防疫措施。從總體上來看，英國的抗疫舉措受到一些客觀因素的制約，也充分暴露了認知和決策層面

的失誤。傳統歐洲國家引以爲傲的公共衛生體系，在新冠疫情面前凸顯其缺陷。

以瑞典爲代表的一些北歐國家，與英國的防疫思路和對策很相似。這些國家向來以福利國家體制和強大的醫療體系爲榮，因此在疫情暴發初期並未給予足夠重視。瑞典政府在其他歐洲國家疫情暴發後，仍然認爲疫情在瑞典傳播是「低風險事件」。在新冠疫情暴發初期，瑞典一直以防疫指引代替禁止措施，主要依靠民衆自發遵守，包括保持社交距離及個人衛生等。在疫情出現社區傳播後，瑞典很快就停止對輕症患者的溯源和檢測，力圖節約醫療資源。瑞典是少數幾個實施寬鬆抗疫措施的國家，但在疫情的進一步擴散後，瑞典等國也開始採取宣佈緊急狀態、社交限制並關閉邊境等措施。特別是進入十一月份以來，隨著第二波疫情在歐洲國家捲土重來，瑞典的國內疫情持續惡化，其累計確診和死亡病例位居北歐五國之首。二〇二〇年十二月十八日，瑞典首相勒文公佈了多項防疫新舉措，並設立了「新冠事務調查委員會」。

值得一提的是，在此次新冠疫情應對過程中，致力於歐洲一體化的歐盟，事實上並沒有爲歐洲國家的抗疫提供有力支援。德國和法國等歐盟核心成員國，也未能發揮領導作用。歐盟無法爲其成員國提供防疫支援，歐洲各國在這場疫情中不但未能攜手共治，還屢屢出現諸如「截和」他國救援物資的自私行爲。很多歐洲國家不恰當的策略，將其自身捲入了全球性的威脅之中，並擴大了疫情的蔓延規模。此外，很多歐洲國家在疫情中，充分暴露了其醫護人員短缺和醫療體系的弊端，導致其在抗擊病毒中的表現不盡如人意。

4.美國抗疫的「經濟至上」模式

從一月二十八日起，美國先後從武漢、「鑽石公主號」郵輪撤僑，對撤回僑民實施隔離。美國禁止曾前往中國、伊朗、申根區、英國的外國人入境，關閉美加、美墨邊境。自二月下旬起，美國開始出現無疫區旅行史及無法溯源接觸史病例。三月二日，美國疾控中心

（CDC）以數據不準、系統升級爲由，停止公佈檢測人數、各州確診人數等重要數據，在美國引發軒然大波。三月中旬，美國國內疫情迅速蔓延，全美有四十一個州均出現疫情。面對危機，美國開始採取系統性應急應對措施。在應對疫情不力的質疑聲中，三月十三日，川普宣佈美國進入國家緊急狀態，同時發放五百億美元救災資金，讓聯邦政府調集更多資源抗擊病毒。這也標誌著川普對疫情態度的轉變，開始轉向積極抗疫。三月十八日，川普啓動《國防生產法案》（*Defense Production Act*），要求美國企業生產用於國防的用品，有利於加快口罩、呼吸機和其他必要設備的生產。三月十九日，美國國務院發佈全球旅行最高級別的第四級警告。在應對新冠肺炎疫情上，美國政府從一開始就本著「經濟至上」的指導原則，貽誤了抗擊病毒的最佳時機，導致疫情在美國全面暴發。美國前助理國務卿庫爾特・坎貝爾（Kurt M. Campbell）就認爲川普政府在抗擊新冠肺炎疫情初期應對不力：白宮、國土安全部、疾病控制與預防中心等採取措施不當，影響美國國內治理能力和信心。[12]由於政策混亂、行動遲緩、疾控體系漏洞等問題，美國已成爲全球疫情最爲嚴重的國家。具體來說，有以下原因：

第一，川普政府「經濟第一」的慣性思路，忽視了疫情挑戰的緊迫性，對國內疫情反應遲緩。一月二十九日，美國成立了白宮新型冠狀病毒工作小組，衛生與公眾服務部部長阿蔡任主席，其成員包括國家安全委員會、衛生與公眾服務部、國務院、國土安全部、交通部等多個部門。二月二十六日，川普任命副總統彭斯全權負責指揮新型冠狀病毒工作組。在此期間，許多專家、媒體都認爲美國應該警惕疫情帶來的風險，呼籲美國政府提早做好應對準備。但川普多次公開發表對疫情的看法，認爲美國面臨的風險很低，不斷淡化新冠肺炎疫情的

---

[12] Kurt M. Campbell and Rush Doshi, "Coronavirus Could Reshape Global Order", Foreign Affairs, March 18,2020, http://www.foreignaffairs.com/articles/china/2020-03-18/coronavirus-could-reshape-global-order.

危險性。川普還將新冠肺炎與流感混為一談，企圖讓民眾將新冠肺炎當作流感去治療，直到二月底美國政府才開始真正關注新冠疫情。

第二，在應對新冠肺炎疫情過程中表現得不夠專業、不夠科學。三月二日，川普政府在製藥公司負責人舉行的報告會上，敦促各公司在幾個月內研發出新冠病毒疫苗。美國國家衛生研究院院長福奇則反駁稱，研發疫苗至少需要一年以上時間。[13]在復工復產方面，美國疾控中心提出一套指導原則，但美國政府很長時間禁止其發表，強行推動復工復產。四月，川普多次推薦「抗疫神藥」羥氯喹（Hydroxychloroquine）。前美國生物醫學高級研究和發展局局長里克·布萊特對此表示懷疑，這位「吹哨人」就被立刻解職。四月二十三日，川普在白宮疫情簡報會上，建議可以把消毒劑注射到體內來消滅病毒，令輿論譁然。

第三，美國兩黨圍繞疫情政治化炒作降低了抗疫效果。在抗疫工作上，美國民主黨和共和黨按照黨派劃線，導致社會無法達成共識，政府應對疫情效率低下。民主黨在應對疫情方面對川普批評不斷，如何應對緊急公共衛生事件，已經成為當前美國總統競選的重要議題。眾議院議長佩洛西和參議院少數黨領袖舒默發表聯合聲明，譴責川普政府製造不必要的混亂，敦促政府採取迅速和認真的行動，將美國人民的健康與安全放在企業利益之上。民主黨總統候選人拜登多次表示川普未認真應對疫情。面對質疑，川普指責民主黨和媒體誇大疫情影響，製造恐慌，稱民主黨人利用新冠肺炎疫情損害他和他的政府。兩黨圍繞疫情問題的相互指責，均是以贏得選民支援為目標，對推進疫情的防控意義不大。

第四，將疫情政治化、汙名化，借疫情向中國「甩鍋」。在美國

---

[13] Brett Samuels, "Trump Urges Pharmaceutical Executives to Accelerate Coronavirus Vaccine Efforts," March 2,2020, The Hill, https://thehill.com/homenews/administration/485454-trump-urges-pharmaceutical-executives-to-accelerate-coronavirus.

國內疫情變得嚴重之後，川普政府爲轉嫁疫情防控不力導致的各種危機，把疫情政治化、汙名化，大打「中國牌」，試圖借此機會加快與中國的「脫鉤」進程。三月十六日，川普在推特上稱新型冠狀病毒爲「中國病毒」，企圖轉移民眾對川普政府抗疫不力的指責。三月二十五日，七國集團舉行了特別視頻外長會議。原本西方國家可以在疫情肆虐歐美的情勢下，共同提出應對新冠肺炎疫情的救助計畫，然而，美國卻沒有利用這一難得機會，討論如何加強各國在防治新冠疫情方面的合作。相反，美國國務卿蓬佩奧在多個場合用「武漢病毒」攻擊中國，以掩飾自身的不足。中國的對外援助也被汙稱借疫情「實現地緣戰略目的」。共同應對疫情，本是中美加強合作的大好時機，特別是中美雙方可以在有關疫情病毒檢測、疫苗開發、防疫物資研發生產、全球防疫物資供應等方面加強溝通、協調與合作，爲全球合作抗擊病毒提供「公共產品」。遺憾的是，美國把疫情蔓延的責任強加到中國身上，並且加快了與中國進行戰略競爭和全面對抗的步伐，中美關係受到嚴重損害。

第五，美國指責、「斷供」、退出世衛，成爲抗疫合作的「負資產」。二〇二〇年四月，隨著新冠疫情在美國蔓延，川普政府開始抨擊世衛組織，稱譚德塞受中國的影響，甚至受中國的操控，幫助中國隱瞞疫情，延誤了美國和其他國家的抗疫，要求進行調查，並宣佈暫停向世衛組織提供資金。五月十八日，在第七十三屆世界衛生大會期間，川普發佈給譚德塞的公開信，要求世衛組織必須在三十天內做出重大的實質性改革，否則將永久「斷供」世衛組織。五月二十九日，川普宣佈，由於世衛組織「拒絕執行美方所要求的改革」，美國將終止與世衛組織的關係，並將向該組織繳納的會費調配至別處。七月六日，美國政府正式通知聯合國秘書長古特雷斯，將於明年七月退出世界衛生組織。美國的一系列行動，一方面是爲了轉嫁國內防疫不力的責任，另一方面是以多邊方式開展對華戰略競爭，希望世界衛生組織跟美國一道向中國問責施壓。作爲當今世界衛生組織的最大捐贈國，美國政府針對世界衛生組織的「斷供」甚至退出行爲，嚴重損害了世

衛組織的權威性，也破壞了國際社會的團結和合作，同時也不利於美國國內抗疫。

三、部分發展中國家抗疫的舉措

與歐美發達國家不同，發展中國家人口眾多、醫療體系薄弱，且在核酸檢測、收治能力、財政支付等方面存在很多短板。根據二〇一九年《全球衛生安全指數》（*Global Health Security Index*）數據統計，多數發展中國家的衛生應急能力處於全球平均線以下。[14]很多國家還有應對其他流行病等「多線作戰」的壓力，抗疫形勢面臨巨大挑戰。多數發展中國家的疫情存在許多不確定因素，且有擴散加重的可能，形勢非常嚴峻。

1.俄羅斯和中亞國家的抗疫舉措

自三月中旬中亞地區出現新冠肺炎確診病例以後，多國成立了專門的應對機構，防控疫情舉措不斷升級。在中國武漢出現疫情時，中亞各國均加大了對中國公民入境的檢查，並從疫情嚴重的湖北等地撤僑。一月二十六日，吉爾吉斯斯坦就制定了應對新冠疫情的方案。二月三日，塔吉克斯坦成立抗擊新冠肺炎疫情指揮部，成員包括外交部、衛生部及航空公司負責人。三月十五日，哈薩克宣佈組建由總統牽頭的國家緊急狀態委員會，賦予其《哈薩克共和國緊急狀態法》所規定的許可權。俄羅斯在中國出現新冠肺炎疫情初期，及時採取了關閉中俄陸路邊界、管制航空交通、停發簽證等措施。但由於其對歐美疫情缺乏重視，加上國民防疫意識淡薄，導致俄羅斯疫情加重。總的來看，俄羅斯和中亞國家的抗疫可以分為幾個階段：

第一階段，從一月底到二月底，疫情初期嚴防外部輸入。二〇二〇年一月底，俄羅斯政府成立了新型冠狀病毒防控指揮部，由分管衛

---

[14] Global Health Security Index 2019[EB/OL]，https：//www.ghsindex.org/.

生工作的副總理戈利科娃負責，其成員包括緊急情況部、衛生部、內務部、外交部、航空公司等部門負責人。一月二十八日，哈薩克臨時關閉中哈霍爾果斯國際邊境合作中心，暫停向中國公民發放簽證等。吉爾吉斯斯坦自二月一日起關閉吉中邊境口岸。二月一日起，烏茲別克斯坦暫停中烏之間的航班。

第二階段，從二月底到三月中旬，全面設防、分類管理。隨著疫情在全球擴散，為了阻斷疫情外部輸入，中亞各國進一步強化對入境旅客的管理。俄羅斯陸續採取了關閉部分中俄口岸、取消大部分中俄航班和列車、暫停中國旅遊團赴俄羅斯免簽、限制從中國出發的外國人入境等措施。隨著國際疫情的蔓延，俄羅斯繼續升級應對措施。二月二十八日，俄羅斯停止向伊朗公民發放簽證；限制往返韓國、伊朗等國航班；從中國、韓國、義大利、伊朗、德國、法國和西班牙等七國入境人員需居家隔離十四天，違反隔離制度規定者將受到嚴厲懲罰。自三月一日，吉爾吉斯斯坦限制中國、伊朗、韓國、日本、義大利等五國公民入境。三月二日，塔吉克斯坦暫停疫情較重的三十六個國家（含中國）公民入境，三月十一日起，暫停向疫情發生國的公民發放工作許可證。三月八日起，哈薩克暫停中、韓、日、意和伊朗等國公民入境，並對疫情國暫停發放勞務許可證。三月十四日，烏茲別克斯坦開始禁止中國、韓國、義大利、伊朗、法國、西班牙六國公民入境。在對內阻斷傳播方面，中亞各國開始採取嚴格的隔離措施和限制措施，限制群體性活動，要求劇院等娛樂場所暫停營業等。

第三階段，從三月中旬至今，在外防輸入的同時，也加強了對內管控。自出現本地確診病例後，俄羅斯和中亞各國迅速採取「熔斷」模式，重要城市近乎「封城」。四月一日，俄羅斯總統普丁簽署總統令，賦予政府在國內實施緊急狀態的權力。三月十五日，哈薩克總統托卡耶夫簽署總統令，決定在全國範圍內實施為期一個月的「緊急狀態」，禁止本國公民出境和外國公民入境。除貨物外，限制所有類型交通工具出入境，最大程度切斷輸入源。三月二十二日，哈薩克的努爾蘇丹和阿拉木圖兩城市「封城」，進出通道關閉。三月十六日，在

出現首例病例後，烏茲別克斯坦果斷採取「熔斷」模式，宣佈關閉所有空中、公路和鐵路客運，貨物運輸不受此限制。三月二十四日，吉爾吉斯斯坦總統恩別克夫簽署《關於吉爾吉斯斯坦共和國比斯凱克等進入緊急狀態》的法令，宣佈首都等三座城市和三個地區進入緊急狀態，實行宵禁，公民出入採用特殊制度，禁止集會、遊行、演出、體育等公共活動等。二月二十五日，土庫曼斯坦總統召開新冠病毒預防會議，宣佈對本國公民出境進行管控。土庫曼斯坦陸續關閉了與烏茲別克斯坦、伊朗的邊境口岸，取消了飛往北京、伊斯坦堡、安卡拉、曼谷、吉隆玻等城市的國際航班。三月十三日，土庫曼斯坦總統簽署法令，允許衛生部和醫療工業部向外國公司採購醫療產品。土庫曼斯坦雖然至今沒有報導出現新冠肺炎確診病例，但由於該國有不少人在土耳其等境外務工，輸入風險仍然較高。

在此次應對新冠疫情的過程中，俄羅斯和中亞國家表現出很強的責任感和危機應對能力。這些國家沒有照搬中國和西方的抗疫模式，而是結合自身國情，採取了一種介於全能型政府與有限政府之間的抗疫策略，試圖在國家、地方和個人之間建立互融互促機制。

2.南亞國家的抗疫舉措

南亞地區人口眾多、經濟發展相對落後、醫療衛生條件較差，世界衛生組織把印度、巴基斯坦、孟加拉等南亞人口大國，列為新冠肺炎疫情感染的高風險區。

在疫情暴發初期，以印度為主的南亞國家，主要採取嚴控境外輸入的防疫舉措。隨著國內確診病例的增多，疫情開始由境外輸入轉向內部社區傳播發展。南亞各國也開始逐步升級內部防控措施，加強檢測能力，減少或避免聚集性活動，並採取更嚴格的隔離措施。從二月中旬開始，印度便採取嚴格的旅行限制，禁止疫情嚴重的國家人員入境。先是暫停中國公民入境，後將義大利、日本、韓國和伊朗列為停發簽證國家名單。隨著疫情呈現全球蔓延態勢，印度又頒佈了更為嚴厲的「封國」政策。從三月一日至四月五日，暫停除外交、官員、國

際組織和工作專案類以外的所有簽證效力。在南亞區域內，印度也暫停與孟加拉、尼泊爾、不丹、緬甸等大部分陸路口岸的人員過境。在資源動員方面，印度政府命令國有企業生產醫療防護物資，中央政府成立了以國有的印度斯坦人壽保險爲中心的醫療物資調運體系。

與此同時，南亞國家不斷升級內部管控措施。印度要求各邦和聯邦屬地援引一八九七年《流行病法案》以貫徹衛生部的防疫舉措。印度軍方還增建隔離點，以供海外歸國人員隔離使用。三月二十四日，印度總理發表電視講話，宣佈從當天起，在全國範圍內實施爲期二十一天的封鎖措施。五月六日，印度政府決定將全國封鎖期限延長至五月十七日。六月八日，印度政府正式允許餐館、購物中心和宗教場所對民眾開放。巴基斯坦也宣佈取消於三月三日舉行的國慶閱兵活動，關閉國內電影院，要求學校和教育機構停課。孟加拉、斯里蘭卡、馬爾地夫、尼泊爾等國也在國內確診病例增加後，採取更多措施控制國內疫情發展，如關閉教育機構、加強國際旅行史調查和體溫檢測、對疑似患者實行隔離和病毒檢測等。

南亞國家在新冠肺炎疫情的衝擊下，其防疫抗疫工作仍然面臨諸多現實挑戰，未來仍有疫情暴發的危險性。首先，印度、巴基斯坦和孟加拉人口規模大，三個國家人口總數超過十七億，一旦疫情迅速蔓延，其感染人數將無法估量。其次，南亞國家公共衛生體系薄弱，特別是基層醫療衛生服務不足，無法投入充足的資金和設備應對新疫情。大多數國家的檢測能力嚴重不足，這嚴重制約對疑似病例的排查力度。最後，南亞國家的社會和宗教矛盾複雜，中央與地方矛盾很難統籌協調，嚴重制約防控疫情的效果。

3.拉美國家的抗疫舉措

作爲南美地區最早出現確診病例的國家，巴西於二月二十六日出現首例確診病例。隨後，墨西哥、厄瓜多爾、多明尼加、阿根廷、智利、哥斯大黎加、秘魯、巴拉圭、哥倫比亞等拉美國家和地區相繼出現確診病例。當新冠肺炎疫情大面積暴發後，拉美國家迅速採取行動

加強應對。在外防輸入、內防擴散的壓力下，拉美多數國家宣佈進入緊急狀態，升級公共衛生防疫舉措，如採取關閉口岸、延長宵禁、控制人員流動等一系列措施，並與加共體、泛美衛生組織等國際和區域組織以及域外國家保持密切溝通協作，努力延緩疫情在拉美地區的擴散傳播。拉美國家所採取的抗疫舉措，主要涵蓋以下幾方面：

一是加強口岸監控，科學執行流行病學隔離與調查。古巴、千里達和多巴哥、格瑞那達、巴哈馬、貝里斯等國成立疫情應對的國際協調機制，並制定專門的流行病應對計畫。

二是嚴格採取社會管控、旅行限制措施。牙買加、巴哈馬、多明尼加、海地等國家加大力度管控出入境口岸、醫院、監獄等重點區域秩序，嚴防病例輸入。

三是加強國際合作，共同抗擊病毒。拉美各國與聯合國、世界衛生組織及其美洲區域辦事處（泛美衛生組織）保持著密切聯繫。隨著新冠肺炎疫情在本地區範圍內愈演愈烈，泛美衛生組織在地區各國行動協調、相關醫療人員與資源調配等方面發揮著關鍵性的統籌作用。

在區域合作抗疫層面，在智利的協調下，包括阿根廷、巴西、哥倫比亞、厄瓜多爾、巴拉圭、秘魯、玻利維亞和烏拉圭在內的十個南美洲國家，在南美進步論壇框架下協調各國行動、加強聯防聯控、共同應對新冠肺炎危機達成共識。泛美衛生組織於三月七日宣佈將向拉美地區派遣支援團隊，援助對象包括委內瑞拉、玻利維亞、巴拉圭、尼加拉瓜、洪都拉斯、海地以及一些加勒比海小島國。此舉有助於南美國家間實現充分的疫情信息共用和抗疫經驗交流，為拉美地區國家合作應對新冠肺炎疫情樹立了典範。

當前，拉美地區已經處於高風險和急需應對新冠肺炎疫情的新階段。從比較視角來看，作為發展中國家較為集中的大陸，拉美地區國家屬於全球公共衛生系統很薄弱的地區，醫療服務覆蓋範圍有限，衛生資源配置嚴重不均。更為不利的是，由於近年來拉美地區國家經濟發展遭遇重重挑戰，社會民生問題增多，多國陷入政局動盪，社會矛盾激化，各個國家應對疫情的能力不一，抗疫形勢很嚴峻。疫情與地

區熱點、國內政治、經濟、民生等問題交織在一起，使拉美地區的抗疫形勢不容樂觀。

4.中東國家的抗疫舉措

自二月下旬開始，由於中東國家對疫情不夠重視，防控措施存在疏漏，疫情在中東地區迅速擴散傳播。到四月十三日，中東地區各國均有新冠病例報告。尤其是伊朗的疫情呈現出暴發態勢，死亡率相對較高，成為全球累計確診病例破萬的國家之一。土耳其和以色列等國的疫情也很嚴峻，確診病例不斷攀升。

面對疫情的快速蔓延，中東各國逐漸升級防疫措施，紛紛宣佈進入防疫「緊急狀態」，採取了宵禁、限制非必要城市間旅行、關閉學校、限制集會活動、取消大型會議活動、關閉旅遊景點和宗教場所等嚴格措施。在公共衛生層面，多國加強對國內醫療資源的統籌管理，集中用於新冠肺炎救治。一些國家建立類似中國的「方艙醫院」的專門收治機構。同時，各國政府緊急呼籲公民儘量待在家裡，避免聚會，並開設大量介紹新冠肺炎疫情的專題網站，加強對民眾的知識普及和疫情發展情況的宣傳活動。

在疫情跨境管控方面，中東各國採取的措施有所不同，但總體上都實施了更加嚴格的入境檢疫，部分國家削減或暫停與疫情嚴重國家的航班。在國內管控方面，各國逐步封鎖各自國內疫情嚴重的省份和地區，部分國家中止公共交通服務；禁止舉辦各類大型聚會，商場、電影院、旅遊景點、博物館、圖書館等停業。為了防止聚集性傳播，部分國家政府與宗教機構聯手，出臺限制宗教活動政策。

中東地區阿拉伯國家高度重視並借鑑中國的抗疫經驗和有效做法。為此，中阿聯合召開二十多次應對新冠肺炎疫情視頻交流會，交流分享抗疫經驗。中阿雙方通過有效的溝通、慷慨的援助和經驗共用，相互支援，為發展中國家的抗疫合作樹立了典範，做出了表率。

總體而言，面對突如其來的新冠疫情，中東各國均已採取一定措施救治患者、隔離疑似病例、延緩疫情傳播。受到地區國家發展不平

衡、地緣政治博弈複雜多變、難民問題等多重因素影響，中東地區各國應對新冠肺炎疫情的能力參差不齊。在外部因素的干擾下，無法形成區域防疫合力，加劇了中東國家防控新冠肺炎疫情的難度。

5.非洲國家的抗疫舉措

疫情初期國際社會最為擔心的是醫療衛生服務體系較為脆弱的非洲國家和地區，但從當前疫情防控結果來看，非洲國家的疫情總體可控，並未出現像一些歐美發達國家那樣在很短時間內大規模暴發。非洲國家近年來飽受傳染病肆虐的影響，不少非洲國家積累了一定的傳染病防控經驗。面對此次新冠肺炎疫情的暴發，多數非洲國家快速升級了防控措施，正在按照非洲疾病預防控制中心和世界衛生組織的建議進行病毒檢測、追蹤和人員隔離措施。如南非較早宣佈全國進入「封鎖」狀態，烏干達在出現確診病例之前就關閉了學校，多數非洲國家強制要求在公共場所戴口罩。

到目前為止，非洲國家抗擊新冠肺炎疫情的能力和成效，比之前國際社會的預期要好很多，主要表現為以下特徵：首先，疫情發生後，非洲國家與中國保持了良好的互動關係。在中國武漢暴發新冠肺炎疫情初期，非洲國家連續發聲支援中國抗擊病毒，並沒有被以美國為首的西方國家所謂的「中國陰謀論」、「隱瞞論」以及疫情汙名化、政治化所帶偏。絕大多數非洲國家採取積極對華合作的政策，與中國開展了數十場雙邊和多邊的抗疫交流合作。且在中國疫情得到控制後，中國政府通過派遣醫療隊、遠端技術指導和抗疫經驗分享等舉措，大大提升了非洲國家抗擊病毒的能力。

其次，大部分非洲國家對疫情防控反應迅速。在輸入性疫情防控階段，非洲國家最主要的措施是限制旅行和篩查、隔離感染者，以避免其進一步傳播。很多國家都針對疫區採取了較為嚴格的旅行禁令，封閉或嚴控跨國流動通道。隨著疫情的蔓延，非洲國家對於病毒的社區傳播的應對措施也在不斷加強。早期主要是通過媒體管道宣傳病毒危害、宣導人們採取自我防護措施，避免參與和舉辦公共活動，但執

行的力度卻因地而異，防疫效果也不同。

　　總的來看，由於檢測能力、收治能力、防護能力等方面的局限，非洲國家在應對新冠肺炎疫情過程中仍然面臨諸多挑戰。首先，非洲國家普遍存在公共衛生條件較差，醫護人員、醫療設備與物資長期匱乏的問題。非洲五十四個國家僅有一千四百名流行病學家，每萬人中只有兩名醫生。[15]其次，非洲國家民眾的科學防疫意識欠缺。新冠肺炎病毒和埃博拉病毒一樣，一度被當地民眾視為「白人才會感染的病毒」。非洲地區確診病例，很可能僅僅是實際情況的冰山一角。最後，除新冠肺炎疫情以外，許多非洲國家還面臨其他流行病的「多線作戰」壓力，未來抗疫形勢不容樂觀。

　　對於諸多發展中國家而言，新冠肺炎疫情對各國政府是一次「壓力測試」，政府的治理模式和治理能力，面臨前所未有的考驗。經濟體系的脆弱性和各國應對新冠疫情的國家能力差異很大，導致各國防控疫情的進展不一，或將進一步導致新冠肺炎疫情在較長時間內，形成全球範圍內的「互動式」傳播。特別是衛生治理體系較弱的非洲、拉美、南亞地區，疫情還遠未達到峰值狀態。多數發展中國家目前面臨最大的考驗是如何控制住當前的疫情，並將其作為一個持續存在的問題來有效應對。如果廣大發展中國家控制不好疫情，將會大大延緩國際社會戰勝新冠肺炎疫情的進程。

四、多邊框架下的全球抗疫合作

　　多邊合作是全球抗疫的重要組成部分，其重要性正越來越突出。儘管多邊合作抗疫的力度和效果，可能還沒有達到人們期待的水準，但世界衛生組織和二十國集團等國際組織在全球抗疫合作中，依然發揮著不可或缺的作用，而中國與東盟、非盟和阿盟等地區國際組織的

---

[15] 殷悅、孫紅.非洲或成全球新冠疫情防控的「阿喀琉斯之踵」[J].世界知識，2020(8)：49.

合作，正成為全球抗疫合作的亮點。

1.世界衛生組織引領全球抗疫合作

世界衛生組織是聯合國下屬的專門機構，也是全球層面最具權威性、代表性和普遍性的公共衛生治理機構。作為公共衛生治理領域唯一的全球性多邊組織，世界衛生組織充分發揮其全球衛生治理功能，成為全球衛生健康共同體的「推動者」、全球抗疫合作的「協調者」、全球抗疫薄弱環節的應急「補位者」、全球抗疫規範和技術的「提供者」。[16]新冠疫情發生以來，世界衛生組織在譚德塞總幹事的領導下，根據疫情發展態勢，向國際社會發佈疫情信息並提供防控指導建議，積極推動全球抗疫合作，得到了國際社會的認可。

首先，向各國通報相關信息，積極引導國際正向輿論，為全球抗疫合作營造良好的國際輿論環境。世界衛生組織採取多種形式發佈權威信息，積極引導全球涉疫輿情。其主要形式包括：召開每日例行記者會，由世界衛生組織高級官員主持會議，負責通報全球疫情發展進程的權威數據統計及防控指導建議。二〇二〇年一月二十二至二十三日，世界衛生組織在瑞士日內瓦召開緊急委員會議。隨後譚德塞訪問中國，與中國官員和衛生專家進行磋商。一月二十九日，譚德塞在世界衛生組織記者會上通報了訪華情況，及時向國際社會通報相關信息。[17]截至六月二十九日，世界衛生組織已經舉行了七十五次媒體通報會、二十三次會員國情況介紹和通報會。[18]在疫情發生後，許多國家紛紛向中國伸出援助之手，肯定和支持中國的抗疫努力。但是一些歐美國家借新冠病毒對中國汙名化。美國《華爾街日報》竟然公開發

---

[16] 晉繼勇. 逃避國際責任，妨害全球抗疫[N]. 光明日報，2020年7月9日.

[17] 總幹事在關於世界衛生組織代表團訪華情況和新型冠狀病毒問題新聞發佈會上的講話[EB/OL].http：//www.who.int/zh/dg/speeches/detail/press-briefing-on-who-mission-to-china-and-novel-coronavirus-outbreak.

[18] 世界衛生組織應對COVID-19疫情時間線[EB/OL]，2020年6月30日，http：//www.who.int/zh/news-room/detail/29-09-2020-covidtimeline.

表《中國是真正的「亞洲病夫」》辱華文章。此外，德國、法國等西方國家也有一些媒體，借疫情發表針對中國的極端種族主義言論，甚至出現一些國家當地民眾排擠和毆打華人及亞洲人事件。針對某些不負責任的西方言論，譚德塞總幹事不畏壓力，充分肯定中國的抗疫舉措和抗疫貢獻。根據世界衛生組織、世界動物衛生組織和聯合國糧食及農業組織商定的命名指南，將發生在中國的疾病正式命名為「2019新型冠狀病毒病」（COVID-19）。譚德塞表示，選擇這一名稱是為了避免將此病毒與地域、動物或個人相關聯，消除歧視，防止使用其他可能不準確或汙名化的名稱。無論是在日常新聞發佈會，還是在重大國際會議現場，譚德塞總幹事都堅決駁斥各種謠言，努力為全球合作抗疫營造良好的國際環境。

其次，發揮重要的協調和溝通功能，成為全球抗疫合作無可替代的「國際協調者」。自新冠肺炎疫情暴發以來，世界衛生組織啟動了「全球檢測系統」，要求各國及時報送疫情動態信息，及時發佈和分享有關全球新冠肺炎疫情信息；提出了許多基本公共衛生干預措施和預防感染的建議。二月十五日召開的慕尼黑安全會議，正值新冠肺炎疫情暴發期間，譚德塞專程前往參會並發表主旨演講，呼籲國際社會加強應對公共衛生危機的意識，團結一致抗擊病毒。五月十八日，第七十三屆世界衛生大會視訊會議召開，中國國家主席習近平、法國總統馬克宏、德國總理梅克爾、韓國總統文在寅以及聯合國秘書長古特雷斯等作為特邀嘉賓發表視頻致辭。各方均表示堅定支援世界衛生組織在新冠肺炎疫情應對中的領導和協調作用，呼籲國際社會加強團結協作，共同戰勝疫情。為了有效應對新冠肺炎疫情，世界衛生組織還發起了一個危機管理團隊，調集了聯合國人道主義事務協調辦公室、國際海事組織、聯合國糧農組織、世界銀行和聯合國秘書處等多部門專家，充分利用各組織的專業知識和能力，來緩解疫情對各國經濟社會發展造成的負面影響。

最後，世界衛生組織是全球抗疫合作薄弱環節的「補位者」。對於世界衛生組織而言，幫助那些衛生治理能力脆弱的發展中國家應對

突發性公共衛生事件，是全球疫情防控中的重要一環。在非洲地區出現確診病例後，非洲疾病控制中心成立了「非洲新冠肺炎疫情應對工作組」，並任命兩名特使，專門爲非洲新冠肺炎疫情提供戰略諮詢。在伊朗成爲新冠疫情的重災區之後，世界衛生組織向伊朗派遣了專家組，支援伊朗疫情防控工作。二〇二〇年七月九日，譚德塞宣佈成立「新冠大流行防範和應對獨立小組」，回顧總結在世界衛生組織協調下，國際衛生領域應對新冠肺炎疫情的經驗教訓。世界衛生組織在新冠肺炎疫情防控中的應急努力，成爲全球抗疫薄弱環節的重要補充性力量。

世界衛生組織在推動全球抗疫合作中發揮著積極引領作用，得到了國際社會的廣泛關注與認可。然而，由於受到美國等大國的質疑、資金不足、約束力不夠等局限，世界衛生組織在推動全球合作抗疫中所發揮的作用依然有限。此次新冠肺炎疫情也是自世界衛生組織成立以來，國際社會面臨的最嚴重的公共衛生危機，更是對二十一世紀全球衛生安全治理體系和能力的檢驗。譚德塞總幹事坦言：「世界需要一個強大、有效的世界衛生組織，需要一個適應二十一世紀發展要求的世界衛生組織，平等地屬於所有人。」[19]在全球衛生治理主體多元化、治理機制複雜化的今天，需要國際社會共同以世界衛生組織爲核心，推動各成員國在全球抗疫物資、疫苗藥物研發等方面的積極互動和合作共用，才能眞正推動全球公共衛生治理進入健康的運行軌道。

2.二十國集團機制下的全球抗疫合作

新冠肺炎疫情在全球蔓延，迫切需要國際社會通力合作。三月二十六日，二十國集團（G20）領導人應對新冠肺炎特別峰會通過視訊會議的方式召開，並發表聯合聲明，各方承諾採取一切措施抗擊

---

⑲ 世界衛生組織總幹事譚德塞在第七十三屆世界衛生大會上的致辭[EB/OL].世界衛生組織網站，2020年5月18日，https：//www.who.int/zh/.

⑳ 吳國鼎.全球抗疫中的二十國集團合作[J].世界知識，2020（9）.

病毒、保護生命、重振經濟，並且啓動了總價值五萬億美元的全球經濟振興計畫，向國際社會傳遞了各國合作應對疫情、加強宏觀經濟政策協調的積極信號。「爲助力抗疫鬥爭，G20應加強內部團結，加強國際宏觀經濟政策協調，提供更多資金，加強執行力，發揮應有領導作用」。[20]

經過二十年的發展，G20已從應對國際金融危機的臨時性機制，演變爲全球經濟合作的主要平臺。此次特別峰會專門討論全球衛生危機，對G20來說既是應對新型危機的一種挑戰，也是拓展和深化合作的一次機遇。G20原有的靈活性、有效性和經濟性等特點，決定了它可能在全球抗疫合作中發揮某些獨特作用。

一是政治共識和引領合作。儘管防控疫情首先是各主權國家政府的職責，但由於各國和各地區已無法獨自應對疫情和解決危機，因此，共同應對和全球協調應成爲政治共識。峰會領導人向世界傳達了一個明確和強烈的信號，即有能力和決心通過國際合作戰勝病毒這個全人類的共同敵人。作爲世界主要發達和新興經濟體組成的多邊機制，G20可發揮其優勢和資源，通過宏觀政策的調整和協調，引領服務於抗疫和應對危機的經濟合作。

二是大國協調和示範作用。G20成員國有相對強大的經濟實力和比較豐富的衛生資源，其內部團結和相互協調，可以撬動全球性的合作行動。集團成員國政府一方面有責任盡最大努力在國內控制疫情，另一方面有義務分享防疫信息、技術和經驗，超越國家利益，從人道主義和人類安全的高度採取相關政策和行動，從而爲眾多中小國家樹立標竿，發揮示範作用。

三是統籌資源和協同治理。G20成員國內部差異性也很大。因爲處於疫情的不同階段，其關注點可能各不相同。如何一方面儘快遏制疫情的擴散，另一方面避免世界經濟陷入衰退和危機；如何一方面應對短期的人類健康危機，另一方面實現長效的公共衛生治理；如何一方面尊重各國抗疫的自主性，另一方面避免因爲疫情政治化而導致地緣政治對抗。這都需要統籌協調，取長補短，形成合力，協同作戰，

因而考驗峰會領導人的智慧和膽識。

四是支援世衛組織的主導作用。作為國際衛生領域的專門機構，世界衛生組織在全球衛生治理中一直處於核心地位，在有關病毒和疫情的信息、技術、知識等方面具有專業優勢。在全球應對疫情的行動中，世衛組織的專業地位和主導作用不可替代。G20與WHO在全球抗疫中可以優勢互補。G20要加強對WHO的政治和財政支持，WHO則為G20的全球協調提供更多的專業指導意見。

五是幫助經濟困難和衛生條件薄弱國家進行抗疫。很多衛生體系和能力脆弱的國家，不僅無力進行及時有效的救治，其本來就經濟困難和社會落後的狀況還因疫情變得「雪上加霜」。G20作為世界主要經濟體，有能力和責任提供適當援助和支持，幫助這些國家應對疫情。事實上，疫情的跨國性已表明，幫別人就是幫自己。只要有一個國家「掉隊」，其他國家就不會有真正的「安寧」，全球抗疫就難言勝利。

為有效發揮這些作用，一方面要借助G20在全球金融和經濟治理中已形成的機制，另一方面，應創設應對全球衛生和健康危機的新型機制，如成員國外長和衛生部部長工作機制，與WHO等國際組織間合作機制等。[21]

G20特別峰會發表的聯合聲明，僅僅是行動指南和框架，是原則性和指引性的，要落實到執行層面，還需要明確細節以及配套的執行機制。國際社會期待G20團結和引領國際社會戰勝疫情，但G20要真正發揮其作用還面臨諸多現實挑戰。G20應對新冠肺炎疫情特別峰會後，並沒有在各國合作抗疫方面取得立竿見影的效果，疫情仍然在很多國家蔓延傳播。G20內部一些成員國之間不團結和不協調的聲音與舉動也一再發生。四月十四日，川普政府還以WHO在處理新冠肺炎疫情「不力」導致疫情在全球大流行為理由，暫停向WHO繳納會費。這種行為在剛剛召開G20特別峰會後發生，凸顯了在G20機制下

---

[21] 張貴洪. 全球抗疫合作，G20能擔重任[N]. 環球時報，2020年3月27日.

團結國際社會合作抗疫仍然任重道遠。

3.中國積極參與抗疫多邊合作

除了積極支持、參與世界衛生組織和二十國集團等國際組織的抗疫國際合作，中國還與非洲聯盟、東南亞國家聯盟、阿拉伯國家聯盟等地區性國際組織開展抗疫合作，成為全球抗疫合作的重要組成部分和亮點。

第一，中非團結抗疫特別峰會。新冠疫情的蔓延，給中國和非洲國家社會經濟活動造成重大衝擊，能否幫助非洲國家實現疫情控制，是此次全球抗擊新冠疫情的關鍵所在。面對共同的公共安全衛生威脅，中國和非洲國家展現出空前的團結，生動體現了南南合作的具體內涵。中國與非洲國家一直是好朋友、好夥伴、好兄弟，新冠肺炎疫情發生以來，中非互幫互助，攜手抗疫。在前期中國疫情嚴重時，非洲國家從道義上、物質上給予寶貴支持。非洲多國領導人紛紛致電中國政府，對中國所遭受的疫情表示慰問，並對中國強有力的抗疫舉措表示聲援和支持。隨著新冠疫情在非洲地區擴散蔓延，中國政府和民間也迅速行動起來，大力支持非洲國家抗疫。如向非洲國家提供醫療物資援助，派遣醫療專家組，分享抗疫經驗，加快非洲疾控中心總部建設，承諾新冠肺炎疫苗研發完成並投入使用後，將儘快惠及非洲國家。二〇二〇年六月十七日，中國國家主席習近平主持了中非團結抗疫特別峰會，在會上發表了題為《團結抗疫，共克時艱》的主旨講話，這是習近平主席繼出席二十國集團領導人應對新冠肺炎特別峰會，及第七十三屆世界衛生大會視訊會議之後，就人類合作抗疫、共同構建人類健康共同體發表的又一重要講話。習近平主席在會上強調，「無論國際風雲如何變幻，中方加強中非團結合作的決心絕不會動搖」，未來中非「將合作重點向健康衛生、復工復產、改善民生等領域傾斜」。[22]中非團結抗疫特別峰會是在世界各國和人類健康面臨新冠疫情嚴重威脅、多邊主義和全球化進程遭遇嚴峻挑戰的特殊時刻召開的，將極大地助力非洲國家抗擊病毒，對於疫情後的國際合作與

全球發展，特別是南南合作具有重要而深遠的意義。

第二，**中國—東盟抗疫合作**。面對新冠肺炎疫情的肆虐，中國和東盟國家展現出空前的團結，互幫互助，合作抗疫。無論是在政府層面還是民間層面，本地區國家都致力於凝聚區域公共衛生安全共識，共同抗擊新冠肺炎疫情，生動體現了周邊國家命運與共的睦鄰友好關係。在中國防控新冠肺炎疫情的特殊時刻，柬埔寨首相洪森曾「逆行」訪華，成為第一位親臨中國支持抗疫的外國領導人，生動詮釋了中柬命運共同體的核心要義，也向國際社會展示了對中國的支持。[23]東盟多個華人華僑社團也向中國捐贈了不少抗疫物資。中國也及時就疫情動態，保持與東盟國家間的密切溝通，分享抗疫經驗。二月二十日，中國—東盟舉行新冠肺炎問題特別外長會議，通過《中國—東盟關於新冠肺炎問題特別外長會聯合聲明》，雙方一致同意合作增強新冠肺炎等新發、再發傳染病的防控能力，開展數據、技術、經驗和能力建設交流，推動研發治療藥物和疫苗。[24]

第三，**中阿抗疫合作**。新冠肺炎疫情暴發以來，中阿患難與共，合作抗疫，共克時艱，在衛生健康領域深入推進共同體建設。當疫情肆虐中國之時，阿拉伯國家和阿盟、海灣合作委員會等地區組織一致支援中國抗疫。阿拉伯國家領導人紛紛發來聲援電函、打來暖心電話，對中國抗疫表達了強有力的政治支持。他們高度讚賞中國應對公共衛生危機的治理能力。阿盟外長理事會通過決議讚賞並支持中國抗疫。當西方媒體對中國抗疫舉措政治化、標籤化、汙名化之時，多個阿拉伯國家媒體刊登介紹中國抗疫成績的報導。阿盟成員國向中國捐

---

[22] 習近平在中非團結抗疫特別峰會上的主旨講話，2020年6月17日，https：//www.fmprc.gov.cn/web/ziliao_674904/zyjh_674906/t1789549.shtml.

[23] 習近平會見柬埔寨首相洪森[EB/OL].外交部網站，2020年2月5日，http：//www.fmprc.gov.cn/web/zyxw/t1740858.shtml.

[24] 中國——東盟關於新冠肺炎問題特別外長會聯合聲明[EB/OL].外交部網站，2020年2月21日，http：//www.fmprc.gov.cn/web/wjbzhd/t1748133.shtml.

贈口罩約一千萬只，手套近三百二十萬雙，防護服十萬套，護目鏡六·五萬個。[25]中國也毫無保留地向阿拉伯國家分享抗疫經驗和醫療技術，同二十一個阿拉伯國家共同舉辦衛生專家會議。[26]中國先後向伊拉克、沙特、科威特、阿爾及利亞、巴勒斯坦等國派出醫療援助專家，向埃及、突尼斯、卡達、約旦等阿拉伯國家提供醫療物資援助，先後協助伊拉克、沙特和巴勒斯坦建設三座新冠病毒檢測實驗室。[27]二〇二〇年七月六日，中國——阿拉伯國家合作論壇第九屆部長級會議以視頻方式舉行，雙方就團結合作抗擊新冠肺炎疫情、深化中阿戰略夥伴關係和打造中阿命運共同體等議題達成了廣泛共識。本屆會議發表了《中國和阿拉伯國家團結抗擊新冠肺炎疫情聯合聲明》等三份成果文件，中阿雙方一致強調團結合作是國際社會戰勝疫情的最有力武器。[28]中阿合作抗疫的成功經驗，再次印證了中阿風雨同舟的夥伴關係，夯實了雙方互信，經過合作抗疫，中阿友好關係將更加深厚牢固，前景也將更加廣闊。

在經濟全球化時代，各國相互依賴程度日益加深，也成為「你中有我、我中有你」的命運共同體。全球公共衛生危機對世界的衝擊，使任何一個國家都無法獨善其身，合作抗疫、共克時艱成為國際社會的共同選擇。在這次全球抗擊新冠肺炎疫情鬥爭中，不同國家的應對方式、效果，充分暴露出不同國家對生命保障的態度，也充分體現了不同國家的治理能力和治理效果。以世界衛生組織為代表的全球衛生治理體系發揮了重要作用，有效推動了國家間的信息共用和行動協

---

[25] 王廣大.攜手抗疫推動中阿合作達到新高度[N]，光明日報，2020年6月22日.

[26] 王毅.加強抗疫合作，打造中阿命運共同體[N]，人民日報，2020年7月3日.

[27] 王廣大.攜手抗疫推動中阿合作達到新高度[N]，光明日報，2020年6月22日.

[28] 中國和阿拉伯國家團結抗擊新冠肺炎疫情聯合聲明[EB/OL].新華網，2020年7月7日，http：//www.xinhuanet.com/2020-07/07/c_1126207545.htm.

調，但這一多邊治理體系的弊端，也在此次抗疫行動中表現得淋漓盡致。新冠肺炎疫情是對國際社會是否能合作共贏的挑戰，也是對各國各地區國家治理能力和治理體系的挑戰。新冠肺炎疫情已經成為全球性挑戰，凸顯了構建人類衛生健康共同體的緊迫性和重要性，未來國際社會需要立足於全球公共衛生體系，積極推動構築各國國內、區域、全球層面的聯防聯控體系。

第六章　合作抗疫的中國貢獻

面對這場突如其來、完全陌生的巨大災難，中國政府和中國人民展現出強大的凝聚力和執行力，在做好本國疫情防控工作的同時，秉持人類命運共同體理念，以實際行動推動抗疫國際合作，為全球攜手戰勝疫情注入了信心。

一、合作抗疫的中國經驗

新冠疫情在中國暴發後，中國政府及時採取果斷措施，全國動員、全面部署、快速反應，採取最全面、最嚴格、最徹底的防控舉措，很快控制住了疫情的蔓延，不僅大大降低了國內其他地區疫情暴發的規模，也為國際社會贏得了寶貴的兩個月的時間。這是中國對世界抗疫工作的巨大貢獻。在此過程中，針對疫情的管控、診治，中國累積了豐富的經驗，為世界各國的抗疫工作提供了積極有益的借鑒和參考。中國經驗彰顯了中國制度和中國道路的優勢，更體現出中國國家與社會關係的融洽。

第一，中國快速控制了疫情。二〇一九年十二月二十七日，武漢市首次報告不明原因肺炎病例。二〇二〇年一月二十日，中央召開全國電視電話會議，正式拉開全國抗疫大戰序幕。到三月三十一日，全國本土傳播已基本阻斷。[1]中國用一個多月的時間，初步遏制了疫情蔓延勢頭，用兩個月左右的時間，將本土每日新增病例控制在個位數以內。[2]

---

[1] 全國本土疫情傳播已基本阻斷：湖北新冠肺炎患者治癒率超93%[N].人民日報，2020年4月1日，第3版.

第二，與其他國家和地區相比，中國本土傳播和感染率非常低。
全球百萬人口平均感染一千零七十三人，中國則有五十七・一人，是
前者的十九分之一。其中80%以上集中在湖北省，60%是在武漢，傳
播到其他地區的比例非常低。

　　第三，在國內疫情防控進入常態化階段之後，儘管面臨全球多點
位、大面積暴發的嚴峻形勢，國內各地也陸續復工復產、復商復學，
但復發或再次暴發的比例非常低，目前只在北京、黑龍江、吉林、新
疆等少數地方出現本土傳播病例。

　　從全球蔓延情況來看，新冠疫情具有非常高的傳染能力，傳播速
度也非常快。中國能將疫情很快控制下來，同時恢復正常生產生活和
社會秩序，對一個擁有十四億人口的超級大國來說，這樣的成績來之
不易。中國的抗疫經驗主要包括：

　　第一，控制人員聚集和流動。從一月二十三日到二十九日，各
省、自治區、直轄市相繼啓動重大突發公共衛生事件一級回應機制。
這一時期絕大多數地區採取道路管控措施，包括暫停公共交通，在國
道、高速公路等入境口設置檢測站，有些農村地區與外部連接的道
路被阻斷。人群聚集和人員流動被最大限度地限制和管控。影院、劇
院、網吧以及健身房等場所被關閉，多數工廠停業，學校停學。對車
站、機場、農貿市場、超市等需要開放的公共服務類場所，以及汽
車、火車、飛機等密閉交通工具，則採取「進出檢」、限流等措施，
進入人員必須測量體溫、佩戴口罩。由於疫情暴發期間正值中國傳統
節日春節，各地積極採取各種措施，有效減少人員流動和聚集。❸不
少地方特別是疫情嚴重的社區，住戶被要求盡可能待在家裡。這些應

---

❷ 國務院新聞辦公室.抗擊新冠肺炎疫情的中國行動白皮書[N/OL].新華網，
　　2020-6-7，http：//www.xinhuanet.com/politics/2020-06/07/c_1126083364.
　　htm.
❸ 國務院新聞辦公室.抗擊新冠肺炎疫情的中國行動白皮書[N/OL].新華網，
　　2020-6-7，http：//www.xinhuanet.com/politics/2020-06/07/c_1126083364.
　　htm.

對措施對迅速控制、阻斷疫情起到非常大的作用。

第二，分類管理。根據各地疫情實際情況，科學判斷形勢、精準把握疫情，在有效防控疫情的基礎上有序推進復工復產，「分區施策」。分類管理首先是針對不同地區，以縣（市、區、旗）爲單位，依據人口、發病情況，將疫情等級分爲低風險地區、中風險地區和高風險地區三類，並動態調整。不同地區採取差異化的防控策略。❹在疫情暴發地武漢和湖北其他地區，採取嚴格的封城禁足措施。一月二十三日離漢離鄂通道被關閉，直到四月八日才取消封鎖，武漢市封城管控長達七十六天。

社區（即城市社區和農村社區）是中國群眾自治的基層單位，是防控的第一線和前沿陣地。國家衛健委一月二十四日發佈的《新型冠狀病毒感染的肺炎疫情社區防控工作方案》，將社區分爲三類：未發現病例、出現病例或暴發疫情以及社區傳播疫情。社區防控和應對措施逐類升級，一旦出現社區傳播，就採取疫區封鎖、限制人員聚集等兩項措施。這種動態調整的分類管理模式，既有效控制了傳染源頭，又方便了群眾的生產生活。

---

❹ 國務院聯防聯控機制印發《關於科學防治精準施策分區分級做好新冠肺炎疫情防控工作的指導意見》[N/OL].中國政府網，2020-2-18，http：//www.gov.cn/xinwen/2020-02/18/content_5480514.htm.

表6-1不同社區的防控策略和防控措施

疫情情形	防控策略	防控措施
社區未發現病例	外防輸入	1.組織動員；2.健康教育；3.信息告知；4.疫區返回人員管理；5.環境衛生治理；6.物資準備
社區出現病例或暴發疫情	內防擴散，外防輸出	上述1~6條措施；7.密切接觸者管理；8.消毒
社區傳播疫情	內防蔓延，外防輸出	上述1~8條措施；9.疫區封鎖；10.限制人員聚集

數據來源：國家衛生健康委員會.新型冠狀病毒感染的肺炎疫情社區防控工作方案（試行）[N/OL].中國政府網，2020-1-24， http：//www.gov.cn/xinwen/2020-01/26/content_5472235.htm.

　　第三，源頭控制。疫情傳播的源頭被視爲防控的重中之重。分類管理既涉及空間的差異化管控，也涉及不同人員、不同人群的分類管理。防控網路聚焦「四類人員」，即確診患者、疑似患者、發熱患者和密切接觸者，對這「四類人員」採取「應收盡收、應治盡治、應檢盡檢、應隔盡隔」的政策。在常態化防控時期，一些高風險場地工作和生活人員也被視爲防控重點，包括新住院患者及陪護人員、醫療機構工作人員、口岸檢疫和邊防檢查人員、監所工作人員和社會福利養老機構工作人員，他們與發熱門診患者、密切接觸者和境外入境人員一起，被視爲八類重點人群，並被要求「應檢盡檢」，減少風險隱患。❺返鄉人員、流動人口則嚴格排查、登記、隨訪，對武漢等重點疫情發生地、重點國家返回人員，都嚴格執行十四天居家隔離或集中隔離措施。各地以社區爲網格，摸排人員往來情況，發現異常情況及

---

❺ 關於加快推進新冠病毒核酸檢測的實施意見[N/OL].新華網，2020-6-8，
　http：//www.xinhuanet.com/politics/2020-06/08/c_1126087818.htm.

時報告並採取相應的防控措施。對可能傳染的範圍和路徑強化追蹤調查，截至五月三十一日，全國累計追蹤管理密切接觸者七十四萬餘人。❻

重點疫區是源頭控制的關鍵。為了「早發現、早報告、早隔離、早治療」，關閉離漢通道期間，武漢對全市四百二十一萬戶居民集中開展兩輪拉網式排查，「不落一戶、不漏一人」。在常態化防控時期，為了讓廣大居民更放心，促進經濟社會全面恢復，武漢又從五月十四日至六月一日，實行「全員核酸篩查」，集中核酸檢測九百九十萬人，檢出無症狀感染者三百名，追蹤密切接觸者一千一百七十四名。❼六月十一日北京出現疫情後，十四日一天就核酸檢測了七‧六萬人。❽在全國範圍內，採取上門排查與自查自報相結合的方式。各類場所實行全民體溫篩查，強化醫療機構發熱門診病例監測和傳染病網路直報，實現兩小時網路直報、十二小時回饋檢測結果、二十四小時內完成現場流行病學調查，及時發現和報告確診病例和無症狀感染者。

第四，構建「全政府—全社會」的全覆蓋、無縫化應對網路。在中央層面，習近平總書記領導的中共中央政治局負責頂層設計，並成立應對疫情工作領導小組，李克強總理任組長。具體工作由國務院成立的聯防聯控機制負責，該機制由國家衛生健康委員會牽頭，國家發展改革委員會、工業和信息化部、海關總署等三十二個部門參與，下設疫情防控、醫療救治、科研攻關、宣傳、外事、後勤保障、前方工作等工作組。❾根據疫情發展的不同階段和工作重點，聯防聯控機

---

❻ 國務院新聞辦公室.抗擊新冠肺炎疫情的中國行動白皮書[N/OL].新華網，2020-6-7，http：//www.xinhuanet.com/politics/2020-06/07/c_1126083364.htm.

❼ 武漢通報集中核酸檢測排查結果：未發現確診病例[N].湖北日報，2020-6-2.

❽ 北京已完成核酸檢測76499人 59份陽性[N/OL].新華網， 2020-6-15，http：//www.xinhuanet.com/local/2020-06/15/c_1126115537.htm.

制平臺適時發佈專項指南和文件，涉及醫護人員保護、消毒、心理援助、藥物治療、農村地區疫情防控、養老機構、商場和超市衛生防護、防控科普宣教等各方面，規範和引導疫情的防控和診療。[9]在地方層面，各地落實屬地責任，全國各省、市、縣成立由黨政主要負責人掛帥的應急指揮機制，自上而下構建統一指揮、一線指導、統籌協調的應急決策指揮體系。

　　與這種從上到下的聯防聯控機制對接的，是群防群治這種「全社會」的群眾網路。聯防聯控解決的是政府層面的協調一致，包括從中央到地方這一縱向層面以及跨越各部門、各區塊的橫向層面的政策協調和統籌推進。群防群治則通過廣泛發動社群、社區、鄉村，將應對措施進一步滲透到城鎮社區、企事業單位和基層組織、農村村組農戶，完全下沉到個體。按照《新型冠狀病毒感染的肺炎疫情社區防控工作方案》（試行），「社區要建立新型冠狀病毒感染的肺炎疫情防控工作組織體系，以街道（鄉鎮）和社區（村）幹部、社區衛生服務中心和家庭醫生爲主，鼓勵居民和志願者參與，組成專兼職結合的工作隊伍，實施網格化、地毯式管理，責任落實到人，對社區（村）、樓棟（自然村）、家庭進行全覆蓋，落實防控措施」。[11]群防群治與政府層面的聯防聯控機制有效對接，確保政府層面的政策與措施下行落實。更爲重要的是，群防群治通過啓動社會的自我管理和自我創新，既節約了行政成本，又最大限度地達到了宣傳教育的目的，有效動員了大眾參與。據統計，全國參與疫情防控的註冊志願者達到

---

❾ 國家衛生健康委會同相關部門聯防聯控，全力應對新型冠狀病毒感染的肺炎疫情[N/OL].中國政府網，2020-1-22，http：//www.gov.cn/xinwen/2020-01/22/content_5471437.htm.

❿ 國務院聯防聯控機制文件[N/OL].中國政府網, 2020-6-2, http：//www.gov.cn/zhengce/gwylflkjzwj.htm.

⓫ 國家衛生健康委員會.新型冠狀病毒感染的肺炎疫情社區防控工作方案（試行）[N/OL].中國政府網，2020-1-24，http：//www.gov.cn/xinwen/2020-01/26/content_5472235.htm.

八百八十一萬人，志願服務專案超過46萬個，記錄志願服務時間超過二‧九億小時。[12]

　　第五，科技助力。 科技手段的使用從兩方面推動疫情防控。一方面，利用大數據、人工智慧等科技手段，優化疫情監測、排查、預警和防控工作。大數據、人工智慧等新技術可以用來進行疫情趨勢研判，同時有助於開展流行病學調查，追蹤密切接觸者。通過5G視頻即時對話平臺，不同地區的專家團隊可以即時互動交流。全國一體化平臺推出的「防疫健康信息碼」和各省（區、市）健康通行碼，通過彙聚衛生健康、出入境、民航、鐵路等方面數據，可以查詢確診或疑似患者、同行密切接觸者、確診疑似患者同乘人員、個人十四天內到訪地、城市防疫風險等級等多方面權威信息。健康通行碼在全國「一碼通行」，作爲出行、復工復產復學、日常生活及出入公共場所的憑證，根據查詢結果可以進行管控通行和分類處置，實現了分區分級的精準識別、精準施策和精準防控。在不少地方，大數據技術還繪製出「疫情地圖」，顯示具體疫情發生地的群體名稱、位址和位置，標明疫情傳播具體地點、距離、人數等。[13]

　　另一方面，網路科技大大便捷了居家的工作與生活。疫情期間，線上醫療、網路教育、生鮮配送、新零售等消費需求暴發式增長。一季度，我國移動互聯網累計流量同比增長39.3%，二〇二〇年三月戶均移動互聯網接入流量達到九‧五GB，爲近十二月以來的最高點。[14]疫情重塑了生活與工作方式，學校開展「雲課堂」或線上教學，人

---

[12] 國務院新聞辦公室.抗擊新冠肺炎疫情的中國行動白皮書[N/OL].新華網，2020-6-7，http：//www.xinhuanet.com/politics/2020-06/07/c_112608336364.htm.

[13] 國務院新聞辦公室.抗擊新冠肺炎疫情的中國行動白皮書[N/OL].新華網，2020-6-7，http：//www.xinhuanet.com/politics/2020-06/07/c_1126083364.htm.

[14] 電子商務促消費升級[N/OL].新華網，2020-4-26，http：//www.xinhuanet.com/tech/2020-04/26/c_1125906039.htm.

們通過網上視頻開會，通過網上購物平臺線上購物、線下直接配送到家，就連買菜都可以通過線上支付手段。公共服務則開通網上快捷辦理通道。由於一系列高科技手段的應用，疫情對生產、生活、學習的影響被大大降低。

第六，**舉國體制**。舉國體制統籌整個國家的優勢資源和能力，攻堅克難，集中力量辦大事，這種體制的比較優勢在災難和突發事件面前顯而易見。在湖北——特別是武漢封城之後，對當地的生產、生活影響極大，湖北省一季度GDP同比下降近四成，衛生醫療設施一開始幾乎陷入崩潰。在中央統一部署指揮下，一月二十四日開始，從各地和軍隊調集三百四十六支國家醫療隊、四‧二六萬名醫務人員和九百六十五名公共衛生人員馳援湖北省。❶⑤為解決患者「收治難」問題，武漢市改造擴容定點醫院，一個月內就將收治床位從五千張增加到兩萬三千張，新建了十六家方艙醫院。❶⑥四千餘名管理人員、三萬五千餘名工人、三千五百多台機械設備輪班作業，「飽和式」施工，十天內先後建成兩個功能齊全、技術先進的傳染病醫院，總建築面積超過十一萬平方米，創造了外界驚歎不已的「中國速度」、「中國工程」。❶⑦

與此同時，從二月十日開始，國家衛健委統籌安排了十九個省份對口支援湖北省除武漢以外的十六個市、州及縣級市，以一省的優勢資源集中支援湖北的一個市。❶⑧為解決病亡率偏高問題，國家醫療隊整建制地接管病房，採取「以院包科」、「以省包科」等模式，將重

---

❶⑤ 國務院新聞辦公室.抗擊新冠肺炎疫情的中國行動白皮書[N/OL].新華網，2020-6-7，http：//www.xinhuanet.com/politics/2020-06/07/c_112608 3364.htm.

❶⑥ 鞏固向好成果 抓好重點任務——中央指導組國新辦發佈會傳遞當前疫情防控重要信息[N]. 新華每日電訊，2020-2-28，第2版.

❶⑦ 中國建築締造「中國速度」——從火神山、雷神山醫院建設看中國制度優越性[N/OL]. 經濟日報-中國經濟網，2020-3-22，http：//bgimg.ce.cn/xwzx/gnsz/gdxw/202003/22/t20200322_34539857.shtml.

症收治床位擴展到九千張。[19]除了醫護人員，全國各地向湖北省捐贈了大量防護物資及生活用品，並從海外採購了大批緊缺醫療物資支援抗疫。糧油、貿易企業則全力保障穩定供應，僅中糧集團日均發往武漢大米就超過兩百噸，中儲糧集團湖北分公司的庫存甚至可以滿足湖北省六千萬人半年以上的需求。[20]

　　舉國體制也鮮明地體現在資金方面，國家財政兜底，實施患者免費救治，確保不因資金問題影響醫療救治和疫情防控。截至五月三十一日，全國各級財政共安排疫情防控資金一千六百二十四億元。全國確診住院患者結算五・八萬人次，總醫療費用高達十三・五億元。確診患者人均醫療費用約二・三萬元，重症患者人均治療費用超過十五萬元，全部由國家承擔。[21]封城期間，武漢人民付出了巨大犧牲，中央和各地也鼎力相助，協力抗疫，「全國一盤棋」，確保武漢和湖北會戰的順利收場。

　　中國在抗疫中積累的寶貴經驗，既有自上而下、經過專家充分論證後的推廣，也有不少草根創新，特別是各地根據當地疫情發展，採取不少符合地方實際的措施，很好地兼顧了疫情防控與生產生活秩序維持的平衡。這些經驗以及防疫初期的教訓，為世界各國的抗疫鬥爭提供了積極有益的參考與借鑒。

---

[18] 國務院新聞辦公室.抗擊新冠肺炎疫情的中國行動白皮書[N/OL].新華網，2020-6-7，http：//www.xinhuanet.com/politics/2020-06/07/c_1126083364.htm.

[19] 鞏固向好成果 抓好重點任務——中央指導組國新辦發佈會傳遞當前疫情防控重要信息[N]. 新華每日電訊，2020-2-28，第2版.

[20] 國資委：中儲糧集團湖北分公司現有庫存可滿足湖北省六千萬人半年以上需求[N/OL].央視網，2020-2-18，http：//m.news.cctv.com/2020/02/18/ARTIbV08xHaBbCQyCSSuB9rn200218.shtml.

[21] 國務院新聞辦公室.抗擊新冠肺炎疫情的中國行動白皮書[N/OL].新華網，2020-6-7，http：//www.xinhuanet.com/politics/2020-06/07/c_1126083364.htm.

二、合作抗疫的中國援助

在中國疫情防控形勢最艱難的時候，國際社會給予了中國和中國人民寶貴的支持和幫助。七十七個國家和十二個國際組織捐贈了醫用口罩、防護服、護目鏡、呼吸機等急用醫療物資和設備。八十四個國家的地方政府、企業、民間機構、個人向中國提供了物資捐贈。金磚國家新開發銀行、亞洲基礎設施投資銀行分別提供了七十億、二十四·八五億元人民幣的緊急貸款，世界銀行、亞洲開發銀行提供了貸款支援，用於國家公共衛生應急管理體系建設。[22]

在中國本土疫情防控取得重大戰略成果的同時，非常可惜的是國外疫情卻沒有得到控制，並迅速蔓延，中東、歐洲、美洲等先後成爲重災區。隨著中國疫情的緩解——特別是復工復產的順利推進，中國開始爲世界各國提供各方面的大量援助，有力地支援了全球各地的抗疫大戰，體現了負責任大國的國際擔當和積極作爲。

「此次對外抗疫援助是中華人民共和國成立以來，援助時間最集中，涉及範圍最廣的一次緊急人道主義行動。」[23]當地疫情的嚴重程度、醫療衛生條件和醫療物資缺乏程度，當地提出的具體援助需求，以及自身具備的能力是中國制訂援助方案的主要因素。具體方案包括物資的品種、數量、雙方職責、任務分工，等等，由兩國政府協商確定。[24]概而言之，中國對外主要提供三種類型的援助——物資援助、資金援助和醫療技術援助。

---

[22] 國務院新聞辦公室.抗擊新冠肺炎疫情的中國行動白皮書[N/OL].新華網，2020-6-7，http：//www.xinhuanet.com/politics/2020-06/07/c_112608 3364. htm.

[23] 鄧波清副署長介紹對外抗疫援助情況[N/OL]. 國家國際發展合作署網頁，2020-3-26，http：//www.cidca.gov.cn/2020-03/26/c_1210531857.htm.

[24] 抗擊病毒 世界須攜手同行[N/OL].中國商務新聞網， 2020-3-27， http：//www.comnews.cn/article/swrd/202003/20200300042203.shtml.

1.物資援助

物資援助指的是為全球抗疫提供急需的物資，特別是防護、診療用品或設備設施，包括檢測試劑、口罩、防護服、護目鏡、額溫槍、醫用手套鞋套以及呼吸機等。大致可以分兩類：第一類是中國提供的無償援助。第二類是商業採購，包括外國政府請中國政府幫忙的採購，以及外國企業向中國企業的直接商業採購。

無償援助包括中央和地方政府層面的援助，也包括民間社會層面的援助。中國政府已經向一百五十多個國家，以及世衛組織、非盟等四個國際和地區組織提供了緊急援助，包括檢測試劑、口罩等醫療物資。比如四月中國政府一次性援助安哥拉、喀麥隆、中非、查德、吉布地、賴索托、馬達加斯加、納米比亞、尼日爾、盧旺達、索馬里和坦尚尼亞等非洲十二國，物資包括防護服、護目鏡、體溫檢測儀、口罩等。這只是中國政府援非抗疫物資中的一批。㉕對有些國家分批供應多次，例如，不到三個月時間，中國政府就向埃及援助了三批物資，包括N95口罩、醫用外科口罩、防護服、檢測試劑盒及體溫檢測儀等。㉖中方還協助非洲建立三十個中非對口醫院合作機制，加快建設非洲疾控中心總部，助力非洲提升疾病防控能力。

值得一提的是，地方政府在抗疫援助中表現亮眼。主要有兩種援助方式：一是通過雙方締結的友好城市管道。例如，北京向二十三個國際友好城市捐贈了防疫物資，這其中既有快速溫測智慧識別系統、呼吸機、檢測試劑盒等醫療檢測設備，又有金花清感顆粒、連花清瘟顆粒等中藥產品，還有外方急需的口罩、一次性手套、鞋套、手消毒凝膠等防護物品。鄭州為韓國、日本、義大利、法國、羅馬尼亞、比

㉕ 駐非盟使團團長劉豫錫大使出席中國政府援助非洲抗疫物資轉運儀式[N/OL].中國駐非盟使團網頁，2020-4-24，http：//au.fmprc.gov.cn/chn/sghd/t1773154.htm.

㉖ 堅持多邊主義 團結應對疫情──國際社會肯定中國為推動抗疫國際合作作出重要貢獻[N].人民日報，2020-6-10，第3版.

利時、布吉納法索等七個國家的十一座友好城市提供了援助，共發送一次性醫用口罩四十七萬只、橡膠手套一萬一千雙、防護服兩千三百套。[27]二是採用省級包幹方式，向受援方政府提供援助。例如，福建向菲律賓捐贈呼吸機三十台、醫用防護服五千套、N95口罩三萬個、醫用外科口罩三十萬個、醫用隔離面罩五千個。廣西先後分兩批向柬埔寨捐贈價值約四百萬元的醫療物資。雲南贈送老撾價值四百一十七萬元的抗疫物資，包括醫用外科口罩、N95口罩、醫用防護服等。

中國民間社會、企業、機構、基金會、個人等也踴躍捐獻物資。例如，從三月十六日到四月二十日，馬雲公益基金會和阿里巴巴公益基金會與非盟合作，為非洲提供了三批應急物資，包括一千零六十萬個口罩、四十六萬件防護服和防護面罩、八百台呼吸機、兩百六十萬份檢測試劑盒。此外，馬雲公益基金會還向日本和韓國各捐贈一百萬只口罩，為美國籌集五十萬份檢測試劑盒和一百萬只口罩，為伊朗、義大利和西班牙等國籌集了物資。

除了無償捐贈，作為生產大國，中國在維持全球產業鏈、供應鏈的穩定，特別是抗疫緊缺的物資供應方面作出重大貢獻。以口罩為例，全球50%以上由中國供應。隨著疫情在全球的大流行，中國大力推動口罩企業復工達產，引導支持企業擴能、增產、轉產，口罩日產能產量快速增長。二月二十九日，包括普通口罩、醫用外科口罩、醫用N95口罩在內，全國口罩日產能達到一・一億只，日產量達到一・一六億只，分別是二月一日的五・二倍、十二倍，有力緩解了全球範圍的口罩荒問題。[28]為引導有序規範出口，嚴保產品品質，中國政府加強市場和出口品質監管，同時積極組織貨源，疏通物流運輸、出口通關，保質保量向國際社會提供防疫物資。三月一日至五月三十一日，中國向兩百個國家和地區出口了防疫物資，其中，口罩七百零

---

[27] 危難時刻，我們彼此溫暖[N].經濟日報，2020-6-3，第4版.

[28] 國口罩日產能產量雙雙突破一億隻只[N/OL].新華網，2020-2-28，http：//www.xinhuanet.com/politics/2020-03/02/c_1125649884.htm.

六億只，防護服三・四億套，護目鏡一・一五億個，呼吸機九・六七萬台，檢測試劑二・二五億盒，紅外線測溫儀四千零二十九萬台，有力地支持了相關國家進行疫情防控。[29]中國還積極呼應世界糧食計畫署，在華啓動全球人道主義應急樞紐，爲包括聯合國系統、各國政府及其他人道主義合作夥伴在內的國際社會，提供全球抗疫應急回應。

2.資金援助

疫情在全球的大流行，導致國際社會——特別是欠發達國家和應對疫情的多邊組織面臨巨大的資金缺口。國家主席習近平在第七十三屆世界衛生大會開幕式上宣佈，中國將在兩年內提供二十億美元國際援助。[30]這筆巨額資金既包括雙邊援助，也包括多邊捐贈，主要用於支持欠發達國家疫後的社會經濟恢復發展。

針對欠發達國家，中國一方面通過雙邊方式直接提供資金資助，例如向聯合國近東巴勒斯坦難民救濟和工程處提供的一百萬美元年度捐款；[31]另一方面是債務緩免。疫情導致不少欠發達經濟體財政收支狀況惡化，債務負擔沉重。中國積極參與並落實二十國集團倡議，宣佈對七十七個最貧困國家暫停債務償還，以協助這些國家騰出資源應對疫情。值得提及的是，截至六月，世界銀行提出的寬免名額是七十三個國家：七十二個國際開發協會（IDA）成員國加上安哥拉。[32]在中非特別峰會上，中方又宣佈免除部分非洲國家二〇二〇年底到期無償貸款債務，並進一步延長還債期限。[33]截至十一月底，國家國

---

[29] 國務院新聞辦公室.抗擊新冠肺炎疫情的中國行動白皮書[N/OL].新華網，2020-6-7，http://www.xinhuanet.com/politics/2020-06/07/c_1126083364.htm.

[30] 習近平在第七十三屆世界衛生大會視訊會議開幕式上的致辭[N/OL].外交部網頁，2020-5-18，https：//www.fmprc.gov.cn/web/ziliao_674904/zt_674979/dnzt_674981/qtzt/kjgzbdfyyq_699171/t1780241.shtml.

[31] 二〇二〇年六月十日外交部發言人華春瑩主持例行記者會[N/OL].外交部網頁，2020-6-10，https：//www.fmprc.gov.cn/web/fyrbt_673021/t1787630.shtml.

際發展合作署和中國進出口銀行作爲雙邊官方債權人，已經全面落實符合倡議要求的緩債申請，緩債金額達十三‧五三億美元，二十三個國家從中受益。中國國家開發銀行作爲商業債權人，積極回應緩債倡議，緩債金額達到七‧四八億美元。中國是G20成員中落實緩債金額最多的國家。值得提及的是，這是中方首次參與國際多邊債務協調進程，充分展示了中方致力多邊合作、積極參與國際債務行動的建設性態度。❸❹

　　另一重點是和疫情應對相關的多邊組織及其設立的基金。全球疫苗免疫聯盟（The Global Alliance for Vaccines and Immunization）是一個公私合作的全球衛生合作組織，成立於一九九九年，主要職責是通過與政府和非政府組織合作，推廣疫苗，向欠發達地區提供技術和財政支援。中國承諾爲聯盟籌資週期提供捐助，特別是爲加快新冠肺炎疫苗研發、生產和分配提供資金支持。❸❺十月八日，中國同全球疫苗免疫聯盟簽署協議，正式加入「新冠肺炎疫苗實施計畫」。中方還宣佈，一旦研發完成並投入使用，中國新冠疫苗將作爲全球公共產品，這樣發展中國家可以較低成本、較爲方便快捷地獲得接種疫苗機會。❸❻

❸❷ Debt Service Suspension and COVID-19[N/OL]. The World Bank, May 11, 2020, https：//www.worldbank.org/en/news/factsheet/2020/05/11/debt-relief-and-covid-19-coronavirus.

❸❸ 團結抗疫共克時艱——在中非團結抗疫特別峰會上的主旨講話[N/OL].新華網，2020-6-17，http：//www.xinhuanet.com/politics/leaders/2020-06/17/c_1126127508.htm.

❸❹ 財政部部長劉昆就二十國集團(G20)債務議程接受記者採訪［N/OL］.財政部網頁，2020-11-20, http://wjb.mof.gov.cn/gongzuodongtai/202011/t20201120_3626461.htm.

❸❺ 李克強在全球疫苗峰會視訊會議上致辭[N/OL].外交部網頁，2020-6-5，https：//www.fmprc.gov.cn/web/ziliao_674904/zt_674979/dnzt_674981/qtzt/kjgzbdfyyq_699171/t1786030.shtml.

❸❻ 習近平在第七十三屆世界衛生大會視訊會議開幕式上的致辭[N/OL].外交部網頁， 2020-5-18， https：//www.fmprc.gov.cn/web/ziliao_674904/zt_674979/dnzt_674981/qtzt/kjgzbdfyyq_699171/t1780241.shtml.

此次全球抗疫，以世衛組織爲代表的全球衛生治理體系作用更顯突出，有效推動了國家間的信息共用和行動協調。中國支援世衛組織在全球衛生治理中發揮領導作用，除了按時、足額繳納會費外，還分兩批向其提供了五千萬美元現匯援助。該組織啓動首個新冠肺炎「團結應對基金」（COVID-19 Solidarity Response Fund）後，五月二十日，中國人口福利基金會積極回應號召，與世衛組織攜手啓動該基金在華募捐專案。專案通過騰訊公益、阿里巴巴公益、支付寶公益、新浪微公益、百度公益等中國募捐信息平臺，充分發揮中國慈善機構的優勢和社會組織的作用，助力全球抗疫努力。[37]爲支援聯合國在國際事務中發揮核心作用，中國還向聯合國新冠肺炎疫情全球人道主義應對計畫提供五千萬美元支援。[38]十一月十九日和二十四日，國家國際發展合作署還與聯合國難民署代表簽署了兩份協議，在東非和東南亞、南亞地區使用中國政府設立的南南合作援助基金，開展應對新冠疫情項目合作。[39]

中國的資金援助也著眼於地區需求，特別是中國周邊。比如爲東盟抗疫基金提供資金支持；[40]在中國政府二〇一六年設立的瀾湄合作專項基金框架下分設公共衛生專項資金，支持東南亞瀾滄江和湄公河沿岸六國的抗疫努力。[41]

中國境內的基金會和慈善機構，也發起了網路眾籌和企業定向募

---

[37] 世衛組織COVID-19團結應對基金[N/OL].世界衛生組織網頁， 2020-6-14， http：//www.cpwf.org.cn/who/index.php.

[38] 習近平在第七十五屆聯合國大會一般性辯論上發表重要講話[N/OL].外交部網頁, 2020-9-22, https://www.fmprc.gov.cn/web/wjdt_674879/gjldrhd_674881/t1817094.shtml.

[39] 中國與聯合國難民署簽署應對新冠肺炎疫情南南合作援助基金專案合作協定[N/OL]. 國家國際發展合作署網頁, 2020-11-30, http://www.cidca.gov.cn/nnhzyzjj.htm.

[40] 習近平在第十七屆中國 —— 東盟博覽會和中國 —— 東盟商務與投資峰會開幕式上致辭[N/OL].外交部網頁, 2020-11-27, https://www.fmprc.gov.cn/web/zyxw/t1836065.shtml.

集活動。中國紅十字基金會設立了「抗疫國際人道援助基金」，廣泛動員社會力量募集資金和醫療防護物資，援助疫情較嚴重的國家。三月二十三日，恒大向中國紅十字會捐贈一億元人民幣，支援開展國際抗疫人道援助。[42]截至六月十一日，基金募集和採購的物資已啓運至伊朗、伊拉克、義大利、巴基斯坦、阿爾及利亞、布吉納法索、衣索比亞、日本、蒙古、美國、新加坡、法國、韓國、克羅埃西亞、波黑、科威特、孟加拉、墨西哥、斯里蘭卡、希臘、菲律賓、阿爾巴尼亞、黑山、格魯吉亞、剛果（金）、海地、吉布地、馬拉威等二十八個國家。[43]

眾多中國企業、駐外企業機構紛紛解囊相助。騰訊公司承諾提供一億美元援助，並表示已向包括美國在內的十五個國家或地區贈送了口罩和其他防護裝備。[44]在塞爾維亞，中國企業還援助建設兩座病毒檢測實驗室；在辛巴威，中資民企出資升級改造了新冠定點診療醫院威爾金斯醫院。多家中國企業在這場疫情中爲全球數十個國家捐贈價值數億美元的醫療用品、食品和現金。[45]

3.醫療技術援助

除了物資、資金援助，中國還積極開展抗擊病毒國際合作，分享

---

[41] 李克強在瀾滄江 —— 湄公河合作第三次領導人會議上的講話[N/OL]. 新華網, 2020-8-24,http://www.xinhuanet.com/2020-08/24/c_1126407739.htm.

[42] 抗疫無國界 恒大再捐一億支援中國紅十字會開展國際援助[N/OL]. 新華網，2020-3-23，http：//www.xinhuanet.com/enterprise/2020-03/23/c_1125754624.htm.

[43] 全球戰「疫」—— 中國紅十字基金會抗疫國際人道援助動態（三）[N/OL]. 中國紅十字基金會網頁，2020-6-12，https：//new.crcf.org.cn/article/20554.

[44] 中國企業爲全球抗擊病毒提供援助[N/OL].環球網，2020-6-11，https：//world.huanqiu.com/article/3yc0U9gVGxf.

[45] 中國企業爲全球抗擊病毒提供援助[N/OL].環球網，2020-6-11，https：//world.huanqiu.com/article/3yc0U9gVGxf.

在防控措施、診療方案等方面的經驗做法，向疫情比較嚴重、有需要的國家提供說明和支持。

一是共用中國科技。疫情暴發後，中國科技人員快速檢測出新冠病毒的全基因組序列並分離出病毒毒株，及時向全球共用；快速推出多種新冠肺炎病毒核酸診斷試劑盒供應全球。中國還積極與各國科學家聯合進行病毒致病機理研究、疫苗和抗體研製、藥物篩選、快速檢測試劑研究和應用研究，給外國患者提供具有明顯效果的中藥湯劑等。

二是分享中國技術和經驗。國家衛健委彙編七個版本的診療和防控方案，並翻譯成三個語種，分享給全球一百八十多個國家、十多個國際和地區組織參照使用。建立了新冠疫情防控網上知識中心，向所有國家開放。通過視訊會議的方式，中國與東盟、歐盟、非盟、亞太經合組織、加勒比共同體、上海合作組織等國際和地區組織，以及韓國、日本、俄羅斯、美國、德國等國家，開展七十多次疫情防控交流活動。[46]僅在二○二○年四月二十七日至六月十日，中國就同非洲國家舉行了四次「中非連線、攜手抗疫」系列專家視頻交流會，內容涉及新冠肺炎臨床診療方法和中醫在診療中的應用、檢測方法、邊境檢疫、風險評估、新冠肺炎疫情防控策略等各方面議題。[47]

三是向有需求也有意願接受的國家派遣醫療專家組。從二月底首次向伊朗派出起，截至十一月三十日，中國共向三十七個國家派出四十一支醫療專家組。這些國家分佈在全球各個區域，包括歐洲、非洲、亞洲、南美洲等，主要是非洲和東南亞國家。前往伊朗、伊拉克、義大利等三國的五組由中國紅十字會總會派遣，其餘專家組由國

---

[46] 國務院新聞辦公室.抗擊新冠肺炎疫情的中國行動白皮書[N/OL].新華網，2020-6-7，http：//www.xinhuanet.com/politics/2020-06/07/c_1126083364.htm.

[47] 「中非連線、攜手抗疫」系列專家視頻交流會舉行第四次會議[N/OL].中國外交部網頁，2020-6-11，https：//www.fmprc.gov.cn/web/ziliao_674904/zt_674979/dnzt_674981/qtzt/kjgzbdfyyq_699171/t1787842.shtml.

家衛健委派遣。值得一提的是，援外專家組基本上由各省級醫療團隊組建，人員彙聚了流行病、呼吸、重症、檢驗檢測檢疫、中西醫結合等各領域的專家。專家組在當地舉辦防控、診療方面的知識、技能培訓，提供指導建議，到定點醫院、定點隔離場所等開展工作，與一線醫務人員交流等，有力地支持了當地的抗疫。不僅如此，中國在全球五十六個國家還有長期派駐援外醫療隊，他們積極協助駐在國開展疫情防控，向當地民眾和華僑華人提供技術諮詢和健康教育。[48]

表6-2中國政府派往世界各國的抗疫醫療專家組一覽表（截至11月30日）

派往國家		出發日期	人數	派出省份/地區等
伊朗		2.29—3.26	5	上海
伊拉克		3.7—4.26	7	廣東
義大利	第一批	3.11—3.25	9	四川5人，另有4人來自國家衛健委、中國紅十字會、中國疾控中心、國藥集團等
	第二批	3.18—4.2	13	浙江
	第三批	3.25—4.8	14	福建
塞爾維亞		3.21—6.10	6（3名輪換成員）	廣東
柬埔寨		3.23—4.7	7	廣西
巴基斯坦		3.28—4.17	8	新疆
老撾		3.29—4.12	12	雲南
委內瑞拉		3.30—4.11	8	江蘇

[48] 國務院新聞辦公室.抗擊新冠肺炎疫情的中國行動白皮書[N/OL].新華網，2020-6-7，http：//www.xinhuanet.com/politics/2020-06/07/c_1126083364.htm.

菲律賓		4.5—4.19	12	福建
緬甸	第一批	4.8—4.22	12	雲南
	第二批	4.24—5.12	6	解放軍
塞爾維亞		3.21—6.10	6（3名輪換成員）	廣東
哈薩克		4.9—4.23	10	新疆
俄羅斯		4.11—4.19	10	黑龍江
沙特		4.15—4.27	8	寧夏
科威特		4.27—5.2	8	寧夏
衣索比亞		4.16—4.30	12	四川
吉布地		4.30—5.11	12	四川
馬來西亞		4.18—5.3	8	廣東
布吉納法索		4.16—4.30	12	天津
象牙海岸		4.30—5.14	12	天津
辛巴威		5.11—5.25	12	湖南
赤道幾內亞		5.25—6.9	12	湖南
剛果（金）		5.12—5.23	12	河北
剛果（布）		5.23—5.31	12	河北
聖多美及普林西比島		5.31—6.8	12	河北
阿爾及利亞		5.14—5.27	20	重慶選派15人，澳門選派5人
蘇丹		5.28—6.12	20	重慶選派15人，澳門選派5人
秘魯		5.23—6.8	4	廣東
孟加拉		6.9—6.22	10	海南
巴勒斯坦		6.10—6.18	10	重慶

辛巴威和 赤道幾內亞	5.11-6.22	12	湖南
亞塞拜然	8.4-8.31	10	四川
南蘇丹和 幾內亞	8.18-9.5	8	安徽
賴索托和 安哥拉	9.27-10.21	10	湖北
甘比亞	11.8-	10	遼寧
俄羅斯	11.11-	10	黑龍江

數據來源：作者根據網上數據整理。

除上述中國政府派出的醫療專家組外，國家中醫藥管理局安排、江西組建了一支中醫專家組（共十五人，含十名醫療專家），派出到烏茲別克斯坦。為協助華人華僑、中資機構和廣大留學生抗疫，山東省向英國派出十五人聯合工作組（包含六名醫療專家）；中國鐵建集團向奈及利亞派出防疫工作組（包括十二名醫護人員）；中建五局長沙仁和醫院向阿爾及利亞派出七人抗疫醫療隊以及五人工作組。中國軍方三月二十四日向柬埔寨派出四人抗疫專家組，四月二十四日向老撾派出五人抗疫醫療專家組。

三、合作抗疫的中國倡議

二月底三月初以來，中國的疫情趨緩，國外疫情迅速惡化。三月十一日，世衛組織總幹事譚德塞宣佈新冠疫情全球大流行。此後，在雙邊、地區和國際多邊領域，中國秉持人類命運共同體理念，密集開展了一系列外交活動，結合中國抗擊病毒實踐經驗，就加強疫情防控國際合作、穩定世界經濟提出了一系列重要主張和建議，發揮了重要引領作用。高頻率、高密度的「抗疫外交」發出了「中國聲音」，提出了「中國倡議」，為推動抗疫國際合作注入了強勁的「中國能

量」。

1.雙邊合作的中國倡議

　　受疫情影響，雙邊交往中的會晤會談活動基本終止。不過，疫情開創了高層外交互動新模式，一系列的視訊會議和「電話外交」應運而生。根據外交部數據統計，三月十一日至六月十六日，雙邊高層最主要的溝通管道是通電話。三個月時間，國家主席習近平與外國元首或政府首腦通電話四十一次，覆蓋亞洲、歐洲、美洲、非洲等主要地區的國家或政府領導人，包括聯合國秘書長古特雷斯（見表6-3）。其中，與俄羅斯總統普丁、德國總理梅克爾和法國總統馬克宏通話不只一次。除了通電話，習近平主席還與老撾人民革命黨中央總書記、國家主席本揚，秘魯總統比斯卡拉，朝鮮勞動黨委員長金正恩，阿根廷總統費爾南德斯等幾國元首互致口信或信函。李克強總理也與德國總理梅克爾、蘇丹過渡政府總理哈姆杜克、荷蘭首相呂特、越南政府總理阮春福等進行視訊會議或通電。

　　表6-3整理了習近平主席的四十一次通話，列出每次通話中中方提出的各項主張和倡議。在通話中，中國最主要的倡議內容包括：第一，宣導加強疫情防控合作，強調病毒是全人類的敵人，抗疫必須加強國際團結，構建人類衛生健康共同體。第二，承諾中方為國際社會提供更多援助，分享中方抗疫的經驗和教訓，為疫情防控作出更大貢獻。第三，堅定支援國際多邊組織和多邊合作機制，特別是著力維護世衛組織在全球抗疫當中發揮領導作用。第四，強調病毒無國界，疫情是人類的共同敵人，反對將疫情政治化、汙名化、標籤化。第五，推進雙邊務實合作，促進兩國關係穩步向前發展。針對欠發達國家，中國承諾加大援助和支持，謀劃疫後務實合作領域與合作重點；針對法、德等發達國家，中國則強調支持多邊主義，共同應對全球挑戰。綜合來看，雙邊元首「電話外交」有助於深化合作、鞏固友誼，更重要的是通過溝通交流，在國際社會上凝聚廣泛共識，團結一致共同抗疫。

表6-3疫情全球「大流行」以來習近平主席所開展的

雙邊「元首（首腦）電話外交」及中方所提主要倡議（截至6月18日）

日期	通電物件	通電內容
6月16日	厄瓜多爾總統莫雷諾	盡己所能提供必要援助，探討開展疫苗和藥物研發、生產等合作；願繼續同各國開展抗疫合作，共同推動構建人類衛生健康共同體；堅定支持加強各國宏觀政策協調，促進世界經濟穩定，推進完善全球治理；重啟並推進務實合作。
6月15日	塔吉克斯坦總統拉赫蒙	願繼續提供支持和幫助；積極開展抗疫國際合作；統籌好疫情防控和貿易往來，儘早謀劃重點領域合作。
6月11日	白俄羅斯總統盧卡申科	為白方抗擊病毒提供支援，分享經驗；加強合作，共同構建人類衛生健康共同體；反對將病毒政治化、標籤化。
6月11日	菲律賓總統杜特帝	繼續向菲方提供堅定支持；支援國際社會團結抗疫，支援世衛組織發揮領導作用，共同構建人類衛生健康共同體；逐步恢復必要人員往來，統籌推進各領域務實合作。
6月5日	哥斯大黎加總統阿爾瓦拉多	願繼續為哥抗擊病毒給予堅定支援，提供幫助；加強抗疫國際合作，維護發展中國家抗疫努力，維護全球公共衛生安全；繼續支持彼此核心利益和重大關切，共同規劃疫情後雙邊合作。
6月5日	法國總統馬克宏	繼續共同支持國際社會團結抗疫；推進兩國機構開展聯合研究，支援疫苗和藥物研發國際合作；加大對世衛組織支援，開展更多中法非三方抗疫合作，支援非洲等不發達地區國家抗疫；堅持多邊主義，促進世界和平穩定；著眼疫情之後各層級交往，加強疫後經濟復甦的宏觀政策協調和對接；願同歐方加強戰略合作，推進中歐間重大政治議程，支持多邊主義，共同應對全球挑戰，推動中歐關係行穩致遠。

6月3日	德國總理梅克爾	願同德方一道，共同支援世衛組織工作，在聯合國、二十國集團等框架內推動國際合作；共同支援非洲國家抗擊病毒；統籌好疫情防控和經濟社會發展工作，堅定不移推動對外開放；同德方和歐盟方面加強戰略合作，堅持多邊主義，應對全球挑戰。
5月20日	孟加拉總理哈西娜	繼續為孟方抗疫提供堅定支持和力所能及的幫助；反對干擾抗疫國際合作、損害全球特別是廣大發展中國家抗疫努力的行徑；支援世衛組織發揮領導作用，推進國際聯防聯控合作，維護全球公共衛生安全；在確保疫情防控前提下，逐步創造有利條件，恢復實施重點合作專案。
5月20日	緬甸總統溫敏	繼續提供堅定支持和力所能及的幫助；繼續支援世衛組織發揮領導作用，堅定維護國際公平正義和國際關係基本準則；在做好疫情防控基礎上，穩妥推進各領域交往合作；用好兩國邊境聯防聯控機制，統籌維護邊境和平安寧、疫情防控和復工復產。
5月15日	匈牙利總理歐爾班	繼續向匈方提供力所能及的幫助；堅定支援聯合國和世衛組織在抗疫國際合作上發揮應有作用；願有效開展聯防聯控，堅決遏制疫情蔓延，同時加強宏觀經濟政策協調，共同應對疫情給世界經濟帶來的挑戰；積極謀劃疫情後雙邊關係發展。
5月15日	南非總統拉馬福薩	繼續給予南非堅定支持和力所能及的幫助，加強雙方醫療衛生合作；呼籲國際社會加大對非洲抗疫支援，積極參與二十國集團「緩債倡議」；應支援聯合國和世衛組織在協調抗疫國際合作中發揮積極作用；願同非方一道，構建更加緊密的中非命運共同體。
5月13日	韓國總統文在寅	繼續加強聯防聯控、藥物和疫苗研發合作，支援世衛組織發揮應有作用，在聯合國、二十國集團、東盟與中日韓等多邊框架內加強溝通和協調，不斷推進雙邊和抗疫國際合作；加強戰略溝通，引領中韓關係邁上更高水準。

5月13日	斯里蘭卡總統戈塔巴雅	繼續提供堅定支持和力所能及的幫助；繼續支援世衛組織發揮領導作用，推進國際聯防聯控合作；在確保疫情防控前提下，逐步恢復各領域務實合作。
5月8日	俄羅斯總統普丁	堅定維護第二次世界大戰勝利成果和國際公平正義，支持和踐行多邊主義；繼續堅定向俄方提供支持。
5月7日	烏茲別克斯坦總統米爾濟約耶夫	世界各國應該以團結取代分歧、以理性消除偏見，凝聚起抗擊病毒的強大合力，加強合作，共克時艱，構建人類命運共同體；繼續為烏方抗疫提供支持和幫助；相互堅定支持，靈活推進兩國全方位合作，不斷深化在世衛組織等多邊框架內協作，共同致力於維護世界和平與發展。
5月7日	葡萄牙總統德索薩	願繼續提供力所能及的幫助；深化各領域合作，推進共建「一帶一路」，探索公共衛生等領域三方合作；各國應團結協作；支援聯合國和世衛組織在協調抗疫國際合作上發揮應有作用，加強宏觀經濟政策協調，維護全球產業鏈、供應鏈穩定。
4月30日	秘魯總統比斯卡拉	支持開展國際聯防聯控，支援世衛組織等國際組織發揮領導作用，支援加強國際宏觀經濟政策協調；繼續在力所能及範圍內向秘方提供支持和幫助；願一道努力，加強溝通，創新合作，共建「一帶一路」。
4月30日	捷克總統澤曼	堅定支援捷方抗擊病毒，同捷克分享疫情防控信息和經驗；積極開展有效聯防聯控，加強宏觀經濟政策協調，堅定維護國際公平正義和國際關係基本準則。
4月27日	伊朗總統魯哈尼	願同伊方繼續加強抗疫合作，分享抗疫經驗，提供力所能及的幫助；單邊制裁妨礙伊朗及國際社會抗疫努力；堅定發展中伊全面戰略夥伴關係；加強抗疫國際合作。

4月27日	尼泊爾總統班達里	繼續向尼泊爾抗擊病毒提供堅定支援，兩國衛生醫療機構可以加強交流合作；繼續落實好各領域合作達成的共識，推動中尼戰略合作夥伴關係不斷發展；維護多邊主義，堅持國際公正和道義；將秉持構建人類命運共同體理念，積極開展抗疫國際合作，支持世界衛生組織發揮領導作用。
4月16日	俄羅斯總統普丁	繼續給予俄方堅定支援；將疫情政治化、標籤化不利於國際合作，中俄應攜手合作，共同維護全球公共衛生安全；探討在常態化疫情防控中採取靈活多樣的新合作方式，推動雙邊合作不斷發展。
4月15日	白俄羅斯總統盧卡申科	堅定支援白方抗擊病毒的努力，將繼續向白方提供力所能及的幫助；病毒沒有國界，是全人類的共同敵人；國際社會應秉持人類命運共同體理念，加強團結協作，攜手抗擊病毒，共同維護世界公共衛生安全。
4月10日	委內瑞拉總統馬杜羅	秉持人類命運共同體理念，向有需要的國家提供力所能及的支持和幫助；願同委方加強防控合作，繼續提供幫助。
4月10日	墨西哥總統洛佩斯願	繼續向墨方提供力所能及的支持；始終秉持人類命運共同體理念，積極開展抗疫國際合作，堅定支援世衛組織工作；加強溝通協調，落實二十國集團峰會共識；加強在聯合國等多邊框架內溝通協調，共同推動構建人類命運共同體。
4月3日	納米比亞總統根哥布	中方將繼續加大力度，對納米比亞等非洲國家提供抗疫援助，分享防控經驗，加強衛生領域合作。
4月3日	老撾人民革命黨中央總書記、國家主席本揚	繼續向老方提供全力支持和幫助；繼續同包括老撾在內的國際社會一道，為早日徹底戰勝疫情作出貢獻；願同老方保持高層交往勢頭，穩步推進重大專案建設，推動中老命運共同體建設不斷走深走實。

4月2日	印尼總統佐科	願提供支援和幫助；願同印尼一道努力，持續深化共建「一帶一路」，推動中印尼全面戰略夥伴關係不斷發展；密切合作，推動二十國團和國際社會在危機應對和全球經濟治理方面發揮作用；秉持人類命運共同體理念，為全球疫情防控分享經驗，提供力所能及的支援，構建人類衛生健康共同體。
4月2日	比利時國王菲力浦	願盡力幫助解決防疫物資緊缺困難，分享疫情防控有益經驗，共同推動疫苗和藥物研發等領域合作；秉持人類命運共同體理念，全面加強國際合作；為全球抗疫提供盡可能多的物資保障；統籌推進各領域合作，推動中比、中歐關係發展。
3月27日	沙特國王薩勒曼	秉持人類命運共同體理念，加強團結、協調、合作，堅決遏制疫情蔓延，全力穩定世界經濟；願提供力所能及的幫助，分享防控經驗，共同維護全球和地區公共衛生安全；深化各領域務實合作，推動中沙全面戰略夥伴關係再上新臺階。
3月27日	美國總統川普	希望各方加強協調和合作，把特別峰會成果落到實處；繼續支持世衛組織發揮重要作用，加強防控信息和經驗交流共用，加快科研攻關合作，推動完善全球衛生治理；加強宏觀經濟政策協調；中美應該團結抗疫；理解美方當前的困難處境，願提供力所能及的支援；希望美方在改善中美關係方面採取實質性行動，加強抗疫等領域合作，發展不衝突不對抗、相互尊重、合作共贏的關係。
3月25日	德國總理梅克爾	願繼續提供力所能及的幫助；願同德方分享防控和治療經驗，加強在疫苗和藥物研發方面合作；願同各方加強協調合作，發出同舟共濟、團結抗疫的聲音；加強宏觀經濟政策協調，確保全球供應鏈開放、穩定、安全；持續推進各領域交流合作，確保中德、中歐產業鏈、供應鏈穩定，減少疫情衝擊。

3月24日	波蘭總統杜達	願同包括波蘭在內的世界各國加強抗疫合作，共同維護全球公共衛生安全；加強高層交往，推動中波關係不斷向前邁進，共同為中國—中東歐國家合作和中歐關係發展作出重要貢獻。
3月24日	哈薩克總統托卡耶夫	將積極提供支持和幫助；構建人類命運共同體，加強抗疫國際合作，共同維護全球公共衛生安全；深化政治互信，擴大數字經濟、醫療衛生等領域合作。
3月24日	巴西總統博索納羅	各國要加強合作；願向巴方提供力所能及的幫助；雙方要保持戰略定力，支援彼此核心利益和重大關切，共同向國際社會發出團結一致的聲音，傳遞攜手應對疫情的積極信號，同時推進各領域務實合作，加強在二十國集團、金磚國家等多邊框架內的溝通和協作，共同維護好、發展好中巴全面戰略夥伴關係。
3月23日	法國總統馬克宏	願繼續向法方提供力所能及的支持和幫助；應精誠合作，推進聯合研究專案，加強國境衛生檢疫合作，支援世衛組織工作，共同說明非洲國家做好疫情防控；加強在聯合國、二十國集團等框架下協調合作，開展聯防聯控，完善全球衛生治理，說明發展中國家和其他有需要的國家加強能力建設。
3月23日	埃及總統塞西	各國必須團結合作，共同應對；願同埃方及時分享疫情信息、防控救治經驗、醫療研究成果，提供醫療物資；願攜手努力，深化各領域務實合作。
3月23日	英國首相詹森	中方願向英方提供支持和幫助；在聯合國和二十國集團框架內推進合作，加強信息和經驗交流共用，加強科研攻關合作，支援世衛組織發揮應有作用，推動完善全球衛生治理，加強宏觀經濟政策協調，穩市場、保增長、保民生，確保全球供應鏈開放、穩定、安全。

3月19日	俄羅斯總統普丁	加強國際防疫合作，開展防控和救治經驗分享，推動聯合科研攻關，攜手應對共同威脅和挑戰，維護全球公共衛生安全；推動兩國各領域合作取得更多成果。
3月17日	西班牙首相桑切斯	願同各國開展國際合作，並提供力所能及的援助；推進疫後廣泛領域交流合作。
3月16日	義大利總理孔特	向意方增派醫療專家組，並盡力提供醫療物資等方面的援助；為抗擊病毒國際合作、打造「健康絲綢之路」作出貢獻。
3月12日	聯合國秘書長古特雷斯	願分享防控經驗，開展藥物和疫苗聯合研發，並正在向出現疫情擴散的一些國家提供力所能及的援助；支援聯合國、世衛組織動員國際社會加強政策協調，加大資源投入，特別是幫助公共衛生體系薄弱的發展中國家做好防範和應對準備；支援世衛組織開展抗擊病毒的國際行動；樹立人類命運共同體意識，重申對多邊主義承諾，加強和完善以聯合國為核心的全球治理體系；繼續支持聯合國工作。

數據來源：作者根據外交部數據整理。

2.地區合作的中國倡議

疫情大流行期間，中國的民間外交主要面向發展中國家和地區集團，採取視訊會議形式，層級基本在外長、副外長級別。此外，中國還以專家視頻交流會的模式與一些地區展開交流，比如四月十日同阿拉伯國家聯盟、三月二十七日同西亞北非國家、三月二十五日同拉美和加勒比國家、三月二十日同歐亞和南亞地區國家，分別就新冠肺炎疫情防控舉行專家網路視訊會議等。在這些會議上，中方就疫情形勢及防控、疫情診療經驗和最佳實踐共用、藥物和疫苗研發合作、完善全球公共衛生治理體系等議題交換意見。並為有需要的國家提供幫助，鼓勵各國必要時在雙邊、區域、國際等層面建立疫情聯防聯控機制。

面向兩個發展中地區的抗疫特別會議升級為峰會，分別是四月

十四日舉辦的「東盟與中日韓抗擊新冠肺炎疫情領導人特別會議」，以及六月十七日舉辦的「中非團結抗疫特別峰會」。十一月中旬，又接連舉辦了中國—東盟、東亞峰會等系列會議。

　　周邊外交是中國地區外交的基點，而東南亞地區又是周邊外交的重心。二○一九年中國與東盟經貿合作逆勢上揚，東盟超越歐盟，成為中國第一大交易夥伴。今年前五個月，中國與東盟貿易總值達一‧七萬億元，增長4.2%，占中國外貿總值的14.7%。十一月十五日，東盟十國與中、日、韓、澳、紐西蘭等十五國共同簽署區域全面經濟夥伴關係協定（RCEP），為這一地區的經濟整合注入強勁動力。相對而言，這一地區疫情控制較好，因而中國對這一地區「抗疫外交」的重點是加強自貿合作。在四月十四日的東盟與中日韓抗擊新冠肺炎疫情領導人特別會議上，李克強總理就疫情合作提出三點倡議：全力加強防控合作，提升公共衛生水準；支援世衛組織發揮領導作用；努力恢復經濟發展，推進區域經濟一體化。[49]五月二十九日，中國與東盟又發表《中國—東盟經貿部長關於抗擊新冠肺炎疫情加強自貿合作的聯合聲明》，決心共同抗擊病毒、加強自貿合作，排除阻礙商品和服務暢通流動的壁壘，維護產業鏈、供應鏈穩定。[50]十一月十四日，李克強總理在第十五屆東亞峰會上呼籲構建人員往來「快速通道」和貨物流通「綠色通道」網路，保持產業鏈供應鏈穩定暢通。[51]同時中國承諾積極考慮東盟國家的新冠疫苗需求，早日啟動中國—東盟公共衛生應急聯絡網路，辦好第三屆中國—東盟衛生合作論壇。[52]

　　考慮到非洲地區經濟落後、醫療衛生基礎設施薄弱、疫情影響較大，這一地區一直是中國援助的主要流向和「抗疫外交」的重點。中

---

[49] 在東盟與中日韓抗擊新冠肺炎疫情領導人特別會議上的講話 [N/OL].中國外交部網頁， 2020-4-15， https：//www.fmprc.gov.cn/web/ziliao_674904/zt_674979/dnzt_674981/qtzt/kjgzbdfyyq_699171/t1769818.shtml.

[50] 中國東盟經貿合作逆勢上揚[N].人民日報海外版，2020-6-15，第10版.

[51] 李克強出席第十五屆東亞峰會[N/OL].中國外交部網頁, 2020-11-15, https://www.fmprc.gov.cn/web/wjdt_674879/gjldrhd_674881/t1832451.shtml.

國向這一地區提供了最多的物質、資金援助，派出了最多的專家醫療隊，還將非洲地區列入中法、中德、中美等雙邊事務磋商以及世衛組織、聯合國、二十國集團等多邊組織合作的重點。在六月十七日的中非團結抗疫特別峰會上，習近平主席進一步提出了攜手抗擊病毒、推進中非合作、踐行多邊主義、推進中非友好四點倡議，提出了一系列援非抗疫舉措。[53]中非團結抗疫特別峰會聯合聲明呼籲國際社會團結合作，加大對世界衛生組織政治支持和資金投入，重申堅定支持多邊主義，反對單邊主義，維護以聯合國為核心的國際體系。[54]

　　在此期間，中國與歐盟領導人頻繁溝通。六月二十三日，舉辦了第二十二次中國──歐盟領導人會晤。九月十五日，習近平又同德國、歐盟領導人共同舉行會晤。中歐加強政策溝通協調，在抗疫物資供應、新發傳染病防治、疫苗研發等領域加強合作，全力支持世界衛生組織，積極開展對非洲三方抗疫合作。[55]

---

[52] 李克強出席第二十三次中國─東盟領導人會議[N/OL].中國外交部網頁，2020-11-12, https://www.fmprc.gov.cn/web/wjdt_674879/gjldrhd_674881/t1831899.shtml.

[53] 團結抗疫共克時艱──在中非團結抗疫特別峰會上的主旨講話[N/OL].新華網， 2020-6-17， http：//www.xinhuanet.com/politics/leaders/2020-06/17/c_1126127508.htm.

[54] 中非團結抗疫特別峰會聯合聲明[N/OL].新華網， 2020-6-17， https：//www.fmprc.gov.cn/web/ziliao_674904/zt_674979/dnzt_674981/qtzt/kjgzbdfyyq_699171/t1789566.shtml.

[55] 習近平同德國歐盟領導人共同舉行會晤[N/OL].新華網, 2020-9-15, http://www.xinhuanet.com/world/2020-09/15/c_1126493059.htm.

表6-4疫情全球「大流行」以來中國主要開展的地區外交（截至11月30日）

11月12日－11月15日	東亞系列峰會
11月9日	中國 — 海合會部長級視訊會議
9月15日	習近平同德國歐盟領導人共同舉行會晤
8月24日	瀾滄江 — 湄公河合作第三次領導人會議
7月6日	中國 — 阿拉伯國家合作論壇第九屆部長級會議
6月23日	第二十二次中國 — 歐盟領導人會晤
6月17日	中非團結抗疫特別峰會
5月21日	環印度洋聯盟抗擊疫情專題視訊會議
5月13日	中國 — 太平洋島國應對新冠肺炎疫情副外長級特別會議
5月12日	中國和加勒比建交國應對新冠肺炎疫情副外長級特別會議五月八日中國 — 中東歐國家合作國家協調員視訊會議四月十四日東盟與中日韓抗擊新冠肺炎疫情領導人特別會議
4月13日	中國 — 安第斯國家新冠肺炎防治視頻交流會
3月31日	中國 — 東盟新冠肺炎疫情防控視訊會議
3月20日中日	韓新冠肺炎問題特別外長視訊會議

數據來源：作者根據外交部數據整理。

3.多邊合作的中國倡議

在全球化退潮、單邊主義肆虐的背景下，國際多邊外交成為中國宣導團結抗疫與多邊合作、展示大國責任與形象的最重要舞臺。迄今中國做出的主要抗疫援助承諾，都是在這些場合提出的，特別是二十

國集團領導人應對新冠肺炎特別峰會，和第七十三屆世界衛生大會視訊會議。

在二十國集團峰會上，習近平主席從共同構建人類衛生健康共同體的高度，闡述中國抗疫主張，提出四點重要倡議。第一，建議召開二十國集團衛生部長會議，發起二十國集團抗疫援助倡議，堅決打好新冠肺炎疫情防控全球阻擊戰，中方秉持人類命運共同體理念，願向出現疫情擴散的國家提供力所能及的援助。第二，有效開展國際聯防聯控，共同合作加快藥物、疫苗、檢測等方面科研攻關，探討建立區域公共衛生應急聯絡機制。第三，積極支援國際組織發揮作用，支援世衛組織發揮領導作用，發揮二十國集團溝通協調作用。第四，加強國際宏觀經濟政策協調，防止世界經濟陷入衰退。❺⑥五月十八日晚，習近平主席在第七十三屆世界衛生大會視訊會議開幕式上，提出了全力搞好疫情防控、發揮世衛組織領導作用、加大對非洲國家支持、加強全球公共衛生治理、恢復經濟社會發展、加強國際合作六項具體合作建議，並宣佈了中方為推進抗疫合作所採取的一系列援助舉措。❺⑦在十一月十七日的金磚國家領導人第十二次會晤上，中方宣佈設立金磚國家疫苗研發中國中心，推進金磚五國開展疫苗聯合研發和試驗、合作建廠、授權生產、標準互認等工作。❺⑧

---

❺⑥ 習近平出席二十國集團領導人應對新冠肺炎特別峰會並發表重要講話 [N/OL].外交部網頁， 2020-3-27， https：//www.fmprc.gov.cn/web/tpxw/ t1761940.shtml.

❺⑦ 習近平在第七十三屆世界衛生大會視訊會議開幕式上的致辭[N/OL].外 交部網頁， 2020-5-18， https：//www.fmprc.gov.cn/web/ziliao_674904/ zt_674979/dnzt_674981/qtzt/kjgzbdfyyq_699171/t1780241.shtml.

❺⑧ 撥開世界迷霧　奏響時代強音——國務委員兼外交部長王毅談習近平主 席出席金磚國家領導人第十二次會晤、亞太經合組織第二十七次領導人 非正式會議、二十國集團領導人第十五次峰會成果[N/OL].外交部網頁， 2020-11-23, https://www.fmprc.gov.cn/web/zyxw/t1834502.shtml.

表6-5疫情全球「大流行」以來中國主要開展的多邊外交（截至11月30日）

11月21日	二十國集團領導人第十五次峰會
11月20日	亞太經合組織第二十七次領導人非正式會議
11月17日	金磚國家領導人第十二次會晤
11月9日	上海合作組織成員國元首理事會第二十次會議
9月2日11月1日	聯合國成立七十五周年系列高級別會議
6月23日	中俄印外長視頻會晤
6月18日	「一帶一路」國際合作高級別視訊會議
6月4日	全球疫苗峰會視訊會議
5月18日	第七十三屆世界衛生大會視訊會議
5月13日	上海合作組織成員國外長視訊會議
4月28日	金磚國家應對新冠肺炎疫情特別外長會
3月26日	二十國集團領導人應對新冠肺炎特別峰會

數據來源：作者根據外交部數據整理。

　　除了利用這些多邊組織平臺，中國還與一些重要發展中國家集團聯合發聲，宣導抗疫國際合作。四月三日，「77國集團和中國」呼籲全部解除對發展中國家所採取的單方面脅迫性經濟措施，認為這些措施不利於有效應對新冠疫情，損害各國之間普遍存在的最基本的合作與團結。❸四月十九日，「77國集團和中國」又發表聲明，讚賞世界衛生組織在抗擊新冠肺炎疫情中發揮的領導作用，主張加強國際團

---

❸　「77國集團和中國」呼籲為抗擊病毒解除針對發展中國家單方面強制措施[N/OL]. 新華網，2020-4-4，http：//www.xinhuanet.com/2020-04/04/c_1125814013.htm.

結，促進多邊合作，強化夥伴關係。[60]十一月二十五日，中國駐聯合國大使在聯合國總部主持召開「立即結束單邊強制措施」安理會視訊會議，指出單邊強制措施嚴重衝擊受影響國家的經濟社會發展和人民福祉，妨礙脆弱國家的人道主義行動，削弱受影響國家的衛生能力和抗擊新冠肺炎疫情的動員能力，要求有關國家立即取消此類措施。[61]

　　作為較早控制住疫情的國家，中國一方面努力控制國內疫情的復發，另一方面在國際舞臺上高舉多邊主義的大旗，極力推動國際社會團結一致抗疫，大力維護國際和地區多邊組織和機制的中心作用，加大對非洲地區等發展中國家的援助力度。中國的主張和倡議對於提振全球抗疫信心，推進抗疫國際合作，擘畫未來全球治理體系，具有十分重要的現實意義。中國的責任與擔當是引領國際社會攜手合作、共克時艱的難得「正能量」。

---

[60]　「77國集團和中國」呼籲國際社會支持世界衛生組織[N/OL]. 新華網，2020-4-20，http：//www.xinhuanet.com/2020-04/20/c_1125880408.htm.

[61]　張軍大使在「立即結束單邊強制措施」安理會阿里亞模式視訊會議上的發言[N/OL]. 中國常駐聯合國代表團網頁, 2020-11-25, http://new.fmprc.gov.cn/ce/ceun/chn/hyyfy/t1836039.htm.

第七章　抗疫國際合作的反思

　　新冠肺炎疫情在全球的蔓延，無論是給人類生命帶來的巨大威脅，還是對世界經濟、國家間關係、國際和平與發展事業的巨大破壞，都是一個世紀以來所罕見的。由於內需和供應、貿易及金融嚴重中斷，全球經濟預計將下調5.2%，引發了第二次世界大戰以來最嚴重的全球經濟衰退。❶疫情大流行和經濟停擺，把六千萬人推入赤貧境地，使全世界每天生活費低於一‧九美元的人口增至近七億人，致使全球貧困率從一九九八年暴發亞洲金融危機以來首次出現上升。❷

　　在新冠肺炎疫情這一重大威脅面前，國際社會迫切需要同心合力、一致抗疫，全面加強國際合作。二〇〇一年的恐怖主義襲擊、二〇〇八年的金融危機發生後，國際社會圍繞打擊恐怖主義和恐怖分子、應對全球金融和經濟危機，相互協調立場和政策，在立法、安全、財政金融等領域，形成了非常良性的互動與合作局面。新冠疫情發生以來，國際社會在共同應對方面顯得乏力。到目前為止，只在部分地區、部分議題上出現了有限合作。疫情擴散的全球治理需求與衛生管理的國家權力分割之間的張力，在危機面前進一步凸顯，甚至以嚴重對立的方式呈現。在這一過程中，國家的主導地位得到確認和鞏

---

❶ Global Economic Prospects [R/OL]. The World Bank Group, June, 2020, https://openknowledge.worldbank.org/bitstream/handle/10986/33748/9781464 815539.pdf.

❷ 世界銀行集團行長大衛‧瑪律帕斯在COVID-19時期及以後的發展融資問題高級別會議上的講話[N/OL].世界銀行網, 2020-5-29, https://www. shihang.org/zh/news/speech/2020/05/28/world-bank-group-president-david-malpass-remarks-at-high-level-event-on-financing-for-development-in-the-era-of-covid-19-and-beyond.

固，全球多邊治理的赤字和缺陷則暴露無遺。兩者間的張力與同時出現的去全球化進程、國際政治競爭的加劇相互疊加，導致國際社會在應對疫情擴散上顯得乏善可陳、錯漏百出。

　　預計到二〇五〇年，全球人口將增至九十七億，人類活動將進一步觸及自然生態的邊界；人口增長、城市化和人口的大規模流動，迫使更多的人生活在擁擠和衛生條件惡劣的環境；全球氣溫的上升，使蚊蟲等疾病傳播媒介在更大的地理區域繁衍生息。這些現象增加了疫情暴發並迅速蔓延到全球各地，演變成大流行的風險，擾亂全球供應鏈、貿易、運輸，最終影響整個社會和經濟。❸新冠肺炎肯定不是人類面臨的最後一場大規模疫情。反思國際社會在應對這場疫情上的不足和問題，可以改進當前的應對舉措，更能帶來長久的啓發和警示。

一、國家主權與全球治理的緊張與對立

　　幾乎沒有國家可以逃脫新冠病毒的侵害。疫情對各國的挑戰也大致相同：威脅健康和生命、限制人和物的自由流動、經濟大幅下滑、政治社會動盪等。不過，新冠的大流行並未讓人意識到多邊合作應對重大危機的真正利好，並未推動衛生治理的全球化和一體化合作態勢，反而放大了國際無政府狀態，加大了各國「內向」和「自助」傾向，尋求對本國命運的自主權和控制權的意識變得更加強烈。

　　主權有對內和對外兩個不同的維度。「從內部看，主權意味著一個統治權威對領土管轄範圍之內的、構成其政策和法律對象的任何人的最高性。內部主權是一國憲法規定的、統治者和被統治者之間的基本權威關係。從外部看，主權意味著一個統治權威相對於其他統治

---

❸ The CSIS Commission on Strengthening America's Health Security. Ending the Cycle of Crisis and Complacency in U.S. Global Health Security[R/OL]. CSIS Commission on Strengthening America's Health Security, Center for Strategic and International Studies, February 23, 2020, https://healthsecurity. csis.org/final-report/.

權威的獨立性。外部主權是由國際法規定的國家之間的基本權威關係」。[4]因而,「完全的自治構成國家主權的內側,而獨立則構成它的外面」。[5]克拉斯納將前者稱為「國內主權」,後者又區分為具有獨立管轄權的國際法律主權,以及不受外部干預的威斯特伐利亞主權兩類。[6]

危機造就了國家權力擴張的良機。疫情從對內和對外兩個維度,強化了國家的權力擴張。在對內方面,各國紛紛強化邊界管理,並通過大規模的國家財政投入和經濟刺激、大規模的人員管控和社會管理,強化了國家在疫情應對中的地位與作用。在對外方面,疫情削弱了國際多邊組織和多邊機制、地區組織的力量,危機治理的權力回歸到國家層面。反過來,治理的國家化加深了世界的分裂和阻隔,加大國際交往的摩擦,全球治理走向了反面。

第一,聯合國、世界衛生組織、G20等多邊治理體系有弱化趨勢,是國家力量而不是國際組織在應對危機中扮演了主要角色。在疫情期間,國家主義、民族主義、民粹主義明顯上升。國際組織和多邊機制在各自領域發揮了積極作用,但總體較弱。作為領導抗疫最專業的多邊組織,世界衛生組織責任重大。面對成立以來規模最大的流行病,世衛組織試圖推動全球各地在策略和行動上的一致與協調,及時發佈新冠疫情的預警、分享信息、提供專業技術支援,但它終究無法代替對公民的健康負有最終責任的各國政府。在世衛組織發佈疫情信息和防控指南、甚至宣佈公共衛生緊急狀態後,不少國家仍然毫不在意,甚至拒絕聽從。四月二十四日,世衛組織總幹事譚德塞宣佈啟動「里程碑式」的國際合作倡議,以加速新冠肺炎相關疫苗、診斷工具和治療工具的研發、生產和公平分配,美國帶頭抵制。更可悲的是,

---

[4] Robert Jackson. Sovereignty in World Politics: A Glance at the Conceptual and Historical Landscape [J]. Political Studies, 1999, 47: 433.

[5] [奧]阿・菲德羅斯特. 國際法[M]. 北京 : 商務印書館,1981 : 12.

[6] Stephen D. Krasner. Sharing Sovereignty : New Institutions for Collapsed and Failing States [J]. International Security,Fall 2004,29(2) : 85-120.

世衛組織不但要協調碎片化的國家行動，還要與遠遠超出其控制能力的國家間權力紛爭作鬥爭。隨著激進民族主義思潮在世界各地的湧現，世衛組織賴以生存的國際秩序受到破壞侵蝕。世衛組織「耗盡了它的權力和資源」，「之前關於全球規範、公共衛生和對疫情預期的理解的所有規則都已經崩潰」。❼這種紛爭最後直接延伸到世衛組織身上，美國川普政府威脅「斷供」，並對該組織和譚德塞本人的「嚴重管理不當和掩蓋冠狀病毒傳播」展開調查。

其他多邊組織和多邊機制的努力同樣遇到問題。為了保證醫護人員及時獲得防疫物資，世衛組織和世界糧食計畫署協調成立了聯合國供應鏈特別工作隊，在比利時、中國、衣索比亞、迦納、馬來西亞、巴拿馬、南非和阿聯酋等國設立供應中心。第七十四屆聯合國大會於四月初首次通過有關新冠疫情的決議，呼籲加強應對疫情的多邊合作。安理會則於四月九日舉行該問題的視訊會議，在會上古特雷斯秘書長發出了全球停火倡議和全球人道回應計畫。在經濟領域，三月二十六日，作為全球危機應對和經濟治理重要平臺的二十國集團，專門召開了應對新冠肺炎特別峰會，峰會釋放出全球團結一致應對疫情挑戰、維護世界經濟穩定的積極信號。世界銀行集團也調集豐富資源，啟動應對COVID-19的特殊融資，支持一百多個國家的應急衛生專案，並與國際貨幣基金組織共同提出《暫停債務償還倡議》（DSSI），呼籲暫停最貧困國家債務償還，以幫助他們集中應對疫情挑戰。❽

---

❼ Stephen Buranyi. The WHO Coronavirus: why it can't handle the pandemic[N/OL]. The Guardian, April 10, 2020, https：//www.theguardian.com/news/2020/apr/10/world-health-organization-who-v-coronavirus-why-it-cant-handle-pandemic.

❽ 世界銀行集團行長大衛・瑪律帕斯在COVID-19時期及以後的發展融資問題高級別會議上的講話[N/OL].世界銀行網，2020-5-29，https://www.shihang.org/zh/news/speech/2020/05/28/world-bank-group-president-david-malpass-remarks-at-high-level-event-on-financing-for-development-in-the-era-of-covid-19-and-beyond.

但總體看，國際組織在各專業領域的能力，都受到國家間政治的限制與束縛，行動難與言辭相匹配，很多倡議陷入空頭許諾。以二十國集團爲例，峰會之後於四月二十日專門召開了二十國集團衛生部部長視訊會議，原本要發佈一份公報，承諾加強世衛組織在抗擊新冠肺炎疫情中的賦權，但公報因美國反對而流產。會議最後只是泛泛地強調有必要通過共用信息、團結合作，彌合各國在應對能力和準備狀況方面的差距，以提高全球衛生體系的有效性，缺乏至關重要的實質性的共識與成果。[9]在「最貧窮和最脆弱的成員國提供債務減免」方面，二十國集團財長會議發出呼籲後，也只有中國、世界銀行等少數國家和組織做出回應和實質承諾。

第二，在地區層面，部分國家和地區就共同應對疫情形成了合作態勢。在東亞，中、日、韓三國守望相助、相互支持，在疫情擴散期間互相提供口罩等防護用品和醫療物資。目前，中韓、中蒙都已建立起雙邊「聯防聯控機制」。中韓還率先開通便利重要商務、物流、生產與技術服務等急需人員往來的「快捷通道」，爲兩國經貿往來與共同復工復產提供了保障。東盟與中、日、韓三國召開了抗擊新冠肺炎疫情領導人特別會議，在會議聯合聲明中，十三國決心加強本地區針對大流行病及其他傳染病的早期預警機制建設，在重要醫療物資儲備、預防、監測和應對公共衛生威脅、流行病學科研合作、人力資源開發和能力建設、資金支持等方面加強合作，共同致力於推動疫後復甦和經濟穩定。[10]非盟在第一例病例出現後，迅速協調五十五個國家和地區採取有力的管控措施。非洲疾控中心在世界衛生組織、中國疾控中心和其他相關組織支援下，成立了新冠病毒非洲工作隊，監

❾ 綜述：新冠疫情凸顯全球衛生體系脆弱性 二十國集團衛生部長會議強調團結合作[N/OL].新華網，2020-04-20，http://m.xinhuanet.com/2020-04/20/c_1125882420.htm.

❿ 東盟與中日韓抗擊新冠肺炎疫情領導人特別會議聯合聲明[N/OL].新華網，2020-4-15，https://www.fmprc.gov.cn/web/ziliao_674904/zt_674979/dnzt_674981/qtzt/kjgzbdfyyq_699171/t1769820.shtml.

測疫情發展，評估和協助各成員國的準備工作和能力建設，編寫各種技術指南；在非洲大陸部署一百萬社區衛生工作者，培訓專家和醫務人員，幫助各成員國提高病毒檢測能力。[11]非盟的財長會議還決定成立非洲冠狀病毒基金，用於支援成員國的抗疫努力。在歐洲，歐盟財長會議四月九日達成協議，同意為成員國應對新冠疫情實施總額為五千四百億歐元的大規模救助計畫。

但也應看到，國家主權的伸張導致地區一體化的進程嚴重受挫。為了阻止病毒的擴散，各國通行做法是封鎖邊境或嚴格限制人員、物資流動，國家邊界得到重新確認和強化。邊界也構成了抵禦病毒的最基本屏障。在應對舉措上，各國各自為政，特別在疫情暴發初期，隨著感染人數的快速增加，即便義大利、法國、德國、英國等歐美發達國家也普遍面臨「醫療物資荒」，不時出現一些國家的醫療物資被他國「截和」的事件。

作為一體化的「領頭羊」和「模範生」，歐盟在疫情暴發初期的混亂，暴露了其應對危機上的治理赤字和制度缺陷：國家競相封鎖邊界，抗疫基本依賴國家「自助」，義大利等成員國的救助請求得不到回應，歐盟框架只能發揮協調作用；在應對疫情衍生的社會、經濟風險上，歐洲央行起初態度消極，歐元區國家也就是否發行「新冠債券」問題爭執不下；歐債危機中的南北矛盾、西歐國家與中東歐國家的矛盾在疫情的衝擊下再度浮現。四月九日的歐盟財長會議雖就大規模援助計畫達成協議，但在籌款方式、資金分配、資金性質等問題上存在深刻分歧，德國、荷蘭、奧地利、芬蘭等國主張利用現有歐洲穩定機制提供援助，而義大利、法國、西班牙等國則希望由歐元集團擔保，發行應對疫情的特殊債券。「新冠債券」能否落地，已成疑問。歐洲區域合作先前遭受英國脫歐和歐洲大陸各國反建制主義的雙重壓力，此番疫情衝擊更令歐洲合作走向空心化。[12]根據歐洲對外關係委

---

[11] 非洲疾控中心積極部署應對疫情 部分非洲國家疫情惡化[N/OL].新華網，2020-6-5，http://www.xinhuanet.com/2020-06/05/c_1126077860.htm.

員會公佈的一份民調，只有5%的歐洲民眾認爲歐盟充分負起了抗疫責任。[13]另一份報告也顯示，多數人認爲，歐盟在新冠病毒危機中變得無關緊要。在法國、西班牙、德國和保加利亞，三分之二的人認爲國家或全球應對措施比歐盟更重要。[14]在拉美、中東、南亞等疫情嚴重地區，新冠肺炎的深刻影響、國家間關係的歷史分歧，導致地區合作的前景更加黯淡。

正如有論者所言，以民族國家爲單位的疫情防控，儘管成效顯著，卻不僅在全球範圍內推動民族主義意識的濫觴，將一個相互依存、整體化的全球社會，瞬間撕裂成政治和經濟碎片，而且普遍喚醒人們諉過於人、尋找替罪羊的本能欲望。[15]

二、「汙名」敘事與抗疫國際合作的乏力

新冠肺炎疫情在全球大流行讓人始料未及。在中國國內疫情已經大體控制的情況下，疫情卻在世界各地多點暴發，並且呈現瘋狂的擴散速度。時至今日，疫情較早出現的中國以及周邊的日本、韓國，無論從控制疫情擴散的速度，還是控制感染病例和死亡人數，東亞國家都表現突出。歐美衛生資源豐富、醫療技術先進、防控體制健全，

---

[12] 張驥.新冠肺炎疫情與百年未有之大變局下的國際秩序變革[J].中央社會主義學院學報，2020（3）.

[13] Ivan Krastev, Mark Leonard. Europe's Pandemic Politics: How the Virus has Changed the Public's Worldview[R/OL]. Policy Brief of The European Council on Foreign Relations. June 24, 2020, https://www.ecfr.eu/publications/summary/europes_pandemic_politics_how_the_virus_has_changed_the_publics_worldview.

[14] Susi Dennison, Pawel Zerka. Together in trauma: Europeans and the world after covid-19[R/OL]. Policy Brief of The European Council on Foreign Relations. June 26, 2020, https://www.ecfr.eu/publications/summary/together_in_trauma_europeans_and_the_world_after_covid_19.

[15] 關凱.向死而生：新冠病毒倒逼社會創新[N/OL]. 斯坦福社會創新評論，2020-4-7，https://mp.weixin.qq.com/s/MwiJu0P52T7xMbh_AF1hpA.

此次卻成為重災區，個中原因值得反思。截至六月二十八日，全球九百九十九·二萬確診病例，四十九·八九萬人感染去逝。其中發達國家占確診病例的44.5%，感染去逝的占63.6%。考慮到發達國家僅占全球總人數的14.4%，這兩個數字都是超比例的。如果再細分的話，美國占發達國家人口約30%，卻占發達國家確診人數的58%，病死人數占40%，並且近期確診人數還在日均四萬左右的高位。

表7-1中國與發達國家疫情對比

國家類別	確診	確診占比	病死	病死占比	人口
發達國家	4442456	44.5%	317450	63.6%	1119022200
歐洲	1657961	16.6%	179316	35.9%	527703755
美國	2573727	25.8%	127845	25.6%	331002651
日韓新	74153	0.7%	1279	0.3%	183595988
中國（含港澳臺）	85173	0.9%	4648	0.9%	1471286867
全球	9992939	100%	498949	100%	7794798793

數據來源：The Johns Hopkins Coronavirus Resource Center（CRC）,Johns Hopkins University, https://coronavirus.jhu.edu/（6月30日數據）

疫情是對各國國家能力的壓力測試。大流行非常罕見地把所有國家都放在同一個競技場上。各國能否應對這場壓力以及應對的方式，通過每天公佈的疫情進展，動態演示出來。作為較早暴發疫情的國家，面對完全未知的病毒襲擊，中國地方政府一開始也出現疏漏，武漢成了重災區。但在果斷和強力的封城措施之後，一個半月時間，疫情完全控制下來。此後各地不斷創新舉措，在浙江及隨後疫情出現復發的北京，應對舉措與早期的武漢有所不同，盡可能將隔離舉措精準

集中在疫情風險高的社區，很好地平衡了疫情防控與維持正常生產生活之間的關係。中國針對疫情的高層決策水準、國家反應控制能力、社會的組織和動員能力以及國家－社會關係的和諧與相互信任，都非常值得肯定。

圍繞疫情的防控、診療、溯源等，中國積累和創新了不少做法。比如堅持戴口罩、設立集中收治病例的簡易版的方艙醫院、嚴格的禁足和隔離措施、網格化的「群防群治」等，這些做法體現了對生命的尊重和對疫情擴散的高度重視。儘管這些措施隨後逐漸為多數國家採納，但一開始卻持續受到批評和攻擊。多數批評意見充滿了「東方主義式」的傲慢與偏見，它們將中國的做法「汙名化」、「妖魔化」，甚至有意將中國塑造成「人類公敵」。在這樣做的同時，它們也失去了從中國身上汲取經驗和教訓的機會。

這種「汙名化」鮮明體現在對中國充滿偏見的兩種妖魔化敘事上。第一種是「病毒中國」，將中國想像成愚昧、野蠻的國家，衛生觀念和制度落後。在這種邏輯下，新冠病毒在中國出現和暴發都理所當然、不足為奇。美國《華爾街日報》刊登了一篇題為「中國是真正的亞洲病夫」（China is the Real Sick Man of Asia）的評論文章，題目帶有鮮明的種族主義歧視色彩。疫情在武漢暴發之初，這種敘事呈現的是骯髒的中國市場和醫院，人們隨地吐痰，醫院又缺少醫生。病毒最先在野生動物市場被發現更給一些人口實，認為中國人的野蠻和無知，造成了病毒跨界傳給了人。依據這一敘事，當主流輿論譴責中國管控不利時，很少人擔心發達國家在面臨新冠疫情時會漏洞百出、糟糕透頂。其結果是歐美各國只對中國築起防線，卻忽略了這個病毒很可能經由那些所謂衛生醫療體系更為健全的國家輸入並擴散。西方世界普遍認定這是一場「病毒與中國」的戰爭，堅持疫情不會擴散到「我們這樣的國家」。即便中國社會高度戒備、全民動員並為此付出慘痛的生命和經濟代價，世衛組織也反復提醒疫情可能出現擴散的風險時，歐美社會對疫情的嚴重後果仍認識不足，缺乏重視，不少地方生活如常，照舊舉行遊行和派對，直到局面失控。川普政府一開始公

開將其視為一種致死率稍高的流行性感冒，號召民眾不必恐慌，防範舉措漫不經心，漏洞很大。當疫情不可避免地在歐美大暴發時，不少政客又將這一敘事發展成了攻擊中國的「政治病毒」，直接將新冠斥為「中國病毒」或者「武漢病毒」，完全不顧及國際社會命名流行病的基本規則。

第二種是「專制中國」。隨著歐美疫情的升級，對中國的批評和攻擊上升到政府治理和國家制度層面。由於文化與制度的差異，中國一直是西方他者世界難以歸化的另類，「專制中國」因此成了對中國的一種標準敘事模式。疫情在歐美的大流行──尤其是中西疫情管控上的不同結局，促成這種敘事框架的再生。中國在疫情管控上的成功和失敗，都被歸結到這一敘事邏輯上。認為政府在病毒溯源上有所延遲、對疫情蔓延保持沉默、對疫情相關信息溝通不足、疫情死亡人數不真實等，都是專制體制的必然產物，他們認為正是這一體制的弊端，導致疫情無法控制、釀成嚴重後果。而武漢封城、聯防聯治、舉國體制等成功應對之舉，也被視為專制政權的自然衍生物，是中國強大國家控制能力的集中體現。即便中國國民在公共場合自覺戴口罩的行為，也被看作權力馴化和專制制度下的民眾屈從表現。由此演化，西方媒體和政治精英荒誕地把中西方抗疫政策的不同，歸因於「民主和專制」之差異。武漢封城期間，西方媒體口誅筆伐，指責中國「踐踏人權」，甚至聲討中國的「威權體制」。此後隨著疫情失控，封城圍堵這一做法也被其他國家借鑒。但荒唐的是，同樣做法卻分別被貼上「民主和專制」的標籤，出現諸如「義大利的封城是民主的勝利，中國的封城是威權的壓迫」這類明顯雙重標準的言論。以此之邏輯，凡是中國的做法都與「專制」、「威權」掛鉤，透過意識形態的偏見看待中國的應對舉措，其結果是白白浪費了中國爭取到的時間，頑固地糾纏於中國的政治體制，而忽略了中國經驗和教訓對自身構築抗疫防線的價值。

兩種妖魔化敘事的背後，都是建立在西方世界對中國的歷史優越感和制度傲慢之上。從西元一五〇〇年之後，世界的歷史就逐漸

轉向以西方爲中心的歷史，東方文明亦逐漸被淹沒在以西方爲主導的歷史敘事之中。[16]兩種敘事也給攻擊中國提供了充足的彈藥，武漢在艱難抗疫時，一些西方媒介宣稱新冠病毒的襲擊，意味著「中國的車諾比危機」，由於很難抵抗新冠病毒的攻擊，中國政府即將崩潰。[17]隨著疫情的大暴發，歐美國家應急體制上的問題暴露無遺：反應遲鈍，體制和觀念僵化，原子化、個體化的社會以及政治體制上陷入可悲的分裂對抗。這些問題導致歐美在疫情應對上進退失據，既無法實行中國式的管控政策，又無法承受不斷惡化的經濟和社會問題。爲了轉移注意力，一些西方媒體和政客將針對中國的批評，升級爲一場聲勢浩大的抗議中國運動。[18]攻擊他國的論調，是對本國失敗的抗疫行動的掩蓋和國際政治鬥爭的需要，而壓抑在社會撕裂背後的民粹主義情緒，在媒體及政治精英狹隘的民族主義煽動下，也亟須找到一個洩洪口。在媒體和政治精英的操縱下，中國就被作爲境外假想敵，成爲輿論漩渦的中心。[19]

　　基於兩種妖魔化敘事的判斷結果令人大跌眼鏡。中國沒有因爲疫情的衝擊而崩潰失序，而堅信發達國家的衛生、醫療條件、水準和能力都大大超過「發展中國家中國」，西方的民選體制也大大優於中國的「專制、威權體制」，因而西方國家的表現會遠優於中國的判斷也不攻自破。西方世界需要反思的不僅是疫情的應對模式，更應反思失

---

❶ 劉雪蓮. 體系與單元：新冠疫情下的全球治理新視閾[N/OL].中國社會科學網，2020-5-18，http://ex.cssn.cn/gjgxx/gj_bwsf/202005/t20200517_5130032.shtml.

❷ 鄭若麟.病毒黑天鵝降臨，西方民選體制的危機會提前到來？[N/OL].觀察者網，2020-4-1，https://www.guancha.cn/ZhengRuoZuo/2020_04_01_544901.shtml.

❸ 瑞士出版人尼爾·安德森：新冠疫情中，西方是如何「兩步走」向中國「甩鍋」的？[N/OL]. 環球網，2020-6-16，https://3w.huanqiu.com/a/1b0dc9/3yfmG67Ieoc?agt=8aaaa13.

❹ 譚渤昊.是什麼造就了疫情期間的全球輿論狂歡 [N/OL]. 風雲大外交，2020-5-8，https://mp.weixin.qq.com/s/9q5HzoraRccIMeeZ1eMB5Q.

敗背後僵化的思維慣性，這種思維慣性阻礙了制度間的正常互動和相互學習。

應對疫情等突發性公共衛生事件，是對國家治理能力、社會結構、文化支撐和資源轉換等綜合能力的集中檢驗，任何單一的文化或制度解讀都顯得單薄。[20]誠如福山（Francis Fukuyama）所言，美國糟糕的抗疫行動，不能歸咎於「民主制度」，中國的有效應對，也不能用所謂的「專制」來解釋。把各國政治制度簡單二分為「民主」與「專制」，必然走向政治化和意識形態化，遮蔽理性和公正。成功應對的關鍵在於國家能力、社會信任和領導能力，即能勝任的國家機構、受公民信任和傾聽的政府以及具有效能的領導，三者的結合可以確保國家的高效應對。而國家功能失調、社會極化或領導不力的國家則表現糟糕。[21]福山的這一論斷，有助於西方世界更清醒地認識自身的缺陷，特別是正視其他制度和文化的潛在優勢，而非簡單傲慢地一概否定、抹黑，應相互尊重差異，才能在類似危機中不再犯同樣錯誤。

三、「去全球化」與國際合作鏈條的斷裂

新冠疫情以極端方式，將全球化進程強行打斷。「封城」、「封航」這些全球化時代難以想像的詞語，成為世界各地的決策者都在實際執行或考慮實施的現實選項。疫情全球擴散之下，全球供給與需求同步按下暫停鍵。作為「世界工廠」，中國各大類工業品的出口金額占全球的15%~30%，最終消費品占30%以上。[22]三月份之前，由於中國的封城，世界各地的消費和生產活動都受到影響。三月份之後，隨

---

[20] 崔洪建. 疫情對世界格局變化的雙重作用[J]. 國際問題研究，2020(3).

[21] Francis Fukuyama. The Pandemic and World Order [J]. Foreign Affairs, July/August 2020, pp.26—32.

[22] 全球產業鏈深度報告：全球產業鏈重構下的危與機[R/OL].未來智庫，2020-04-15, https://www.vzkoo.com/news/3346.html.

著世界各地疫情的大暴發，中國的外貿產業則遭遇「寒冬」，國外訂單大幅減少，全球產業鏈面臨斷裂或重組的巨大壓力。

產業鏈因疫情蔓延而被迫斷裂，隨著疫情的消失會逐漸恢復，比這種暫時性的非自主控制的斷裂更危險的是主動尋求的斷裂。這種斷裂以前表現爲逆全球化，其主要力量來自於全球化進程中的弱勢群體和利益受損的階層，它們在大資本、強勢文化的衝擊下，走向沒落和邊緣化。近現代的全球化，大約始於一八五〇年，到現在不到兩百年，全球貿易增長了一百四十倍，產出增長了六十倍，人口增長了六倍。以前聯繫不多的各個大洲，被聚合成小小的、扁平的「地球村」，全球化不可阻擋地輻射到「地球村」的每一個角落。在全球化的每一波高歌猛進中，都存在大批的利益受損群體。但由於這部分群體爲數不多，缺少話語權，很難眞正逆轉全球化進程。

不過，近年來隨著一些經濟體民族主義、民粹主義思潮大幅升溫，一些國家大肆伸張「經濟主權」，主動採取「去全球化」的策略。「逆全球化」的主體是普通大眾，「去全球化」的引領者則是手握實權的精英團體。川普及其執政團隊就是這種「去全球化」潮流的主要操盤手。自上臺以來，美國大肆破壞全球多邊經濟規則，退出多邊經濟機制，與主要交易夥伴大打出手，豎立高關稅、高壁壘，重新談判區域貿易協定，逼迫產業「脫鉤」和回流。在過去幾年，全球貿易、投資等經濟活動已經感受到了陣陣寒意。

中國是「去全球化」的主要針對對象。某種程度上，「去全球化」變成了「去中國化」。對川普政府中的對華強硬派來說，切斷四十年來與中國日益緊密的經濟關係，減少美國對中國工廠、企業和投資的依賴，一直是川普政府開啓的這場無休止貿易戰的最終結局。[23]美國原來主張通過建章立制，把中國鎖定在全球產業鏈中低端，但中國在新興、高端產業的追趕態勢與美國形成了競爭，通過國家戰

---

[23] Keith Johnson, Robbie Gramer. The Great Decoupling[J]. Foreign Affairs, May 14, 2020.

略的快速推進，讓美國感受到巨大壓力。在疫情暴發之前，川普政府正起草有史以來第一份《經濟國家安全戰略》（Economic National Security Strategy），試圖模糊經濟與國家安全的界限，限制中國的產業升級。簡而言之，「去全球化」的實質是重新構建更符合美國利益的規則和國際經濟秩序，將中國排擠出去或者迫使其遵守新的規則和秩序。儘管目前存在的一整套規則和秩序，都是二戰以來美國主導建立的，但美國一直宣稱中國從全球化的這套規則和秩序中獲益巨大，占盡現存體系的便宜。

新冠疫情提供了重構兩國經濟聯繫的契機。美國的一些官員正抓住這樣的機會，使世界最大的兩個經濟體之間的經濟關係儘快脫鉤。即便醫用口罩、呼吸機等物資在美國出現短缺的情況下，美國白宮貿易顧問彼得·納瓦羅（Peter Navarro）依然敦促美國，在製藥和醫療物資供應方面減少對中國的依賴。據《紐約時報》統計，中國製藥公司生產了全球90%以上的抗生素原料藥，美國90%的抗生素原料藥、90%的維生素C、90%的布洛芬與氫化可的松、70%的乙醯氨基酚、45%的肝素來自中國。美國聯邦參議員霍利二月二十七日推出《醫療物資供應鏈安全法案》，要求美國醫療物資生產商與美國食品與藥品管理局FDA及時溝通，共同應對新冠病毒疫情對美國醫藥產品與設備的生產造成的影響，確保醫療物資供應鏈的安全。為了擺脫對中國製造業的依賴和提振因新冠疫情而陷入困境的美國經濟，白宮經濟顧問拉里·庫德洛（Larry Kudlow）在四月九日提出美國政府可以為企業回流美國所產生的費用買單，以此鼓勵製造業回流美國。

「去全球化」的思潮在其他國家也多有回應。歐洲的製藥業也嚴重依賴中國的生產線，其所需的80%活性成分來自歐洲境外，有60%集中在亞洲，其中的三分之二來自中國，另外三分之一來自印度。德國一位著名的保守派商界人士馬蒂亞斯·德普納（Mathias Döpfner）呼籲與中國「強行脫鉤」。法國財政部部長布魯諾·勒梅爾（Bruno Le Maire）認為，「我們必須減少對幾個大國，特別是中國在某些產品供應方面的依賴」，並「加強我們在戰略價值鏈上的主權」，例如

汽車、航空航太和製藥業。歐洲的一份報告提出，歐洲優先事項是重新平衡，擺脫對單一供應商的過度依賴。[24]日本政府推行了「改革供應鏈」專案，提供兩千四百三十五億日元，其中兩千兩百億日元用於資助日本製造業遷回日本，兩百三十五億日元供企業將生產轉移到其他國家，以實現供應鏈的多元化佈局。疫情使得不少跨國公司也重新思考及時供貨和零庫存供應鏈的中斷風險，以蘋果公司為例，即便擁有非常強大的供應鏈能力，也一度因疫情陷入嚴重的供應鏈危機。

在短期內，與疫情相關的戰略物資的製造和加工企業，可能會回流或轉移到更多國家，但疫情因素單獨造成企業轉移的作用有限。疫情在中國暴發之後，一些企業向其他國家和地區尋求供應商或生產，但這些轉移大多是暫時性的替代生產。企業是否回流或轉移，並不受政府支配，而基於自身的經濟利益考量。中國的優勢不僅在勞動力成本，更在供應鏈的綜合優勢和巨大的消費市場。一些在華企業已經在其他國家和地區，特別是在東南亞設廠或選擇當地的供應商，但其考慮是獲得更大的勞動力成本優勢、自由貿易協定紅利及規避中美貿易摩擦的影響，與疫情因素無關。相關的是，與疫情或公共衛生相關的戰略物資的製造和加工企業，可能有一部分將回到各國，一部分將分散到更多國家，以確保緊急時期有更加自主和充分的物資供應。

但疫情確實使各國政府和企業，意識到了供應鏈安全問題，將有更多企業推動多元佈局，供應鏈佈局將更為多元和分散。從長期看，世界各國將加速推動在自動化生產、智慧製造、3D列印、機器人等領域的技術發展，以此增加回岸製造或形成多元製造佈局。這些技術的發展，一方面能夠顯著減少產品的製造環節，大為縮短供應鏈條，加強企業對整條供應鏈的管理和掌控；另一方面使勞動力成本這一因

---

[24] Andrew Small. The meaning of systemic rivalry: Europe and China beyond the pandemic[R/OL]. Policy Brief of The European Council on Foreign Relations. May 13, 2020, https://www.ecfr.eu/publications/summary/the_meaning_of_systemic_rivalry_europe_and_china_beyond_the_pandemic.

素，在製造中的重要性逐漸降低。

更重要的是，產業鏈和供應鏈的部分斷裂，暴露出由比較優勢和市場原則決定的全球化經濟基礎的脆弱性，而經濟民族主義意識的復甦，將進一步刺激各國經濟活動的「內捲」，這將導致大國競爭的態勢更加明顯。全球化的動能將轉向區域化，美國著力打造的美洲自貿區、歐盟推進的泛歐洲經濟區和亞太國家的「區域全面經濟夥伴關係」，漸成三足鼎立之勢，預示著未來全球化的新態勢。㉕

在此背景下，全球合作的前景可能有些悲觀。正如有文章所言，在全球產業鏈非自主斷裂和主觀斷裂的共同作用下，發達國家與中國正在形成兩個平行體系；換言之，美國和中國正在開始形成兩個「異質」的「全球化」動力之源。㉖英國皇家國際事務研究所所長羅賓·尼布萊特（Robin Niblett）也認為，受限於目前的競爭格局，世界幾乎不可能回到二十一世紀初那種互利共贏的全球化狀態。一旦各國再無意願保護全球經濟一體化所帶來的共同利益，那麼二十世紀建立起的全球經濟治理架構將迅速萎縮。㉗

四、大國競爭與抗疫國際合作的破局

新冠疫情暴發在「百年未有之大變局」之際，國際政治格局正經歷深刻調整和變化：一方面，國際政治權勢持續轉移，「東升西降」的趨勢加快，二戰之後建立的世界秩序正加速解體重構；另一方面，政治格局的變化引發大國競爭加劇，國家間的信任與合作基礎不斷遭到削弱、破壞，淪為近三十年來最低。國際政治的這幅灰暗圖景，給疫情的合作投下長長的陰影。迄今為止，新冠大流行的嚴峻挑戰，沒

㉕ 崔洪建. 疫情對世界格局變化的雙重作用[J]. 國際問題研究，2020(3).

㉖ 張宇燕等. 新冠疫情與國際關係[J]. 世界經濟與政治，2020(4).

㉗ How the World Will Look After the Coronavirus Pandemic[J]. Foreign Policy, March 20， 2020.

有成爲逆轉這一趨勢的契機，在某些議題領域，疫情的巨大破壞和快速擴散，反而加大了大國的紛爭和競爭的烈度。

在國際多極化和經濟全球化浪潮的不斷衝擊下，權勢逐漸從大西洋沿岸向太平洋沿岸轉移。二〇〇一年「9·11」事件及布希政府在全球推行的反恐戰爭，二〇〇八年以來的全球金融危機，以及當前的新冠疫情大流行，這三大標誌性事件強化並加速了這一趨勢的形成。這三大標誌性事件從根基上削弱了歐美的權力優勢，使美國從冷戰剛結束之際的權力「單極」巔峰滑落，爲世界格局的均衡化發展——特別是新興經濟體的「起飛」提供了契機。二〇〇九至二〇一九年，世界上兩個最大經濟體之間的經濟實力接近速度如此之快（從35%升至66%），與其他強國之間差距拉大之明顯（中國GDP占世界第三大經濟體日本GDP的比重從91%升至274%），在歷史上恐怕絕無僅有。[28]二〇一九年世界GDP總量前十名中有三席新興經濟體，其中印度也已超越英、法兩國位居第五。國際力量對比正接近質變的臨界拐點。[29]新冠疫情對全球主要經濟體都造成了巨大衝擊，但中國、印度等新興經濟體依然保持相對增長優勢。根據國際貨幣基金組織最新預計，全球經濟二〇二〇年下降將超過3%，歐美大國基本在-5%至-7%之間，而中國和印度是極少數仍能維持正增長且二〇二一年有望快速反彈的國家。這延續了既有大國力量變化的趨勢，即新興經濟大國日益拉近與既有大國的實力差距。

特別需要指出的是，相對於經濟等硬實力的損失，疫情對美國造成的更大損失在其軟實力。三月十八日，美國《外交事務》雜誌網站發表了一篇題爲《新冠肺炎可能重塑世界秩序》（*The Coronavirus Could Reshape Global Order*）的文章。文章認爲，美國之所以能夠成爲全球領袖，不只是因爲其財富和力量，更仰賴於美國的領導「合法性」：國內的治理能力、提供全球公共物品的意願和引領國際社會共

---

[28] 張宇燕等.新冠疫情與國際關係[J]. 世界經濟與政治，2020(4).
[29] 楊潔勉. 疫情和當代國際關係互動初探[J]. 國際問題研究，2020(3).

同應對危機的能力。新冠疫情衝擊並損害了美國領導「合法性」的所有三個要素。文章憂心忡忡地宣稱，一九五六年英國對蘇伊士的拙劣干預，導致權力的衰落和其全球大國時代的終結，新型冠狀病毒大流行，可能成為美國的「蘇伊士時刻」。儘管文章有些誇大其詞，但川普政府雜亂無章的疫情應對、狂躁霸凌的對外政策，導致美國全球領導「合法性」急劇流失卻是不爭的事實。

表7-2　2020、2021年世界主要國家經濟增長預測（％）

	2019	2020	2021
美國	2.3	- 5.9	4.7
中國	6.1	1.2	9.2
日本	0.7	- 5.2	3.0
德國	0.6	- 7.0	5.2
法國	1.3	- 7.2	4.5
英國	1.4	- 6.5	4.0
俄羅斯	1.3	- 5.5	3.5
印度	4.2	1.9	7.4
巴西	1.1	- 5.3	2.9
南非	0.2	- 5.8	4.0

數據來源：International Monetary Fund， World Economy Outlook, April, 2020, p.ix.

伴隨著這種權勢轉移的，是近年愈發激烈的大國競爭格局，大國政治陷入悲劇性宿命。二〇一七年十二月《美國國家安全戰略報告》、二〇一八年一月《美國國防戰略報告概要》均表明，美方將俄羅斯和中國看作「企圖構建與美國價值觀及利益對立的世界」的兩大

「修正主義國家」，將中國鎖定爲「競爭對手」。自此，「戰略競爭」成爲美國對華政策的關鍵詞。川普重構中美關係的重點，是重新打造中美關係的框架與內涵，以經貿關係爲突破口，同時在外交、安全、政治、人文等領域全面發力。目前受衝擊最大的是經貿關係、臺灣問題、政治關係以及社會人文交流領域。❸⓿

新冠疫情進一步惡化了兩國關係。美國政府就新冠疫情發動一波波凌厲的外交攻勢，直接原因是美國處理疫情不當和國內疫情的長期持續。面對國內批評與支持率下滑，川普政府急於在國外尋找替罪羊，轉移內部壓力。從更深層次看，美方的言論和行爲，只不過是延續了過去三年多來在處理對華關係上的對抗性思維。而這些政策的深層次背景，是美國兩黨已在打壓中國問題上形成高度共識，以及對新冠疫情下出現的中國影響力上升的高度擔憂。考慮到二〇二〇年是美國的總統大選年，利用新冠疫情話題打擊中國，可能會在今後幾個月進一步升溫，並已呈現出從輿論戰、政治戰延伸到法律戰的勢頭，已經從中美關係的干擾性因素變成破壞性因素。最新出爐的皮尤報告顯示，經此一「疫」，美國年輕人對中國的看法呈負面的比例增加。超過90%的美國人認爲中國的力量和影響對美國是威脅，超過62%的人認爲是主要威脅，這個比例比之二〇一八年升高了十四個百分點。❸❶對新冠疫情相關議題的處理，很可能成爲左右中美關係未來走向的一個重要轉捩點。

實際上，不僅中美之間的關係惡化，整個西方暴發的民粹主義，也削弱了主要國家合作的基礎。尤其川普執政以來，美國和主要盟友

❸⓿ 吳心伯. 川普政府重構中美關係的抱負與局限[J]. 國際問題研究，2020(2).

❸❶ Kat Devlin, Laura Silver & Christine Huang. U.S. Views of China Increasingly Negative Amid Coronavirus Outbreak[R/OL]. Pew Research Center, Apr. 21, 2020, https：//www.pewresearch.org/global/2020/04/21/u-s-views-of-china-increasingly-negative-amid-coronavirus-outbreak/.

❸❷ Kurt M. Campbell and Rush Doshi. The Coronavirus Could Reshape Global Order[J]. Foreign Affairs, March 18, 2020.

之間的傳統友誼在加快流失。川普一味單打獨鬥、缺少國際合作。歐美在伊朗、敘利亞、氣候變化、二戰以來的多邊體系及其制度等越來越多的領域出現分歧和爭吵。疫情進一步削弱了歐美之間的聯結，川普政府未能領導各國協同抗疫，也沒有與其盟國合作應對危機。三月十二日，川普政府決定對申根地區成員國關閉邊境，禁令實施前甚至未通知歐洲盟友。[32]在疫情吃緊的時候，美國又揮舞關稅大棒，加大與歐洲經貿衝突。[33]兩者之間的信任經受嚴峻考驗。歐洲對外關係委員會的民調顯示，由於新冠病毒危機，大多數人對美國的看法趨向「惡化」，只有2%的歐洲人表示在對抗新冠疫情上，美國是「有幫助的」盟友。在接受調查的九個成員國中，有七個國家對美國的總體看法惡化。這種看法在法國和德國中尤為明顯，分別有46%和42%的人對美國的看法「惡化」。[34]

　　當然，中歐之間的關係也在悄然發生變化。二〇一九年，歐盟發表了一份《戰略展望》（Strategic Outlook）文件，將中國列為「系統性對手」，反映出歐盟對中歐關係的認知出現急劇變化。儘管二〇〇八年金融危機到二〇一〇年席捲南歐的債務市場恐慌，中國政府的處理方式都被廣泛認為是務實、謹慎和建設性的。[35]自一月下旬以來，中國和歐盟雙方領導人主要通過打電話的形式，就疫情防控議題保持溝通，相互表達同情和慰問，並提供彼此急需的醫療援助。一方面，與中國進行務實合作，以確保基本醫療供應，重振受疫情衝擊的

---

[33] 美國考慮對約三十一億美元歐洲商品加徵關稅[N/OL].新華網，2020-6-25，http：//www.xinhuanet.com/fortune/2020-06/25/c_1126160528.htm.

[34] Susi Dennison, Pawel Zerka. Together in trauma: Europeans and the world after covid-19[R/OL]. Policy Brief of The European Council on Foreign Relations. 26 June, 2020, https://www.ecfr.eu/publications/summary/together_in_trauma_europeans_and_the_world_after_covid_19.

[35] Andrew Small. The meaning of systemic rivalry： Europe and China beyond the pandemic[R/OL]. Policy Brief of The European Council on Foreign Relations. May 13, 2020, https://www.ecfr.eu/publications/summary/the_meaning_of_systemic_rivalry_europe_and_china_beyond_the_pandemic.

經濟，也是一些歐洲國家雙邊議程的首要議題。但在另一方面，歐洲國家在應對疫情上的分歧以及由此引發的輿論批評，使歐盟一些官員更擔心中國利用疫情分裂歐洲，而迫切的醫療物資緊缺問題，又加重了歐盟對依賴中國供應鏈的顧慮。歐盟一些官員擔心中國對歐洲國家的醫療援助帶有地緣政治意圖，防範中國利用疫情開展外交和輿論攻勢。三月二十四日，歐盟外交與安全政策代表博雷利對中國疫情期間的「慷慨政治」發出警告，敦促歐盟國家準備好迎接一場「全球話語權之戰」中的「影響力之爭」。**㊱**因此，歐盟強化了將中國視為「經濟競爭者」和系統性的戰略判斷，與中國合作，也尋求繼續加強制衡。與此同時，歐盟一些國家相繼加入「問責」中國的隊伍。四月十七日，英國外交大臣拉布公開宣稱，要對病毒的暴發問題進行深入的探討，與中國的關係無法再「一如既往」。法國總統馬克宏在接受《金融時報》採訪時表示，中國在處理新冠病毒時「顯然發生了一些我們並不知道的事情」，暗示中國在處理疫情時存在刻意隱瞞的行為。德國總理梅克爾也公開表示，要求中國在這一事務上更加公開和透明。

　　疫情之後的整個中國與西方國家關係值得關注。近些年來，西方對中國未來政治走向的擔心有所上升，但總體仍維持合作的總基調，只是美國出於緊迫的結構性權力競爭，對華採取了總體性的戰略壓制。但疫情的衝擊，特別是一些輿論的引導，把各種制度、模式和價值理念下各國所採取的應對模式意識形態化，增強了整個西方社會在政治制度甚至是價值和文明上的焦慮感。中西在應對疫情方面的鮮明對比，無疑彰顯了中國的制度優勢，使得西方民主體制的缺陷更加突

㊱ 歐盟警告：中國在利用疫情擴大其政治影響力[N/OL]. 微觀國際，2020-3-25，https://iflow.uc.cn/webview/news?app=hwnewty-iflow&aid=587534518 9224122765&cid=100&zzd_from=hwnewty-iflow&uc_param_str=dndsfrvesvntnwpfgibicp&recoid=7305219053309596698&rd_type=reco&sp_gz=1&activity=1&activity2=1&enuid=AAPnOH%2FKG2GxYuv8H0N3En7cp8BE7sxByzYMXjdxMcFohg%3D%3D&from=timeline&isappinstalled=0.

出，為此，「甩鍋」、「追責」等就成為西方少數政客轉移矛盾、推卸責任甚至維持西方價值合法性的手段。疫情之前的中美權力競爭，可能在疫情之後演化為「中美權力競爭+中西制度競爭」，美國對華單槍匹馬壓制，可能演化成西方國家合流結盟的全方位牽制，未來中西關係中制度模式、民主人權、價值文明等問題會逐漸凸顯。

五、常態抗疫下的國際衛生合作契機

目前，疫情仍在持續蔓延，美國和巴西每日的新增確診數量高達四萬，令人觸目驚心。從近期的數字可以看出，除了歐洲地區有明顯回落，中東、拉美、非洲的疫情還在加速。同時，多國疫情出現明顯的回潮跡象。[37]病毒基因的不斷變異，全球普遍流行及抗疫的「短板效應」所導致的持續外溢，都決定了新冠疫情短期可能很難消失。世衛組織警告，新冠對人類的影響「或將持續數十年」。[38]

疫情常態化帶來的挑戰是空前的。隨著疫情中心從歐美向南半球的轉移，低收入國家和中等收入國家經濟社會方面的巨大壓力，會導致國內政局更不穩定，推動衝突和危機在更大範圍的地區和國際層面擴散。[39]

學會與新冠共存，考驗人類的智慧，而人類學會在危機中共存，同樣考驗國際社會——尤其是大國的智慧。在二○一四至二○一五年的埃博拉危機期間，美國曾集結數十個國家，組成抗擊埃博拉的聯盟。在世衛組織將埃博拉列為國際突發公共衛生事件後，中國派出了一支由大約一千兩百名臨床醫生、公共衛生專家和軍醫組成的醫療

---

[37] WHO Coronavirus Disease (COVID-19) Dashboard [N/OL]. The World Health Organization, June 27, 2020, https://covid19.who.int/.

[38] 世衛警告新冠可能影響數十年[N].環球時報，2020-6-24，第16版.

[39] 關於新冠疫情對全球貧困影響的最新估計[N/OL].世界銀行網， 2020-6-8, https://blogs.worldbank.org/zh-hans/opendata/updated-estimates-impact-covid-19-global-poverty.

隊，在獅子山開設了一百張免費治療床位，建立了三個野外示範點，還設立了一個生物安全三級實驗室。美國則提供了超過十億美元的援助。兩國在聯合國安理會共同宣佈埃博拉疫情是「對國際和平與安全的威脅」，並呼籲世界各國合作應對這場危機。[40]

　　彼時埃博拉只存在於非洲少數國家，新冠疫情卻吞噬全球，幾乎沒有國家可以逃脫。在新冠面前，世界真正成為相互依存的人類命運共同體。面對這一嚴重得多的疫情，國際社會有充足的理由、在更多的領域攜手應對。作為最強大的國家，美國負有首要責任，從當前自私的「美國優先」走向「美國領導」，為全球合作抗疫注入信心和動力。新冠疫情給國際社會敲響了警鐘，促使各國清醒地認識到公共衛生領域存在的漏洞與問題。疫情同時也提供了契機，國際社會可以借此強化在公共衛生領域的合作，構建有效的多邊衛生合作機制，開展全球衛生治理，打造人類衛生健康共同體，以更好地應對下一波疫情的衝擊和未來公共衛生問題的挑戰。

---

[40] Jennifer Bouey. From SARS to 2019-Coronavirus: U.S.-China Collaborations on Pandemic Response. RAND Corporation, Feb.,5, 2020, https://www.rand.org/pubs/testimonies/CT523.html.

第三部分

未來啟示：
國際合作與全球衛生治理

第八章　人道主義與國際衛生合作

與其他任何「突發公共衛生事件」一樣，新冠肺炎疫情首先事關人的身體健康和生命安全。從人道主義和人類命運共同體的高度認識此次疫情，是開展國際衛生合作的基本出發點。如果說在一般情況下，國家利益和意識形態是國際合作的基礎，那麼面對「國際關注的突發公共衛生事件」演變爲全球大流行這樣的共同挑戰，就應該把人的健康和安全作爲首要，並以此爲指導開展國際衛生合作。此次疫情進一步表明，非傳統安全威脅的突發性、跨國性和嚴重性，要求國際社會所有成員超越國家利益和意識形態，積極開展基於人道主義的國際衛生合作。人道主義援助是國際衛生合作的基本出發點，而人道主義精神是實現可持續的國際衛生合作的根本保證。

一、新冠肺炎疫情是人道主義危機

人道主義危機是指自然災害、公共衛生事件或者武裝衝突，導致人的基本權利受到威脅的狀態。這種基本權利包括生存、平等、社會保障、環境、自決等。新冠病毒不分國籍、種族、身份等，「無差別」地威脅每個人的健康。除了失去生命，疫情已經並且將繼續造成疾病、饑餓、失業、流離失所等災難，是一種典型的人道主義危機。

1.公共衛生事件與人道主義危機

國際上，人道主義危機主要是三種情況引起和造成的，即自然災害、武裝衝突和公共衛生事件。

自然災害是自然界的異常現象，給人類生存帶來的危害或造成人類生活環境的損害。世界範圍內常見的重大突發性自然災害有颱風、

地震、龍捲風、海嘯、火山、洪水、森林火災、乾旱、雪崩、山體滑坡等。自然災害或稱「天災」，其發生的原因，一是自然變異，二是人爲影響。自然災害直接或間接地威脅人類的生命，也可能通過破壞道路、建築、環境、經濟等給人類帶來危機。自然災害往往造成大量的人員傷亡和財物損失。如一九七六年唐山大地震造成二十四‧二萬餘人死亡，十六‧四萬餘人重傷，四千兩百零四人成爲孤兒，直接經濟損失三十億元人民幣。二○○四年印尼海嘯，波及十六個國家，共有三十萬人死亡，造成的經濟損失超過一百億美元。根據國家應急管理部等機構的核定，二○一九年我國各種自然災害共造一‧三億人次受災，九百零九人死亡失蹤，十二‧六萬間房屋倒塌，農作物受災面積一萬九千兩百五十六‧九千公頃，直接經濟損失三千兩百七十‧九億元。❶

如果說自然災害是天災，那麼武裝衝突造成的災害就是人禍。武裝衝突往往給平民造成人道災難。冷戰結束後，先後發生過波灣戰爭、科索沃戰爭、阿富汗戰爭、伊拉克戰爭等，造成大量平民傷亡、財產損失、環境破壞等。蘇丹、利比亞、葉門、索馬里、敘利亞等國家內部長期戰亂和動盪，不僅破壞了經濟和社會穩定，而且造成大量的難民和流離失所者。自一九八三年爆發的蘇丹內戰，是非洲持續時間最長的衝突，引發了嚴重的侵犯人權行爲和人道主義災難，兩百多萬人在衝突中喪生，四百五十萬人被迫離開家園。二○○三年，蘇丹達爾富爾地區發生反政府武裝鬥爭，戰亂造成一萬多人死亡，一百多萬人流離失所，大批難民逃入鄰國。聯合國一度將達爾富爾地區列爲世界上人道主義危機最嚴重的地區。據聯合國統計，自二○一五年起，超過九千兩百人在葉門戰火中喪生，另有近兩千兩百人死於霍亂。目前，兩千兩百二十萬人依靠不同形式的援助維持生計，占葉門總人口四分之三以上。其中，一千一百三十萬葉門民眾「迫切需要生

---

❶ 2019年全國十大自然災害[N].中國應急管理報，2020-01-15.

存救助」。❷

　　公共衛生事件可能是天災，也可能是人禍，或者兩者兼具。公共
衛生事件往往是突然發生的，是造成或者可能造成社會公眾健康嚴
重損害的重大傳染病疫情、群體性不明原因疾病、重大食物和職業
中毒以及其他嚴重影響公眾健康的事件。❸世界衛生組織界定的「國
際關注的突發公共衛生事件」（PHEIC），是指「通過疾病的國際傳
播構成對其他國家公共衛生風險，並有可能需要採取協調一致的國
際應對措施的不同尋常的事件」。❹二〇〇三年的嚴重急性呼吸綜合
症（SARS）是二十一世紀第一次全球公共衛生突發事件。人們認識
到，公共衛生安全不是一個國家或地區自己的事情，而是需要全球協
作解決的問題。為了有效地進行預防和應對，世界衛生大會在二〇〇
五年修訂了《國際衛生條例》。此後，世衛組織宣佈了六次PHEIC，
即二〇〇九年的甲型H_1N_1流感、二〇一四年的脊髓灰質炎疫情、二
〇一四年西非的埃博拉疫情、二〇一五至二〇一六年的寨卡疫情、二
〇一八年開始的剛果（金）埃博拉疫情、二〇一九年開始的新冠病毒
疫情。不同於自然災害和武裝衝突，公共衛生事件具有種類的多樣
性、傳播的廣泛性、危害的複雜性、事件的頻發性、治理的綜合性等
特點。公共衛生事件造成的危害往往是非常嚴重的，如埃博拉病毒感
染的病死率在60%到90%之間。又如，二〇〇九年，H_1N_1流感在美國
大面積暴發，並蔓延到兩百一十四個國家和地區，導致近二十萬人死
亡。

2.新冠肺炎疫情與人道人權危機

　　新冠肺炎疫情造成嚴重的人道主義危機，也出現大量侵犯和挑戰

---

❷ 聯合國呼籲葉門衝突各方結束戰爭[N/OL].新華網，2018-02-28，http://
www.xinhuanet.com/2018-02/28/c_1122466229.htm.

❸ 中國疾病預防控制中心官網，http：//www.chinacdc.cn/.

❹ 國際衛生條例[EB/OL].世界衛生組織官網，https：//www.who.int/ihr/
about/zh/.

人權的現象。聯合國人權事務高級專員巴切萊特二月二十七日在出席聯合國人權理事會第四十三次會議時指出，疫情嚴重威脅著全世界所有人的生命權和健康權。❺

　　從全球範圍看，中國在疫情最初暴發後，政府果斷採取封城等措施，在一個多月時間內基本控制了疫情，把確診人數控制在八萬多例，死亡四千六百多例。然而，疫情蔓延到歐美國家後，確診和死亡人數飆升。截至二〇二〇年五月底，歐美國家的確診人數占全球的70%，死亡人數占全球的80%。疫情最為嚴重的是美國，其確診和死亡的人數占全球的三分之一左右，其死亡人數超過了戰後美國歷次戰爭中死亡人數，也大大超過越南戰爭中死亡人數。❻隨著疫情向非洲、南亞、中東和拉美等落後地區蔓延，疫情造成的人道主義危機可能還將加重。

　　疫情給婦女、兒童和老年人帶來的傷害更為突出。聯合國的一份政策簡報指出，疫情加重了對婦女和女童從健康到經濟、從安全到社會保護的影響。❼聯合國的另一份政策簡報則指出，危機將使四千兩百萬至六千六百萬兒童陷於極端貧困；有一百八十八個國家在全國範圍內關閉學校，影響了超過十五億的兒童和年輕人的學習；全球經濟衰退造成的家庭經濟困難，將在今年帶來額外的成百上千的兒童死亡；封城和居家隔離的措施，增加了兒童遭受暴力和虐待的風險。❽聯合國還有一份政策簡報指出，在感染新冠病毒而死亡的人群中，超

---

❺ https：//news.un.org/zh/story/2020/02/1051591.

❻ 美國在越南戰爭中陣亡58307人，珍珠港事件中陣亡2000多人，硫黃島戰役中陣亡6821人，朝鮮戰爭中陣亡36914人，伊拉克戰爭中陣亡4497人，「9‧11」襲擊中死亡2977人。

❼ Policy Brief: The Impact of COVID-19 on Women [EB/OL], 2020-04-09, https://www.un.org/sites/un2.un.org/files/policy_brief_on_covid_impact_on_women_9_apr_2020_updated.pdf.

❽ Policy Brief: The Impact of COVID-10 on Children [EB/OL], 2020-04-15, https://www.un.org/sites/un2.un.org/files/policy_brief_on_covid_impact_on_children_16_april_2020.pdf.

過八十歲的老年人的病死率是平均病死率的五倍。對老年人更廣泛的影響還包括：與新冠病毒疾病無關的衛生保健被削弱，在護理機構受到怠慢和虐待，貧困和失業增加，福利和心理健康受到影響，汙名和歧視造成心理創傷等。❾

　　在疫情開始之初，聯合國秘書長古特雷斯就明確指出，人權和人道在防控疫情和國際衛生合作中的重要性。二○二○年二月，他發出一項行動呼籲，要求以人類尊嚴和《世界人權宣言》承諾作為工作的核心。他認為，在此危機之時，人權不能事後才想到——我們現在就面臨著幾代人都從未遭遇過的一場最大的國際危機。四月二十五日，古特雷斯又發佈一份名為《我們同舟共濟：2019冠狀病毒病與人權》的報告，呼籲各國政府充分運用現有人權政策和框架，以人權為原則，指導疫情防控和經濟恢復工作。他表示，新冠疫情正迅速演變為一場人權危機，重視人權對於落實包容和有效的疫情應對及恢復行動至關重要，將每一個人和他們的權利放在首要位置，才能使抗疫和復甦的努力取得更好的效果。他指出，人民及其權利一定要成為重中之重。❿聯合國人權事務高級專員巴切萊特也表示，封城和隔離等防疫措施應在必要時，在與風險評估相適應的前提下實施，且實施期間必須嚴格遵守人權標準。她認為：「人的尊嚴和權利應被置於應對行動的核心，而不是等疫情過後再去考慮的事情。」⓫

　　疫情暴發以來，一些國家和地區發生了把疫情政治化、汙名化和種族歧視的現象與行為。疫情在中國集中暴發後，西方某些政客和媒體把新冠病毒與中國相聯繫，把「新冠病毒」說成「中國病毒」，把

---

❾ Policy Brief: The Impact of COVID-19 on older persons [EB/OL],2020-05, https://www.un.org/sites/un2.un.org/files/un_policy_brief_on_covid-19_and_older_persons_1_may_2020.pdf.

❿ COVID-19 and Human Rights: We are all in this together [EB/OL], 2020-04, https://www.un.org/sites/un2.un.org/files/un_policy_brief_on_human_rights_and_covid_23_april_2020.pdf.

⓫ https：//news.un.org/zh/story/2020/03/1052231.

「新冠肺炎」稱爲「武漢肺炎」。一些國家的議員、地方政府官員和非政府組織還不斷「甩鍋」，在還沒有明確的科學研究結論之前，就武斷地說病毒的源頭在中國，並批評中國政府掩蓋疫情，因此對中國進行追責，要求賠償。國際上形成了一股要與中國脫鉤甚至「去中國化」的逆流。疫情發生後，不少海外華人甚至亞裔受到種族歧視。《華爾街日報》就使用「眞正的亞洲病夫」這樣充滿種族歧視色彩的評論標題。美國媒體還在疫情防控中實行雙重標準，《紐約時報》將中國「封城」說成「侵犯自由和人權」，而義大利「封城」，就是「英雄和犧牲的精神」。有中國學者指出，「基於新冠肺炎疫情，利用媒體或採取其他方式宣揚、激起對中國人的不滿與歧視情緒，構成《世界人權宣言》第七條所確定的煽動歧視行爲；實施針對中國或華人的謾罵、侮辱甚至暴力攻擊行爲，更是直接構成違反平等和不歧視法律規定的行爲」。❷

聯合國和世界衛生組織一直反對將疫情政治化和汙名化。早在二〇二〇年一月三十日，世衛組織就將此次疫情正式命名爲新型冠狀病毒病（COVID-19）疫情。世衛組織多次表示，反對將任何病毒同特定的國家、地區、種族、動物掛鉤，反對利用病毒進行汙名化。聯合國秘書長古特雷斯也向各國發出呼籲：「當前需要的是審愼而非恐慌，科學而非汙名化，眞相而非恐懼。」❸世衛組織總幹事譚德塞同樣指出：「此時此刻，需要事實，而非恐懼。此時此刻，需要理性，而非謠言。此時此刻，需要團結，而非汙名化。」❹中國政府則多次敦促美方，停止對疫情政治化，停止對中國汙名化。

---

❷ 汪習根.「疫情歧視」是對人權的無情挑戰[N].人民日報，2020-02-18.

❸ 新華網，2020-03-14， http：//www.xinhuanet.com/world/2020-03/14/c_1125712027.htm.

❹ 世衛組織總幹事在慕尼克安全會議上的講話[EB/OL].2020-02-15，https：//www.who.int/zh/dg/speeches/detail/munich-security-conference.

3.新冠肺炎疫情的危機疊加效應

新冠肺炎疫情是一場人道主義危機，並且與經濟危機、社會危機和國際衝突形成疊加效應。

經濟危機與人道主義危機的疊加。疫情的全球蔓延，對幾乎所有產業形成了衝擊，國際貿易、投資和金融活動陷入停頓。國際貨幣基金組織、世界銀行和世界貿易組織都發佈相關報告，預測全球GDP增速將在二〇二〇年出現衰退，幾乎所有國家和地區的GDP增速將出現負值。其中，五月中旬聯合國的一個報告預測，新冠病毒大流行將使二〇二〇年世界經濟萎縮3.2%，為二十世紀三〇年代大蕭條以來的最大幅度萎縮，並且將在今後兩年使全球經濟產出減少近八‧五萬億美元，使過去四年的幾乎所有增長化為烏有。❶由於疫情造成大量企業停工停產和物流運輸受損，許多產業鏈和供應鏈中斷，引起生產、貿易和投資等經濟活動的連鎖反應。許多國家陷入疫情防控與復工復產的兩難境地。聯合國糧食及農業組織認為，新冠肺炎疫情在全球蔓延致使勞動力短缺和供應鏈中斷，可能影響一些國家和地區的糧食安全，或引發糧食危機。隨著不同程度的經濟衰退，人們收入水準下降，甚至出現短期沒有收入，這又引起或加重了饑餓、疾病、難民等人道主義危機。

社會危機與人道主義危機的疊加。面對疫情的蔓延，許多國家採取了隔離和保持社交距離等限制公民個人自由和權利的措施，從而改變了人們長期以來的生活和行為習慣，這引起了不少社會問題甚至社會危機。疫情在中國和東亞地區發生後，國際上一度出現排華和歧視亞裔的種族主義浪潮。為應對疫情採取的封鎖措施，導致許多企業關閉甚至破產，因此大量裁員，失業率上升。美國勞工部五月上旬公佈的月度就業報告顯示，美國四月份失業率從三月份的4.4%躍升至14.7%，非農業部門就業人口環比減少兩千五十萬人。美國財政部部

---

❶ 聯合國報告預測今年世界經濟因疫情將萎縮3.2%[N].參考消息，2020-05-16.

長姆努欽表示，實際失業率可能已接近25%。這不僅大大超過二〇〇八年金融危機時的9%，甚至追平二十世紀三〇年代大蕭條時期失業率25%的歷史紀錄。歐洲的形勢也不容樂觀。歐洲各國開始實施「臨時失業計畫」，包括臨時性裁員、休假與減薪等形式。該計畫通常要求企業在沒有足夠工作崗位的時候，可以暫時性地解雇員工，但員工仍有雇員權利，仍能獲得部分報酬。失業率上升會帶來貧困、不平等和暴力增加等社會問題。聯合國開發計畫署的一個報告指出，受到二〇一九冠狀病毒病疫情影響，通過全球教育、健康和生活水準等綜合指標進行衡量的人類發展指數，可能在二〇二〇年出現衰退，這也將是「人類發展」這一概念自一九九〇年引入以來的首次衰退。❶

　　國際衝突與人道主義危機的疊加。國際危機研究組織主席羅伯特‧馬利稱，疫情將會削弱各國政府和國際社會解決或預防衝突的能力和意願。他認為，當媒體充斥著疫情報導時，人們很難去關注各地的衝突。此外，各國政府難以將資金從抗疫中轉移出來，衝突各方去中立國進行談判的可能性也在降低。❶截至七月下旬，利比亞和敘利亞等長期被衝突困擾的國家，它們國內的疫情並不嚴重。一旦新冠病毒進入這些衝突或貧窮國家，就將造成災難性的後果。二〇二〇年三月二十三日，聯合國秘書長古特雷斯呼籲「世界各地立即實現全球停火」，共同應對疫情這一人類共同的敵人。他表示，衝突使婦女、兒童、殘疾人、邊緣化群體、流離失所者等最為脆弱的人付出了最高的代價。他同時表示，立即在全球宣佈停火休戰，是成功應對新冠疫情的第一步。

　　經濟、社會和人道主義危機產生的疊加效應，影響最大的是婦女和兒童。聯合國多個機構表示了這種影響的嚴重性。聯合國婦女署官

---

❶ COVID-19 and Human Development： Assessing the Crisis，Envisioning the Recovery [EB/OL].UNDP，http://hdr.undp.org/sites/default/files/covid-19_and_human_development_0.pdf.

❶ 新冠肺炎疫情可能加劇各地衝突[N].環球時報，2020-03-23.

員表示，隨著越來越多的國家採取封鎖和隔離措施，針對婦女和女童的暴力事件正在增加，如同藏在暗處的「流行病」。根據疫情前估算：針對婦女和女童的性別暴力行為，將為全球帶來約一·五萬億美元的經濟損失。[18] 聯合國糧食計畫署則表示，由於新冠疫情對糧食安全的直接影響，全球罹患重症營養不良的五歲以下兒童數量可能上升20%，人數增加一千萬之多，而封鎖等防疫措施所引發的間接衝擊還將使情況進一步加劇。[19] 聯合國兒童基金會援引一份最新的研究表示，由於新冠疫情持續削弱醫療系統，擾亂正常服務，未來六個月，全球每天不幸夭折的兒童人數可能增加六千人之多，而這些死亡原本都是可以避免的。[20]

二、人道主義援助與國際衛生合作

突發公共衛生事件往往在短時間內造成大量人員傷亡、疾病加重，並嚴重擾亂經濟和社會的正常生活和秩序。如果不能及時和有效應對，可能會產生人道主義危機。人道主義援助可以在很大程度上緩和當地人民的困難，為恢復經濟和社會生活爭取時間、提供條件。聯合國在人道主義援助方面開展了大量工作，特別是在新冠疫情中，啟動了多項人道主義援助專案。疫情發生後，從政府到民間社會的人道主義援助，成為全球抗擊病毒的重要組成部分，並有不少亮點。

1.人道主義援助的概念和發展
人道主義援助（或人道主義救援）是基於人道主義而對受援者提

---

[18] Violence against women and girls: the shadow pandemic [EB/OL]. statement by Phumzile Mlambo-Ngcuka, Executive Director of UN Women, 2020-04-06, https://eca.unwomen.org/pt/news/stories/2020/4/statement-ed-phumzile-violence-against-women-during-pandemic.

[19] https://news.un.org/zh/story/2020/05/1057882.

[20] https://news.un.org/zh/story/2020/05/1057152.

供物資上的支援，其目的是拯救生命、舒緩不幸狀況，以及維護人類尊嚴。人道主義的思想和活動，起源於十五世紀歐洲文藝復興時期。其核心是愛護人的生命、關懷人的幸福、尊重人的權利。如果出現人道主義災難或危機，國際社會就要提供緊急援助，即人道主義援助。實施人道主義援助的對象是武裝衝突、大規模的疾病流行、嚴重的自然災害等引起人道主義災難或危機的國家或地區。

「人道援助」與「發展援助」不同，後者主要是指以促進發展中國家的發展為目標的援助，如技術援助、糧食援助、債務減免等，分官方援助和民間援助，官方援助又可分為雙邊援助和多邊援助。

人道主義援助由政府機構、非政府組織以及國際人道主義機構實施。國際紅十字與紅新月運動，是全球最大的非政府國際人道主義機構和人道工作網路。紅十字運動由三個部分組成，即紅十字國際委員會、紅十字會與紅新月會國際聯合會、國家紅十字會或紅新月會。紅十字運動起源於戰場救護，後來發展成為致力於減輕人類苦難，保護人的生命和健康，並尊重人的尊嚴的全球性運動。

在現實主義學派看來，人道主義援助在本質上就是一種政策工具，是為實現國家利益服務的。這種理解是不全面的。儘管人道主義援助離不開國際政治的現實環境，許多人道主義援助演變為人道主義干預，但從根本上來說，人道主義援助是超越國家利益和意識形態，體現人道主義精神的救助行為。

人道主義援助始於十九世紀中葉。它的興起是與宗教團體、殖民統治和工業革命分不開的。一八八一年成立的國際衛生信息局（International Sanitary Information Agency）進一步促進了人道援助機構的國際化。相關的國際會議、規則和議程，推動了人道援助的理念和行動。兩次世界大戰前後，人道主義援助從歐洲擴展到全球。一九一九年成立的紅十字會聯盟（國際紅十字會與紅新月會國際聯合會前身），是人道主義援助機構從當地語系化向全球化發展的主要標誌。一九一九年成立救助兒童基金會（Save the Children Fund）、一九二一年國際聯盟成立的難民事務高級辦事處（the High

Commission for Refugees）、一九二四年國際聯盟通過《兒童權利宣言》（*Geneva Declaration of the Rights of the Child*）、一九二七年成立國際救濟聯盟（International Relief Union）、一九四二年成立樂施會（Oxfam），進一步推動了人道主義援助的國際協調和制度化、組織化。

一九四八年頒佈的《世界人權宣言》和一九四九年通過的作為國際人道主義法主體的日內瓦（四）公約是兩個歷史性的文件，首次闡述了生命、自由和安全這些最基本的人權受到普遍保護的原則。一九九一年聯合國大會通過第46/182號決議，確立了人道主義援助的人道性、中立性和公正性等原則。二〇〇四年聯大第58/114號決議又確立了獨立性的原則。這些原則把人道主義援助與政治、宗教、軍事等活動區分開來，成為傳統人道主義的核心。㉛

冷戰結束後，人道主義援助一度上升為國際關係的主流。㉒但是，以人道主義名義進行的軍事干預，造成了大量和嚴重的人道主義危機，很大程度上損害了人道主義援助的聲譽。科索沃、索馬里、盧旺達、利比亞等地發生的人道主義危機，儘管主要是國內衝突引起的，但與外部人道主義干預有直接關係。如果說傳統的人道主義援助以中立性、公正性、獨立性、人道性和普遍性等為特徵，那麼，所謂的新人道主義援助，則出現政治化和工具化的趨勢。㉓

進入二十一世紀後，隨著經濟增長和社會進步，全世界的人們過上更健康、更安全和更富裕的生活。但是，人道主義援助的需求

㉛ 新冠肺炎COVID-19全球疫情即時動態[EB/OL].2020年十二月15日，https：//news.ifeng.com/c/special/7uLj4F83Cqm.

㉑ 任彥妍，房樂憲.國際人道主義援助發展演變：源流、內涵與挑戰[J].和平與發展，2018(2).

㉒ Austen Davis. The Challenges to Humanitarian Action [EB/OL]. Humanitarian Practice Network, 2002-04, http://odihpn.org/magazine/the-challenges-to-humanitarian-action/.

㉓ Michael Mascarenhas. New Humanitarianism and the Crisis of Charity: Good Intentions on the Road to Help[M], Indiana University Press, 2017: 6.

仍然龐大而迫切。《2019全球人道主義援助報告》指出，二〇一八年，生活在八十一個國家的兩億多的人們需要人道主義援助，主要在敘利亞、葉門、剛果（金）、阿富汗和蘇丹等國家。來自政府和私人捐助者的國際人道主義援助達兩百八十九億美元。其中，美國、德國和英國是三個最大的捐助者，占官方捐助總額的52%。報告指出，面對危機，需要官方發展援助、外國直接投資與人道主義援助共同來應對。❷❹

　　新冠肺炎疫情不僅引發嚴重的全球公共衛生危機，而且造成全球經濟社會發展的停滯。多個國際機構預測，全球範圍內貧困人口將大量增加，特別是非洲、拉美和印度等地的貧困問題進一步加劇。世界銀行表示，疫情將造成全球多達六千萬人跌入「極端貧困」，即每人每天生活費不足一・九美元（約十三・五元人民幣）。聯合國發佈的《二〇二〇年世界經濟形勢與展望年中報告》顯示，新冠疫情大流行很可能導致三千四百三十萬人在二〇二〇年跌入極端貧困，其中56%發生在非洲。到二〇三〇年，可能還會有一・三億人加入極端貧困的行列，這對消除極端貧困和饑餓的全球努力是一個沉重的打擊。❷❺人道主義援助的重要性越來越突出。

2.聯合國體系與人道主義援助

　　提供人道主義援助是聯合國的一項基本工作。聯合國在實施人道主義援助方面，發揮著協調、組織和引導的作用。目前，提供人道主義援助已經成為聯合國的五大行動使命之一，構成了聯合國合法性的基礎來源。一九九一年，聯合國大會通過第46/182號決議，要求加強

❷❹ Development Initiatives. Global Humanitarian Assistance Report 2019[EB/OL], https://devinit.org/publications/global-humanitarian-assistance-report-2019/.

❷❺ 6000萬人或將跌入「極端貧困」，新冠疫情加劇全球多地貧困問題[EB/OL].中國新聞網，2020-05-23，http：//www.chinanews.com/gj/2020/05-23/9192645.shtml.

在人道主義領域內的行動，並爲此設立了人道主義事務部。[26]人道主義事務協調辦公室（OCHA）通過機構間常設委員會協調應對突發事件，負責國際人道主義行動的協調、政策和宣傳，是政府、政府間和非政府救援行動的協調中心。機構間常設委員會涵蓋了聯合國系統中主要負責提供緊急救助的實體，包括聯合國開發計畫署（開發署）、聯合國難民事務高級專員辦事處（難民署）、聯合國兒童基金會（兒基會）、世界糧食計畫署（糧食署）、聯合國糧食及農業組織（糧農組織）和世界衛生組織（世衛組織）等。人道主義事務協調辦公室在全球有三十多個辦事處，一千九百多名工作人員。

聯合國人道主義援助的重點對象是難民、婦女、兒童、饑餓的人及其患病者。難民署領導和協調各項國際行動，保護難民並在全球範圍內解決難民的問題。婦女署支援其他聯合國組織和成員國在促進性別平等和婦女賦權人道主義行動的政策和承諾。兒基會致力於盡可能多地找到幫助兒童的有效、低成本的解決方案，以應對兒童生存面臨的巨大威脅。糧食署爲數百萬的災害受難者提供救濟，並負責爲難民署管理的所有大規模難民糧食行動輸送食物和資金。糧農組織致力於幫助農民從洪災、牲畜疾病暴發和類似突發事件中恢復生產。世衛組織協調國際社會共同應對人道主義衛生緊急情況。

二〇〇五年，聯合國大會設立中央應急回應基金（Central Emergency Response Fund， CERF）。這是一個人道主義基金，使聯合國能夠在災難發生時立即作出反應，向聯合國及其各基金和專門機構提供資金，用於挽救生命。因而它是危機時確保緊急人道主義援助，能抵達所需要方的最快和最有效的方式。基金接受來自聯合國成員國、觀察員國、國際組織、私營部門和個人的捐助。據統計，過去十五年共獲得六十五億美元的捐助，其中英國最多，爲十五億美元。中國自二〇〇七年開始每年捐助五百萬美元。[27]接受中央應急基金最

---

[26] 1998年，人道主義事務部被改組爲人道主義事務協調辦公室（OCHA）。

多的三個機構是世界糧食計畫署、聯合國兒童基金會和聯合國難民署。實際上，中央應急基金爲迅速啓動關鍵行動提供種子資金，並爲尚未被資助的援助方案提供資金。如三月二十五日，聯合國秘書長啓動二〇一九冠狀病毒病全球人道主義應急計畫的同時，聯合國中央應急基金發放了九千五百萬美元，用於啓動二〇一九冠狀病毒病應急行動，幫助遏制病毒傳播，維持供應鏈，並向最弱勢人群，包括婦女和女童、難民和境內流離失所者提供援助和保護。

　　二〇〇八年十二月，聯合國大會把每年的八月十九日定爲世界人道主義日，以提高對全球人道主義援助活動的公眾理解，向所有爲推動人道主義事業開展工作的人道主義人員表示敬意，並強調，提供人道主義援助要遵守中立、人道、公正和獨立的原則。[28]

　　二〇一六年五月二十三至二十四日，在伊斯坦堡舉行了首屆世界人道主義首腦會議。該首腦會議標誌著國際社會預防人類苦難的方式發生了重大轉變，即做好事先準備和及時應對人爲及自然災難。峰會與會方共做出一千五百項承諾，通過了「人類議程」（Agenda for Humanity），其中包含五項核心責任，即發揮全球領導力，預防和結束衝突；堅守維護人道主義的規範；不讓任何人掉隊；提供援助滿足需求，從而改變人們的生活；爲人道投資。[29]峰會爲全球緩解人道主義危機的努力，營造了必要的政治勢頭。但是，主要捐贈大國領導人未能出席此次會議。新冠肺炎疫情將考驗峰會做出的承諾和共識，能在多大程度上得到落實。

3.新冠疫情中的人道主義援助

　　世衛組織總幹事譚德塞指出，人類應對疫情的能力與結果，最終

---

[27] https：//cerf.un.org/our-donors/contributions-by-donor.

[28] A/RES/63/139,https://www.un.org/zh/documents/view_doc.asp?symbol=A/RES/63/139&Lang=C.

[29] https：//www.un.org/zh/conf/whs/index.shtml.

取決於世界上最薄弱的醫療體系。那些醫療衛生系統脆弱的欠發達國家和地區，有可能成為下個階段疫情的重災區。隨著疫情向更脆弱的國家和人群蔓延，人道主義援助變得更加迫切。

二〇二〇年三月二十五日，聯合國啟動總額二十億美元的「全球新冠肺炎疫情人道主義應對計畫」，用於在南美洲、非洲、中東地區和亞洲開展疫情防控工作。聯合國秘書長古特雷斯說：「我們必須幫助那些極度脆弱的人、數以百萬計沒有能力保護自己的人。這是一個涉及基本人類團結的問題。」[30]該應對計畫由聯合國人道協調廳協調統籌，包括世衛組織、糧農組織、國際移民組織、開發署、人口基金、人居署、難民署、兒基會、世界糧食計畫署等多家聯合國機構，以及非政府組織合作夥伴共同參與。其推出的舉措及欲實現的目標包括：提供必要的實驗室檢測設備以及醫療救治物資；在難民營和安置點建設洗手站；開展有關如何保護自己和他人免遭感染的公共信息宣傳活動；在非洲、亞洲和拉丁美洲之間建立空中橋樑，保障人道主義工作者和救援物資順暢運轉。五月七日，聯合國人道主義事務協調辦公室發佈更新後的《全球人道主義應對計畫》，將老年人、殘疾人、婦女和女童等社會最脆弱的人群列為優先幫助和保護對象，並呼籲立即採取行動，否則衝突、饑餓、貧困以及迫在眉睫的饑荒情況將大大增加。聯合國機構籌集六十七億美元資金，保護數百萬生命，阻止新冠疫情在全球六十三個最脆弱的國家中傳播。

三月，在聯合國基金會瑞士慈善基金會的支持下，世界衛生組織總幹事譚德塞宣佈成立世衛組織COVID-19團結應對基金。這是非傳統捐助者直接向世衛組織的全球抗疫工作提供捐助的最主要機制，以幫助所有國家，尤其是最脆弱和衛生系統最薄弱的風險國家，能夠防範和應對COVID-19危機，如快速發現病例、切斷病毒傳播和照護受影響的人。最初兩個月，已有逾三十七‧五萬名個人捐助者、

---

[30] 聯合國啟動20億美元人道應對計畫抗擊病毒[N].人民網，2020-03-27.

一百四十多家公司和基金會捐出或認捐超過二‧一一億美元的資金。

二○二○年一月下旬，中國發生疫情後，許多國家的政府和民間組織向中國提供了大量人道主義援助。當中國控制了疫情，而一些周邊國家以及歐美國家發生疫情後，中國也向這些國家提供了人道主義援助。

除了有關國家政府和國際組織，企業和民間也提供了大量人道主義援助，如潘基文基金會和馬雲公益基金會。在整個疫情期間，博鰲亞洲論壇理事長、聯合國第八任秘書長、潘基文基金會理事長潘基文先生通過自己名下的基金會，廣泛調動社會各界資源，為包括中國在內的不少國家和地區提供公益援助。基金會向中國湖北雷神山醫院、火神山醫院等一線醫院捐贈空氣淨化噴劑、空氣淨化消毒機等物資；通過生態環境部，向湖北生態環境廳捐贈消毒液，用於醫療廢棄物處置和環境消殺；通過共青團中央向一線青年志願者表達慰問；圍繞中國國內抗疫特點，如防境外輸入，基金會及時通過海關總署，向上海海關等防境外輸入一線捐贈了物資。同時向部分企業和學校捐贈物資，助力復工復產復學。❸疫情發生後，馬雲公益基金會就捐贈一億元用於新冠病毒疫苗的研發。疫情在全球暴發後，馬雲公益基金會開始緊急援助，向日本、韓國、伊朗等各捐贈一百萬只口罩，向歐洲各國捐贈三百三十萬只口罩和十萬個病毒檢測試劑盒，向非洲五十四國捐贈六百萬只口罩、一百一十萬只試劑盒、六萬套防護服等其他物資，向拉美二十四國捐贈兩百萬只口罩和四十萬個試劑盒……阿里巴巴公益基金會和馬雲公益基金會已向一百五十個國家和地區捐贈應急抗疫物資，並向世界衛生組織捐贈一億只醫用外科口罩、一百萬只N95口罩和一百萬份核酸檢測試劑盒，以支持其在全世界的抗疫工作。基金會聯合發起網上「全球新冠肺炎實戰共用平臺」

---

❸ The First Half of 2020 Report [R/OL].Ban Ki-moon Foundation for a Better Future, (2020-8-10) [2020-11-25]. http://eng.bf4bf.or.kr/.

（GMCC），截至二〇二〇年四月三十日，已覆蓋兩百三十二個國家和地區，頁面瀏覽數四百二十七萬。治療護理手冊等被譯成二十多種語言上線。❸馬雲公益基金會是疫情期間中國民間社會提供人道主義援助的一個縮影。

　　事實上，進入二十一世紀以來，中國的人道主義援助就非常活躍。據國務院新聞辦二〇一八年十二月十二日發表的《改革開放四十年中國人權事業的發展進步》白皮書介紹，改革開放之初，中國的人道主義援助以支援發展中國家應對嚴重自然災害爲主。二〇〇一年以來，中國逐漸加大對國際人道主義援助體系的參與度，積極參與聯合國機構主導的國際人道主義援助活動，援助規模逐年擴大。自二〇〇四年以來，中國累計提供國際人道主義援助三百餘次，平均年增長率爲29.4%。❸近年來，在印度洋海嘯、西非埃博拉疫情、尼泊爾特大地震等諸多威脅人類生命安全的突發事件中，中國都眞誠提供了緊急人道主義援助。人道主義援助在「一帶一路」建設中也發揮著非常重要的作用，「以人道主義援助作爲切入點，推進『一帶一路』建設，是構建人類命運共同體的思想基礎和精神動力」。❸

三、人道主義精神與國際衛生合作

　　國際衛生合作不同於國際經濟貿易和金融合作，後者的基礎是商業利益，遵守的是商務邏輯，體現的是商業精神，而國際衛生合作的出發點是人道主義精神，因爲它事關人的生命安全和身體健康。全球

---

❸ 馬雲公益基金會官網，https：//www.mayun.xin/index.html#/topic-detail/19348.

❸ 國務院新聞辦. 改革開放40年中國人權事業的發展進步[EB/OL].新華網，2018-12-12，http://www.xinhuanet.com/politics/2018-12/12/c_1123841017.htm.

❸ 劉詩琪.「一帶一路」倡議下的中國對外人道主義援助[J].現代管理科學，2019(8).

抗疫和國際衛生合作，需要人道主義精神。中國提出，團結合作抗疫，共同構建人類衛生健康共同體。這體現了人道主義精神和價值，也是全球衛生治理的目標和希望所在。

1.抗擊病毒中的人道主義精神

《世界人權宣言》和國際人權公約明確規定，生命權和健康權是基本人權。人道主義精神的基本價值是承認個人價值，尊重人的自由、幸福、發展權利，「保護好本國人民的生命安全和身體健康，離不開人道主義精神，打贏疫情防控全球阻擊戰，同樣離不開人道主義精神」。[35]

「患難見眞情」，體現的是人道之情。疫情發生後，許多國家和國際組織領導人向中國政府和人民表示了慰問、理解和支持；一些發展中國家克服自身困難，向中國提供力所能及的援助；發達國家的很多企業和民間組織，也通過各種方式幫助中國抗擊病毒，這些都體現了人道主義精神。

同樣，疫情在中國周邊和歐美國家暴發後，中國充分發揚人道主義精神，向受疫情影響的國家和國際組織提供急需的醫療物資援助，向一些國家和地區派遣醫療專家組。正如王毅外長所說：「我們發起了中華人民共和國歷史上規模最大的一次全球緊急人道行動。」[36]

面對突發重大疫情，中國堅持把人民的生命權和健康權放在第一位。同時，中國抗疫中的人道主義精神，體現了自身的特色和優勢。

首先，中國充分利用和發揮舉國體制的優勢控制疫情、挽救生命、保障健康。舉國體制是中國政治體制的一大重要特徵。在突發應急管理中，舉國體制凸顯其效率和優勢。一是中央的集中統一領導。

---

[35] 國際人道主義精神值得加倍珍視[N/OL].人民日報，2020-04-07，http://paper.people.com.cn/rmrb/html/2020-04/07/nw.D110000renmrb_20200407_2-03.htm.

[36] 國務委員兼外交部長王毅就中國外交政策和對外關係回答中外記者提問[EB/OL].2020-05-24，https://www.fmprc.gov.cn/web/wjbzhd/t1782257.shtml.

一月下旬，黨中央成立應對疫情工作領導小組，對全國防控疫情進行統一研究、部署和動員，向湖北等地派中央指導組，對地方防控工作進行指導和督察。國務院設立聯防聯控機制，多部委協調工作，形成有效合力。二是強大的社會動員能力。中國集中全國範圍的人力、物力和財力，重點支援湖北的疫情阻擊戰。在中央的統一安排下，各省抽調優秀的醫護人員、先進的醫療設備、充足的生活物資進行對口支援，從而在短時間內控制了疫情，盡可能地挽救了更多的生命。當然，這種制度優勢的發揮，與人民群眾對政府的信任和支持是分不開的。

其次，中國在採取科學和嚴格的防控措施遏制疫情的同時重視人文關懷。疫情發生後，中國採取封城等前所未有的管控行動；採取「早發現、早報告、早隔離、早治療」的防控措施；在短時間內建設了許多方艙醫院，對健康、疑似、輕症、重症四類人員進行分類隔離和集中收治；重視中西醫治療；抽調大量幹部下沉到社區，進行網格化管理，等等。中國在抗疫中一方面採取嚴格的防控措施，另一方面又充分體現人文關懷。抗疫是一場生命和健康保衛戰，也是舉國上下共同參與的人道主義行動。人文關懷的重點是尊重生命，全民救援；人文關懷的開展是創傷疏導，心理撫慰；人文關懷的旨歸是從人類命運共同體到天地萬物為一體。❸⑦

最後，中國堅持人權與法治相結合，依法防控。依法治國是國家治理體系和治理能力現代化的客觀要求。防控初期，中央就強調依法科學有序防控的重要性。《中央全面依法治國委員會關於依法防控新型冠狀病毒感染肺炎疫情、確實保障人民群眾生命健康安全的意見》提出要從立法、執法、司法、守法各環節發力，全面提高依法防控、依法治理能力，為疫情防控工作提供有力法治保障。❸⑧這充分闡述了

---

❸⑦ 劉君莉.疫情防控中「人文關懷」開展的三個維度[EB/OL].光明網，2020-03-31，http://theory.gmw.cn/2020-03/31/content_33702743.htm.

法治在應對疫情防控等重大突發公共衛生事件中的重要作用，明確了運用法治保障疫情防控順利開展的基本思路和方向，並就如何發揮法治的保障作用等問題提出了基本要求。法治在應對重大公共安全事件包括疫情防控中具有重要的意義，可以為應對緊急事件提供比較科學的方案，為緊急動員社會力量提供法律依據和法律基礎，有效平衡應急狀態下各種社會關係，妥善解決應急狀態下的矛盾糾紛，提供有力物資保障。❸法治在抗疫中可以彰顯出巨大的力量。具體來說，就是提升法治思維的防控指揮力，發揮法治權威的防控戰鬥力，增強法治精神的防控凝聚力。❹總之，以科學為基礎、以法治為保障、以體制為支柱，是抗疫中確保人權的中國路徑。在防控過程中，中國突出科學戰疫和依法戰疫相結合，確實保障人權，以中國優勢和中國擔當有力保障人權。❹

同樣，在全球各地的抗疫行動中，也展示了人道主義精神。我們看到絕大多數國家和人民呈現出互相關愛、互相同情、互相援助的友好行為，這充分體現了人類應有的救死扶傷的人道主義精神，以及對人道主義精神中所包含的人性、自由、博愛的呼喚及嚮往。❹

當然，由於國家利益、意識形態和戰略競爭等因素，也存在利用疫情進行汙名化和政治化、種族歧視、雙重標準、傳播謠言等違背人道主義精神的現象和行動。這嚴重阻礙了抗疫國際合作，不利於戰勝病毒的全球努力。

---

❸ 習近平：全面提高依法防控、依法治理能力，為疫情防控提供有力法治保障[EB/OL].新華網，2020-02-06，http://www.xinhuanet.com/photo/2020-02/06/c_1125536135.htm.

❹ 江必新.用法治思維和法治方式推進疫情防控工作[J].求是，2020(5).

❹ 劉林.彰顯法治的強大戰「疫」力量[EB/OL].光明網，2020-02-15，http://theory.gmw.cn/2020-02/14/content_33556182.htm.

❹ 柳華文.中國在抗擊新冠肺炎疫情中保障人權[N/OL].人民日報，2020-04-27，http://politics.people.com.cn/n1/2020/0427/c1001-31688834.html.

❹ 鄭一明.戰「疫」中的人道主義思潮[J].人民論壇，2020(11).

2.人道主義精神與人類衛生健康共同體

弘揚人道主義精神，開展人道主義合作，建設人類命運共同體，不僅是全球共識，更應成爲指導全球行動的最高理念。二〇二〇年五月十八日，習近平主席在第七十三屆世界衛生大會視訊會議開幕式上，發表題爲《團結合作戰勝疫情，共同構建人類衛生健康共同體》的致辭。❹這是中國領導人首次向國際社會呼籲共同構建人類衛生健康共同體，對抗疫國際合作和全球衛生治理具有重要的戰略意義和引領作用。

共同構建人類衛生健康共同體，體現了人道主義的精神和價值。聯合國秘書長古特雷斯則明確提出，人權和人道在防控疫情和國際衛生合作中的重要性，認爲人民及其權利一定要成爲重中之重。疫情發生以來，一些國家和地區發生了把疫情政治化和汙名化以及種族歧視的現象和行爲，其根源就在於把個人的政治生命凌駕於國家利益之上，把國家利益置於人類利益之上。是否眞正把人的生命、健康、權利和尊嚴等放在政策和行動的中心，是檢驗一國領導人和政府維護人權的眞正標準。人權優先、人道爲重，就能得到人民的支持，就能贏得國際社會的尊重。在全球抗疫過程中構建人類衛生健康共同體，就需要各國把人道主義作爲國際共識和最大的公約數。也就是說，把人民的健康和權利作爲一切政策的出發點，把公共衛生作爲全球議程的優先位置。人道主義精神和價值，還意味著要幫助脆弱國家和弱勢群體。因爲那裡是全球抗疫的短板和軟肋，他們的衛生和健康水準，才是衡量人類衛生健康共同體「成色」的最重要標準。

團結合作是全球抗疫取得勝利的希望所在，也是構建人類衛生健康共同體的主要路徑和當務之急。病毒無國界，但疫情分國界。病毒無差別地擴散到每個國家，威脅著每個人的健康；同時，疫情在不同

---

❹ 團結合作戰勝疫情，共同構建人類衛生健康共同體——在第七十三屆世界衛生大會視訊會議開幕式上的致辭[EB/OL].2020-05-18，https：//www.fmprc.gov.cn/web/ziliao_674904/zyjh_674906/t1780241.shtml.

國家的蔓延有先有後，程度有輕有重。這正是全球抗疫合作的機遇和挑戰所在。一方面，病毒是人類的共同敵人，公共衛生安全已不是一個國家或地區自己的事情，而是需要全球協作解決的問題；另一方面，各國對疫情的認識和應對不同，還有一些國家的政客利用疫情進行政治操縱和戰略博弈。如果說在一般情況下，國家利益和意識形態是國際合作的基礎，那麼面對「國際關注的突發公共衛生事件」並演變爲全球大流行這樣的共同挑戰，就應該把人的健康和安全作爲首要，並以此爲指導開展國際衛生合作。此次疫情進一步表明，公共衛生危機是一種非傳統安全威脅，具有種類的多樣性、傳播的廣泛性、危害的複雜性、事件的頻發性、治理的綜合性等特點。因此，當務之急是國際社會所有成員要超越國家利益和意識形態，積極開展基於人道主義的國際衛生合作。而從長遠來看，就是要從國際衛生合作中積累經驗、創建機制、培養能力，努力構建人類衛生健康共同體。

構建人類衛生健康共同體，中國已經並將繼續作出巨大貢獻。三月二十六日，習近平主席在二十國集團領導人特別峰會上的發言中，提出「全球阻擊疫情、國際聯防聯控、支援國際組織、宏觀政策協調」四點倡議。在世衛大會的致辭中，他進一步提出防控合作的六點建議，並宣佈中國爲推進全球抗疫合作而採取的五項舉措。其中，六點建議爲構建人類衛生健康共同體指明了方向和路徑，五項舉措則是中國爲構建人類衛生健康共同體所做的表率和示範。如果說前者是爲人類衛生健康共同體的「大廈」設計圖紙，那麼後者就是爲「大廈」添磚加瓦。中國在前期向世衛組織捐助五千萬美元的基礎上，這次再提供二十億美元國際援助，將在一定程度上緩解因爲美國「斷供」而造成的全球衛生治理的資金缺口，有利於爲人類衛生健康共同體的建設吸引更多的資金。中國在向兩百多個國家和地區分享抗疫診療經驗和物資援助的基礎上，設立全球人道主義應急倉庫和樞紐，將極大地提高全球抗疫物資供應的效率，有利於爲人類衛生健康共同體的建設搭建平臺。中國將研發的疫苗作爲全球公共產品，與世界共用。這是世衛組織第一個會員國做這樣的表態，爲人類衛生健康共同體樹立了

一個「品牌」。中國還將幫助非洲國家提升疾病防控能力，暫緩最貧困國家債務償還，這爲許多中小國家帶去了希望，體現了人類衛生健康共同體命運與共的意義。中國的貢獻體現了作爲一個大國的擔當，更爲構建人類衛生健康共同體邁出了堅實的步伐。

第九章　非傳統安全與國際衛生合作

　　新冠肺炎疫情的全球蔓延表明，公共衛生危機是當前和未來很長時期人類面臨的最大危機和挑戰。它直接威脅人的身體健康和生命安全，引發人道主義危機，並導致經濟和社會危機，甚至有可能帶來政治和安全危機。

　　面對新冠肺炎疫情這樣的非傳統安全威脅，國際合作包括國際衛生合作是唯一的解決之道。國際衛生合作有自身的特點和規律，這就要求我們圍繞公共衛生問題和安全，開展非傳統安全合作，重視非國家行為體的作用。

一、新冠肺炎疫情是非傳統安全威脅

　　非傳統安全是與傳統安全相對而言的。傳統安全的主要特點是以國家為中心、以軍事為導向。非傳統安全則具有跨國性、非軍事性，需要通過多邊和綜合的方式來應對。

1.非傳統安全首先是人的安全

　　人們似乎已形成一個共識，即安全問題的重心已從傳統安全轉變為非傳統安全。如果說傳統安全是以政治安全、軍事安全和外交安全為主要內容的國家安全，那麼非傳統安全就是指包括經濟、社會、文化、信息、資源、環境、人口等廣泛內容和領域的安全，其核心是人的安全。

　　國際上，早在二十世紀八〇年代，美國學者烏爾曼（Richard H.Ullman）和馬修斯（Jessica T.Mathews）就分別在《國際安全》和《外交事務》上，發表同樣題為「重新定義安全」的論文，認為

安全概念應包括非軍事性的全球問題，如資源、環境、人口等。❶烏爾曼因而被西方學界認爲是最早提出「非傳統安全」定義的學者。一九九四年，K.布斯和P.范勒在《國際事務》上撰文提出，安全領域應向人的安全和全球安全橫向擴展。二〇〇三年，B.布贊在《新安全論》中提出五個相互關聯的安全領域，包括軍事安全、政治安全、經濟安全、社會安全和環境安全。這實際上包括了傳統和非傳統的安全。

國內學界從二十世紀中後期開始關注和重視非傳統安全問題。❷中國政府則在二十一世紀初開始非傳統安全的外交實踐。二〇〇一年六月，上海合作組織成立時簽署《打擊恐怖主義、分裂主義和極端主義上海公約》，實際上就是一個國際合作應對非傳統安全的早期實踐。二〇〇二年五月，中國向東盟地區論壇提交《關於加強非傳統安全領域合作的中方立場文件》，這是中國政府文件中較早正式使用「非傳統安全」概念。二〇〇二年十一月發表的《中國與東盟關於非傳統安全領域合作聯合宣言》，是非傳統安全地區合作的又一重要實踐。二〇〇二年十一月，黨的十六大報告指出「傳統安全威脅和非傳統安全威脅的因素相互交織」，這是非傳統安全概念首次出現在黨的文件中。

與傳統安全相比，非傳統安全具有非軍事性、跨國性、全球性、複合性、擴散性、綜合性、威脅普遍性、非國家行爲體參與性等特

---

❶ Richard H. Ullman. Redefining Security[J]. International Security, 1983, 8(1): 129-153; Jessica T. Mathews. Redefining Security[J]. Foreign Affairs, 1989, 68(2)： 162-177.

❷ 國內較早關於「非傳統安全」的研究成果包括：龐中英. 廣義安全、經濟安全、合作安全——關於全球變化和安全問題的若干新思考[J]. 歐洲，1997(1).王逸舟. 論綜合安全[J]. 歐洲， 1998(1).傅夢孜. 從經濟安全的角度談對「非傳統安全」的看法[J]. 現代國際關係， 1999(3)等. 關於國內學界「非傳統安全」的研究，參閱廖丹子. 中國非傳統安全研究四十年(1978—2017)：脈絡、意義與圖景[J]. 國際安全研究， 2018(4).

點。非傳統安全與傳統安全有明顯的區別，但同時存在「相聯繫、相交織、相轉化、相替代」的複合關係，如以傳統安全爲來源、目的和手段，以及全球化和不充分發展而導致非傳統安全威脅。❸

　　非傳統安全的核心是人的安全，即把人作爲安全的首要。非傳統安全強調人的安全、個人的安全、通過發展實現的安全、任何地方任何人的安全，從而與強調領土安全、國家安全和依靠武力實現安全的傳統安全相區別。聯合國開發計畫署發佈的《人類發展報告1994》以多維度和整體視角討論了人的安全的概念，並首次對人的安全進行了界定，其內涵是「免於恐懼」和「免於匱乏」的自由，具體包括七個要素，分別是：經濟安全、食品安全、健康／衛生安全、環境安全、人身安全、社群安全和政治安全。❹二〇〇五年，聯合國秘書長安南發表《更大的自由》（In Larger Freedom）的報告，其核心是人的安全。報告將人權與和平、發展併列爲聯合國的三大支柱，並首次提出要建立新的人權理事會。報告強調人的安全作爲一種有效框架以解決整個國際社會正面臨的諸多安全挑戰的重要性。❺這進一步強化了人的安全的影響。從實踐來看，西方國家更強調人的安全的政治性要素，而發展中國家更重視人的安全的發展性要素。

2.非傳統安全是一種綜合安全

　　非傳統安全包括經濟安全（含金融安全）、文化安全、信息安全、資源安全、環境安全、生態安全、食物安全等，因而具有廣泛性。不僅如此，這些安全往往是相互關聯和相互影響的，因而又具有綜合性。

---

❸ 余瀟楓主編. 非傳統安全概論[M]. 北京：北京大學出版社，2020：34.

❹ UNDP. Human Development Report 1994[R]. New York: Oxford University Press, 1994.

❺ In larger freedom: towards development, security and human rights for all[R/OL]. Report of the Secretary-General of the United Nations, 2005, https://undocs.org/A/59/2005.

綜合安全有兩個基本的含義，即包括傳統安全和非傳統安全，以及國家行為體和非國家行為體的共同安全。[6]這意味著非傳統安全是綜合安全的一部分。

非傳統安全的綜合性主要表現在以下幾個方面：

第一，安全議題的綜合性。傳統安全的議題集中在軍事安全和政治安全，非傳統安全的議題，則包括但不限於軍事和政治以外的廣泛領域，「涵蓋和交織了經濟安全、衛生安全、環境安全、個人和社群安全等人的安全議題」。[7]非傳統安全並不是否定或迴避國家安全，而是認為基於國家主權、領土、國防等來界定安全是遠遠不夠的。事實上，許多非傳統的安全威脅和挑戰（如水資源的匱乏和爭奪），也可能導致國家間的衝突和戰爭；許多跨國安全問題（如恐怖主義、跨國犯罪、非法移民），需要國家之間的合作才能有效地解決；國家之間的衝突和國家內部治理的失敗，是導致人和社會不安全的重要原因。可見，非傳統安全把國家、社會和個人都作為安全的指涉對象。只是，非傳統安全更強調饑餓貧困、環境惡化、糧食短缺、重大傳染疾病等非軍事議題的重要性、緊迫性和危險性。

第二，安全主體的綜合性。非傳統安全並不排斥國家行為體的基礎性和根本性地位，但強調非國家行為體的重要性，「在應對非傳統安全挑戰時，作為政治實體的國家，國與國之間、國家與不同行為體——非國家行為體、公民社會團體、個人和社區之間都保持互動」。[8]在非傳統安全問題上，至少有三個層次，即全球層次、地區層次和次國家層次的非國家行為體。以全球主義為主旨、以聯合國為代表的全球性國際組織，越來越重視和涉及非傳統安全問題。恐怖主義、氣候變化、公共衛生、難民移民等都成為聯合國機構的重要議

---

[6] 王逸舟. 論綜合安全[J]. 世界經濟與政治，1998(4)：5-9.

[7] [菲律賓]梅里·卡巴萊諾—安東尼編著. 非傳統安全研究導論[M]. 余瀟楓，高英等譯. 杭州：浙江大學出版社，2019：14.

[8] 同上，15.

程。在推動可持續和平和可持續發展中，聯合國都把人的安全放在首要的位置。在維護國際和平與安全、促進全球發展和保護人權方面，聯合國也日益重視非國家行為體的作用。地區組織特別是歐盟、非盟和東盟在應對非傳統安全方面開展了大量工作。在全球治理和國家層面的應對遇到困難的一些問題和領域上，地區組織顯示出了特定的優勢。次國家行為體在國際關係中的作用一直被忽視。事實上，次國家政府、非政府組織、地方精英、宗教和意見領袖、行業組織、網路機構等廣泛而深度地參與和影響決策，在人權、勞工、環境、反腐、婦女和兒童權益等非傳統安全問題上發揮了重要作用。

第三，**安全價值的綜合性**。非傳統安全有助於人們拓寬和深化對安全的理解，也有利於我們更全面和整體地應對安全問題。非傳統安全的理論性和學術性價值體現在：研究視角上，綜合了「傳統和非傳統的議題」，「探討並思考是否存在以非傳統路徑來研究甚至達成傳統安全議題，以及是否存在以非傳統（非軍事）手段應對傳統（與軍事有關的）議題的情況」[9]；研究路徑上，綜合了諸多安全議題的關聯性，如氣候變化、公共衛生、非法移民、水資源、糧食安全等安全威脅之間的相關性；研究取向上，強調各個安全問題之間的平等性，避免在國家安全與人的安全、國家行為體與非國家行為體、軍事手段與非軍事手段之間進行取捨或區分。非傳統安全的實踐和現實價值在於引起政府和民眾重視，以及積極應對那些長期以來被忽視和消極應對的安全問題，如國內衝突的國際化和國際衝突的國內化、跨國安全挑戰和威脅的增加及凸顯、對潛在風險突發和危機的預防不足等。

3.新冠肺炎疫情的非傳統特性

新冠肺炎疫情是重大傳染疾病，是典型的非傳統安全，但又不同

---

[9] M. Gopinath and Das Gupta. Structural challenges, enabling spaces： Gender and No n-Traditional formulations of security in South Asia[M]//R. Emmers, M. Caballero-Anthony, A. Acharya eds. Studying Non-Traditional Security in Asia： Trends and Issues. Singapore： Marshall Cavendish, 2006: 192—209.

於以前的重大公共衛生事件，具有很多新的特點。

新冠肺炎疫情的威脅性。新冠肺炎疫情的大流行，直接威脅人的身體健康和生命安全。疫情的防控面臨兩難選擇：如果以消滅病毒和完全控制疫情為目標，那麼將付出沉重的經濟和社會代價，且因為新冠病毒的傳染性而很難保證疫情不會再次或多次暴發，由於沒有特效藥和短期內不可能有疫苗而很難長期實行嚴控措施；如果把新冠病毒病視為一個大號流感，採取「群體免疫」的方法，則要承受巨大的人道災難、心理壓力和政治風險，而歷史上還沒有一次傳染病是通過群體免疫控制住的。歐美發達國家疫情嚴重，占全球確診病例和死亡人數的多數，說明發達的經濟和科技並不是遏制疫情的決定性因素。中國在短時間內較好地控制住疫情，而巴西、印度和俄羅斯的確診病例反超，又意味著疫情與一個國家的人口規模和領土面積也沒有非常直接的關係。對病毒缺乏瞭解，包括病毒溯源和疫苗研製的困難，還沒有找到真正控制疫情的有效方法，都大大增加了這次大流行的威脅性。

新冠肺炎疫情蔓延的全球性。此次疫情首先在中國、日本、韓國、伊朗等亞洲國家出現，義大利、英國、西班牙等歐洲國家多點暴發，然後美國成為全球疫情最嚴重的國家。而巴西、俄羅斯和印度短時間內確診人數劇增，累計病例數已僅次於美國。疫情在擁有眾多國家和人口、但醫療衛生條件脆弱的非洲大陸如何蔓延，則是最大的變數。二〇二〇年一月三十日，世衛組織宣佈新冠病毒疫情構成國際關注的突發公共衛生事件，到三月十一日確定COVID-19為大流行。短短幾個月，新冠肺炎疫情蔓延至全球兩百二十多個國家和地區。這一方面是由於疫情的突發性和不可預知的客觀條件，另一方面也與預防失敗、應對遲緩、合作乏力等主觀因素直接相關。與二十一世紀已經發生的非典型性肺炎、H_5N_1禽流感、中東呼吸綜合症、H_1N_1豬流感、埃博拉病毒、寨卡病毒等傳染病相比，新冠病毒的傳播範圍最廣。它無差別地蔓延到不同的國家和地區——不論發達還是不發達，北半球還是南半球，內陸國還是島嶼國，人口大國還是人口小國，幅

員遼闊還是面積狹小；它無差別地感染所有人群——不論你是白人還是有色人種，信奉什麼宗教，是富人還是窮人，是身居高位還是處於社會底層。

新冠肺炎疫情效應的複合性。疫情大流行所造成的影響是前所未有的，也將是深遠的。這種影響有多大、多深、多廣，現在可能還無法預測，因爲疫情的全球擴散，對世界的改變才剛剛開始，並且具有很大的不確定性。但無論是國家的政治、經濟、社會和文化，還是大國關係、國際秩序、世界格局和全球治理，未來將是一個全新的時代。從疫情影響的發展過程來看，「新冠肺炎在全球傳染、危害和衝擊有可能形成四個階段的『衝擊效應』，分別是『公共衛生危機』、『經濟和民生危機』、『社會危機』和『政治危機』」。❿新冠疫情對國際關係的影響同樣是全方位的。從大國關係來看，疫情對中美關係的影響最大，加快了中美從戰略協調到戰略競爭的進程；⓫從國際秩序來看，疫情可能導致國際秩序的重塑；從世界格局來看，疫情令世界的不確定性加劇，加速後霸權時代提前到來；從全球治理來看，疫情進一步暴露了全球治理的缺失和國際公共品的不足，有可能加快全球治理的變革。

二、公共衛生安全與非傳統安全合作

公共衛生既有醫學方面的技術性和專業性問題，也有涉及政治、經濟、社會方面的問題，安全則是介於兩者之間的問題。公共衛生安全化和安全醫學化是安全理念和安全實踐的一個重要變化。作爲非傳統安全的一個組成部分，公共衛生安全離不開非傳統安全合作。

---

❿ 朱鋒. 新冠疫情會如何影響世界?[J/OL]，http：//isg.hust.edu.cn/info/1026/2038.htm.
⓫ 韓召穎，黃釗龍. 從「戰略協調」到「戰略競爭」：中美關係的演進邏輯[J]. 國際觀察，2020(2).

1.公共衛生與公共衛生問題

什麼是公共衛生？從醫學分類的角度來看，公共衛生是相對於在醫院進行的、針對個體醫療措施的個人衛生而言的，如疫苗接種、健康宣教、衛生監督、疾病預防和控制，以及各種流行病學手段等。一九一六年，洛克菲勒基金決定支持創辦公共衛生學院，標誌著臨床醫學和公共衛生的分離。

二〇〇三年SARS危機後，公共衛生在中國成爲一個熱門話題。但很多人把公共衛生簡單理解爲打掃環境衛生，或者就是人人講衛生。學界對公共衛生的含義有許多不同的觀點，但比較經典的公共衛生定義有以下四個：一是美國公共衛生領袖人物溫思洛（Charles Edward A Winslow），於一九二〇年把公共衛生定義爲「通過有組織的社區努力來預防疾病，延長壽命和促進健康和效益的科學和藝術」。這一定義於一九五二年被世界衛生組織接受。二是英國實業家維寇（Geoffrey Vickers），從疾病和科學與社會價值觀之間互動關係的角度重新定義了公共衛生，認爲當健康問題從社會「可容忍」狀態轉變爲「不可接受的」狀態，社會就會採取集體行動，做出公共衛生反應。三是一九八八年美國醫學研究所（Institute of Medicine, IOM）在《公共衛生的未來》的報告中，把公共衛生定義爲「通過保障人人健康的環境來滿足社會的利益」，體現了「人人爲我健康，我爲人人健康」的核心價值。四是二〇〇三年時任國務院副總理兼衛生部部長吳儀提出，公共衛生就是組織社會共同努力，改善環境衛生條件，預防控制傳染病和其他疾病流行，培養良好衛生習慣和文明生活方式，提供醫療服務，達到預防疾病，促進人民身體健康的目的。這些定義提供了不同的視角，有助於我們認識公共衛生的重要性和獨特性。

對公共衛生造成普遍性和共同性的威脅和危險，就成爲公共衛生問題。由於醫療和科技的發展，人類解決了許多威脅人類健康的公共衛生問題。但是，即使到了二十一世紀，公共衛生仍然是一個全球性的問題，其中主要包括傳染病、慢性病、意外傷害、不健康行爲、精神及心理衛生等。

傳染病是各種病原體引起的、能在人與人，動物與動物或人與動物之間相互傳播的一類疾病。中國目前的法定傳染病有甲、乙、丙三類，共三十九種。其中，甲類傳染病也稱爲強制管理傳染病，包括鼠疫和霍亂；乙類傳染病也稱爲嚴格管理傳染病，包括傳染性非典型肺炎、愛滋病、病毒性肝炎、脊髓灰質炎等二十六種；丙類傳染病也稱爲監測管理傳染病，如流行性感冒。傳染病的特點是有病原體，具有傳染性和流行性，感染後常有免疫性。病原體可以是微生物或寄生蟲，包括病毒、細菌、眞菌或者寄生蟲等。傳染性是傳染病與其他類別疾病的主要區別，意味著病原體能夠通過各種途徑傳染給他人。按傳染病流行過程的廣度和強度可分爲：散發、流行、大流行、暴發。傳染病的傳播和流行必須具備三個環節，即傳染源（能排出病原體的人或動物）、傳播途徑（病原體傳染他人的途徑）及易感人群（對該種傳染病無免疫力者）。

　　慢性非傳染性疾病，指從發現之日起超過三個月的非傳染性疾病，如心腦血管疾病、營養代謝性疾病、惡性腫瘤、精神類疾病等，一般無傳染性。其特點是成因複雜、潛伏期長、病程長、難以徹底治癒等。導致這類疾病的主要因素有遺傳、環境、生活方式和精神等。根據中國疾病預防控制中心與美國華盛頓大學健康測量及評價研究所（IHME）合作完成的一項關於中國人口健康的全面研究報告，二〇一七年中國人的十大死亡原因：中風、缺血性心臟病、呼吸系統癌症、慢性阻塞性肺病、肝癌、道路交通傷害、胃癌、阿爾茲海默症、新生兒疾病和高血壓性心臟病。可見，慢性非傳染性疾病已取代傳染性疾病，成爲中國人的主要死因。[12]

---

[12] Maigeng Zhou, Haidong Wang, et al. Mortality, morbidity, and risk factors in China and its provinces, 1990–2017： a systematic analysis for the Global Burden of Disease Study 2017[J/OL]. The Lancet, [2019-06]. https：// www.thelancet.com/journals/lancet/article/PIIS0140-6736(19)30427-1/ fulltext#seccestitle200.

2.公共衛生與公共衛生安全

根據世界衛生組織的定義，公共衛生安全是指爲減少對不同地理區域和跨國界民眾健康的、緊急公共衛生事件的危險和影響，而採取的預防性和反應性行動。[13]我們也可以把公共衛生安全理解爲公共衛生問題引起的安全。

影響公共衛生安全的直接因素是公共衛生事件。公共衛生事件可以分爲直接引致群體健康損害的事件，和自然或人爲災害引發的次生群體健康損害的事件。有關研究表明，公共衛生事件有五個特點：成因多樣性、分佈差異性、傳播廣泛性、影響複雜性和治理綜合性。[14]

公共問題的安全化是一個重要的發展趨勢。除了公共衛生，水資源、糧食、能源、環境、人口等都成爲安全問題，共同構成非傳統安全。公共衛生與安全聯結在一起可能產生兩個方面的結果：一方面，「將公共衛生提上安全議程，能夠導致大量用於維護安全的資源，應用到公共衛生專案中去」；另一方面，「安全化在全球化合作的背景下，易導致健康問題被政治化」。[15]

新冠肺炎疫情是重大國際公共衛生事件，影響了公共衛生安全。疫情的大流行，不僅構成對全球公共衛生安全的重大威脅，而且大大超出了公共衛生安全的範圍，徹底改變了整個世界。新冠疫情的影響之廣、之深、之大，超過了歷史上任何一次公共衛生事件，也不是其

---

[12] Maigeng Zhou, Haidong Wang, et al. Mortality, morbidity, and risk factors in China and its provinces, 1990–2017： a systematic analysis for the Global Burden of Disease Study 2017[J/OL]. The Lancet, [2019-06]. https：//www.thelancet.com/journals/lancet/article/PIIS0140-6736(19)30427-1/fulltext#seccestitle200.

[13] https：//www.who.int/health-topics/health-security/#tab=tab_1; 世界衛生組織. 2007年世界衛生報告——構建安全未來：21世紀全球公共衛生安全[M]. 北京：人民衛生出版社，2007：2.

[14] 陳坤著. 公共衛生安全[M]. 杭州：浙江大學出版社，2007：47—56.

[15] [菲律賓]梅裡·卡巴萊諾—安東尼編著. 非傳統安全研究導論[M]. 余瀟楓，高英等譯，杭州：浙江大學出版社，2019：201.

他任何一個公共問題所能比擬的。疫情造成全球性的人道、經濟和社會危機，並且有可能引發政治和安全危機。各國都採取前所未有的措施和行動，運用整個國家和社會的資源應對疫情。疫情對國際關係——特別是大國關係造成了巨大衝擊。由於一些國家的政客和媒體把疫情「政治化」，嚴重損害了國際關係、阻礙了國際合作，特別是中美關係從戰略協調加速向戰略競爭和戰略對抗轉型。全球衛生治理成為全球治理的重中之重。公共衛生安全化意味著全球衛生治理不僅要處理公共衛生的技術性和專業性的問題，並且要考慮其中的安全——特別是非傳統安全因素，要與全球安全治理結合起來。

客觀理性認識公共衛生安全的議題要求避免兩種傾向。一是公共衛生安全的泛化。並不是所有的公共衛生問題和事件，都影響社會安全和國家安全。慢性非傳染性疾病一般不太可能成為全社會或整個國家的安全問題。傳染病也只是在流行到一定範圍和程度，才會上升到危及社會和國家安全。公共衛生安全的泛化，可能會造成社會恐慌和壓力，也可能會佔用過多的資源，從而削弱應對其他社會問題的能力。二是公共衛生安全的弱化。由於公共衛生直接關係到人們的生命安全和身體健康，因此在公共衛生問題上一定要有安全意識、防控機制和應急反應能力。如果把公共衛生安全邊緣化，缺乏必要和足夠的資源投入，可能就會產生安全隱患和安全風險。一旦發生公共衛生事件，就容易失去控制，上升為公共衛生危機，造成重大損失。

實現公共衛生安全的關鍵和核心是預防。國際關係中有預防衝突和預防危機的概念，它是避免衝突蔓延和升級的重要手段與途徑。在公共衛生安全領域也要宣導預防安全的理念。與國際衝突問題一樣，預防是實現公共衛生安全最經濟的手段。二○○三年SARS危機後，中國建立了疾病預防控制的機構和機制。但除了從公共衛生的技術和專業角度進行預防控制外，還要加強從安全角度的預防控制。

3.公共衛生安全與國際合作

公共衛生事件的跨國性，客觀上要求通過國際合作才能更好地實

現安全。「在一個全球化的世界，各國政府逐漸達成共識：國際合作對於確保各國的公共衛生安全至關重要」。⑯

　　早在十九世紀，許多國家爲防禦瘟疫的傳播蔓延，相繼採取檢疫措施，制定檢疫法規，並從地區性的協調，逐漸發展到國際間的合作。一八五一年，在巴黎召開的第一次國際衛生會議，制訂了世界第一個地區性《國際衛生公約》。針對當時霍亂歷經四次世界性大流行，一八六六年土耳其君士坦丁堡會議和一八七四年維也納會議，重點提出防止霍亂國際間傳播的措施，同時將鼠疫、黃熱病併列爲國際檢疫傳染病，並建立了國際流行病委員會。一九一二年，巴黎第十二次國際衛生會議形成的《國際衛生公約》，將霍亂、鼠疫、黃熱病定爲國際檢疫傳染病。一九二六年，巴黎第十三次國際衛生會議正式通過《國際衛生公約》。隨後，《國際衛生公約》繼續發展，逐漸形成《國際衛生條例》。

　　二戰後成立的世界衛生組織，是公共衛生領域國際合作不斷深化的產物和體現。一九四八年，第一屆世界衛生大會起草了《國際公共衛生條例》（*International Sanitary Regulation*），並在一九五一年第四屆世界衛生大會上獲得通過。《國際公共衛生條例》的目的，是以最大限度防止疾病在國際間的傳播，同時又盡可能小地干擾世界交通運輸。《國際公共衛生條例》是戰後公共衛生國際合作的主要成果。但是，政府通常由於擔心負面結果而未能主動及時報告需申報的疾病，因此並未產生一個有效的國際疾病監管體系，世界衛生組織很難發揮其作用。二〇〇三年，SARS的暴發進一步增強了國際社會對公共衛生安全的全球性意識。二〇〇五年，世界衛生組織一百九十六個國家達成協議，同意共同努力預防和應對公共衛生危機，爲此對條例進行修正、補充，並重新命名爲《國際衛生條例》（*International Health Regulation , IHR*）。條例要求成員國政府向世界衛生組織報告

⑯ [菲律賓]梅里・卡巴萊諾―安東尼編著. 非傳統安全研究導論[M]. 余瀟楓，高英等譯，杭州：浙江大學出版社，2019：199.

各國疾病，並把這些疾病作爲國際威脅來對待，在口岸和機場做好監管，防止這些疾病跨越國界傳播。新版《國際衛生條例》將適用範圍從鼠疫、黃熱病和霍亂三種傳染病的國境衛生檢疫，擴大爲全球協調應對構成國際關注的突發公共衛生事件；對各成員國國家級、地方各級包括基層的突發公共衛生事件監測和應對能力，以及機場、港口和陸路口岸的相關能力的建設，都提出明確要求，以確保條件的實施；規定了可能構成國際關注的突發公共衛生事件的評估和通報程序，要求各成員國及時評估突發公共衛生事件，並按規定向世界衛生組織通報。❼世衛組織按照《國際衛生條例》規定的程序，確認是否發生可能構成國際關注的突發公共衛生事件，並提出採取公共衛生應對措施的臨時建議和長期建議，並成立突發事件專家委員會和專家審查委員會，爲WHO相關決策提供技術諮詢和支援。根據《國際衛生條例》，世衛組織向各國通報公共衛生風險，並與合作夥伴一道幫助各國開展能力建設，使其能夠發現、報告和應對公共衛生事件。條例成爲開展公共衛生國際合作和全球衛生治理的主要法律文件。

二〇〇五年十一月，西方七國集團和墨西哥的衛生部部長與代表在羅馬舉行世界衛生安全國際會議。會議通過的《羅馬宣言》，呼籲加強國際合作防控禽流感。與會代表一致認爲，需要建立一個廣泛的疫苗和抗病毒藥物的儲存庫，以確保全球公共衛生安全。這是在特定公共衛生安全領域開展國際合作的重要努力。

二〇一九年，美國削減核威脅倡議組織（NTI）、約翰斯‧霍普金斯衛生安全中心（JHU）、聯合經濟學人智庫（EIU）和國際諮詢公司共同開發了全球衛生安全（Global Health Security，GHS）指數。評估參數包括防範能力、早期發現和國際疾病關注能力、瘟疫快速反應能力、醫療體系能力、承諾改善國家能力和籌資及遵守準則、總體風險和脆弱性。這是對全球一百九十五個國家的衛生安全和相關

---

❼ 世界衛生組織. 國際衛生條例（2005）[EB/OL]. https：//apps.who.int/iris/bitstream/handle/10665/246107/9789245580492-chi.pdf?ua=1.

能力進行的第一次全面評估和基準測試，其中得分最高的前五個國家為美國、英國、荷蘭、澳大利亞、加拿大，這使公眾對國際衛生安全有一個非常直觀的認識。

新冠肺炎疫情的大流行，說明全球公共衛生安全和全球衛生治理存在嚴重的脆弱性。疫情後，國際社會可能要再次審議《國際衛生條例》，以更好地加強公共衛生安全。

三、非國家行為體與國際衛生合作

國際衛生合作的一個重要特點是行為體多元化。無論是過去歷次應對傳染病的國際努力，還是此次新冠肺炎疫情中的國際合作，國家行為體和非國家行為體都廣泛參與其中。主權國家依然是國際衛生合作的基本力量和主導力量。非國家行為體，從全球性和區域性國際組織到次國家行為體，都發揮各自特點和優勢，在國際衛生合作中起著獨特的作用。應對公共衛生危機的國際合作經歷了三個階段，即區域性國際合作（1850—1900）、鬆散型國際合作（1900—1945）和協調性國際合作（1945年至今）。[18]國際衛生合作的主要載體，就是區域性和全球性國際組織。

1.區域性國際組織與國際衛生合作

國際衛生合作是從區域開始的。十九世紀上半葉，隨著跨國貿易的開展和城市化的發展，導致某些疾病的流行和擴散，客觀上要求通過國際合作來加強公共衛生。一八五一年七月，第一屆國際衛生會議在巴黎召開，主要討論建立防疫區的合作，這標誌著多邊防疫行動和國際衛生合作的開始。最初的四屆國際衛生會議都在歐洲舉行，重點關注的是在歐洲流行的霍亂。一八八一年，第五屆國際衛生會議在

---

[18] 趙磊. 全球突發公共衛生事件與國際合作[J]. 中共中央黨校（國家行政學院）學報，2020(3).

美國舉行，主要討論美國提出的國際疫情通報制度，重點關注的是在美洲流行的黃熱病。一九○二年，十二個國家出席了在美國召開的美洲第一屆國際衛生大會，成立「國際衛生局」（the International Sanitary Bureau），這是第一個區域性多邊公共衛生機構。一九二三年，更名為泛美衛生局（現稱泛美衛生組織，Pan American Health Organization，PAHO）。

　　區域性國際組織仍然是當今國際衛生合作的重要力量，如東盟、非盟、歐盟以及亞太經合組織、二十國集團、金磚國家等開展了大量區域性和跨地區的國際衛生合作。

　　以東盟為例。東盟在區域內公共衛生合作——特別是在防治非典、禽流感、新冠疫情等方面發揮著主導作用。一九九五年，東盟地區論壇就討論建立一種應對疫情的緊急救濟援助機制，**⑲**這可以說是東盟公共衛生合作的開端。二○○三年「非典」暴發後，東盟協調各國立場，商討應對措施，加強與區域外國家和國際組織的合作，較好地控制了「非典」疫情。「東盟還積極加強與西方大國、國際組織等的交流與合作，拓展東盟公共衛生合作的空間」。**⑳**東盟與中日韓（10+3）框架在公共衛生合作中發揮了非常重要的作用。新冠疫情發生後，先後召開了「10+3」衛生發展高官特別視訊會議、中日韓新冠肺炎問題特別外長視訊會議和「10+3」新冠肺炎問題衛生部長視訊會議。二○二○年四月十四日，又舉行東盟與中日韓抗擊新冠肺炎疫情領導人特別會議，峰會通過的聯合聲明，提出要加強本地區針對大流行病及其他傳染病的早期預警機制建設，強化國家和地區能力建設以提高應對流行病的水準，相互支援公共衛生人力資源開發和能力建設等措施及行動。

---

⑲ [加拿大]阿米塔・阿查亞著. 建構安全共同體：東盟與地區秩序[M]. 王正毅，馮懷信譯，上海：上海人民出版社，2004：253.

⑳ 朱新光，王曉成，蘇萍. 建構主義與東盟公共衛生合作[J]. 雲南社會科學，2006(6).

又以二十國集團為例。二十國集團「在應對全球衛生挑戰方面發揮著關鍵作用」。[21]二〇一七年七月，在德國漢堡舉行的二十國集團領導人第十二次峰會上，衛生治理議題首次列入峰會議程，並召開了首屆G20衛生部長會議。部長會議通過了以「合作共建一個健康未來」為主題的《柏林宣言》，將管控全球衛生危機、增強全球衛生體系和應對抗生素耐藥性作為G20重點關注的全球衛生問題。此後在阿根廷和日本舉行的G20衛生部長會議上，分別把「營養失調和超重」、「人口老齡化」列入國際衛生合作的議程。二〇二〇年三月二十六日，二十國集團領導人以視頻方式舉行應對新冠肺炎疫情的特別峰會。這是專門應對新冠疫情的第一次重大國際會議。此次特別峰會專門討論全球衛生危機，對G20來說既是應對新型危機的一種挑戰，也是拓展和深化合作的一次機遇。G20原有的靈活性、有效性和經濟性等特點，決定了它可以在全球抗疫合作中發揮某些獨特作用，如：政治共識和引領合作、大國協調和示範作用、統籌資源和協同治理、支持世衛的主導作用、幫助經濟困難和衛生條件薄弱國家進行抗疫等。為了有效發揮這些作用，一方面，要借助G20在全球金融和經濟治理中已形成的機制；另一方面，可以創設應對全球衛生和健康危機的新型機制。同時我們也要看到，「二十國集團在議程設置、多邊融資機制建設以及影響相關多邊機制等方面促進了全球衛生治理，但也面臨著成員國間衛生優先事項存在差異、缺乏有效約束力的監督機制等挑戰」。[22]

2.全球性國際組織與國際衛生合作

國際組織是國際合作的產物和體現。全球性國際組織是國際衛生

---

[21]「G20 Leaders」Declaration：Shaping an interconnected world [EB/OL]. Hamburg, [2017-07-07/08], https://www.consilium.europa.eu/media/23955/g20-hamburg-leaders_-communiqué.pdf.

[22]晉繼勇. 二十國集團與全球衛生治理[J]. 國際問題研究，2020(3).

合作的主要機制和平臺，國際衛生合作是全球性國際組織的重要工作和功能，特別是世界衛生組織在國際衛生合作中發揮著主導和協調的作用。全球性的國際衛生合作已形成以世衛組織爲主導，《國際衛生條例》爲指導原則，其他組織和相關機構爲夥伴關係的合作機制。㉓

　　國際衛生合作在區域性的基礎上又發展到全球性。一九〇七年，在羅馬舉行的國際衛生大會簽訂第一份《國際衛生條約》，並批准在巴黎組建國際公共衛生辦公室（IOHP），這是世界上第一個非區域性的國際衛生組織。一九一一至一九一二年的第十一屆國際衛生大會後，霍亂、鼠疫和黃熱病這三大傳染性流行病，都被納入國際疫情的監測和通報範圍。國際衛生大會創設的國際疫情通報制度，是國際衛生合作的重要成果之一，「對於推進世界各國和國際社會的疫病應急管理體系與能力現代化具有重大意義」。㉔

　　一戰後成立的國際聯盟，是第一個全球性的政府間國際組織，也曾把公共衛生納入其工作議程。同時，還成立了衛生問題辦公室，應對流行病的防治。㉕一九二〇年四月，國際聯盟在倫敦舉行國際衛生會議，成立國際聯盟衛生組織（the Health Organization of the League of Nations，HOLN）。這樣，國際衛生合作形成了多中心併存的局面，即美國主導的泛美衛生組織、歐洲主導的國際公共衛生局和國聯體系下的國際聯盟衛生組織。

　　這種局面在二戰後得到改變。一九四六年六月，聯合國在紐約召開專門的國際衛生大會，通過了《世界衛生組織組織法》，決定成立世界衛生組織，作爲聯合國體系內負責衛生問題的專門機構。一九四八年四月七日，《世界衛生組織組織法》生效，世界衛生組

㉓ 張業亮. 加強全球應對突發公共衛生事件的國際合作機制[J]. 世界知識，2020(4).

㉔ 張勇安. 國際衛生大會與國際疫情通報制度的緣起[N]. 光明日報， 2020-03-30.

㉕ 張清敏. 外交轉型與全球衛生外交[J]. 國際政治研究， 2015(5).

織正式成立。一九四八年六月，第一次世界衛生組織大會在日內瓦召開，這標誌著全球性和協調性國際衛生合作的形成。其中，世界衛生組織充當了「技術諮詢者、跨國行動計畫的領導者和協調者」的角色。㉖

　　世界衛生組織是國際衛生合作的中心。世衛組織總部位於日內瓦，共有六個區域辦事處，一百五十個國家辦事處，現有七千多名工作人員。世界衛生大會是世衛組織的最高決策機構，其主要職能是決定世衛組織的政策，任命總幹事，監督財政政策，以及審查和批准規劃預算方案，一般於每年五月在瑞士日內瓦舉行會議。世衛組織是國際衛生領域權威性的指導和協調機構，負責幫助世界各國協同行動，增進人人健康。其核心職能是通過促進合作、調動夥伴關係和推動衛生領域各行動方努力應對國家和全球衛生挑戰，指導和協調國際衛生工作。除了世界衛生組織，聯合國專門機構中的糧農組織、教科文組織、國際民航組織、國際海事組織、世界旅遊組織等也是國際衛生合作的參與者，特別是在突發公共衛生事件中發揮其各自的功能。

　　作為世界上最具普遍性、代表性和權威性的政府間國際組織，聯合國是國際合作和全球協調的中心。在國際衛生合作中，世界衛生組織主要提供技術性和專業性的指導和幫助，而聯合國的優勢是提供政治協調。事實上，國際衛生問題與聯合國的三大工作支柱即安全、發展、人權密切相關。國際衛生問題可以上升為安全問題，國際衛生的能力和水準一定程度上取決於發展，國際衛生又直接關係到人權。而一旦發生公共衛生事件，又離不開人道主義援助。新冠疫情是自聯合國成立以來面臨的最大考驗。全球抗疫，除了資金的投入，更重要的是合作意願的加強和合作能力的提升。聯合國在團結國際社會方面，可以發揮獨特的作用。正如聯合國秘書長古特雷斯所指出的，全球合作需要全球領導力，以聯合國和世界衛生組織為代表的國際組織及大

㉖ 蘇小遊等. 全球健康的歷史演變及中文定義[J]. 中華預防醫學雜誌，2015(3).

國領導人和決策者，要有膽識和智慧承擔起領導全球合作的責任。

　　以國際貨幣基金組織、世界銀行和世界貿易組織爲代表的全球性國際經濟和金融組織，在國際衛生合作中發揮著非常關鍵的作用。❷⑦國際衛生能力的提升，需要經濟和金融力量的支撐，而國際衛生事件也會對全球經濟和金融產生巨大影響。如新冠疫情已導致二戰之後最嚴重的經濟衰退。自二〇二〇年三月以來，世界銀行集團提供了前所未有的資金支援，以幫助各國保護貧困弱勢群體，加強衛生體系，維護私營部門，促進經濟復甦。這是世界銀行集團有史以來規模最大、速度最快的危機回應。世界銀行還承諾在十五個月提供一千六百億美元贈款和資金支援，幫助發展中國家應對新冠肺炎和發達國家經濟停擺造成的社會和經濟影響。❷⑧

3.次國家行爲體與國際衛生合作

　　如果說國際組織是國家之外的、跨國家的行爲體，那麼，次國家行爲體就是國家內的第二級實體。隨著國際衛生活動的全球化和複雜化，一方面，國家主權受到不同程度的銷蝕；另一方面，次國家行爲體的自主權得到擴張。在國際衛生合作中，次國家行爲體可以起到重要的補充作用。

　　首先是地方政府。無論是單一制國家還是聯邦制國家，地方政府都有一定的外事權。「受經濟全球化和地方分權化趨勢的影響，次國家政府登上國際舞臺參與國際合作，成爲一種全球範圍的廣泛現象」。❷⑨在中國更是如此。隨著對外開放和對內改革，地方政府參與國際合作越來越廣泛和深入，「制度性分權和政策性分權，爲地方

---

❷⑦ Rebecca M. Nelson, Martin A. Weiss. COVID-19: Role of the International Financial Institutions[R/OL]. CRS Report, R 46342, [2020-05-04]. https://crsreports.congress.gov/.

❷⑧ 世界銀行. 100個國家獲得世界銀行集團支持應對新冠肺炎[EB/OL]. https://www.shihang.org/zh/news/press-release/2020/05/19/world-bank-group-100-countries-get-support-in-response-to-covid-19-coronavirus.

政府參與國際合作提供了激勵和保障。在現行中國國家結構下，地方參與國際合作對中央外交起著配合、補充和支援的作用」。^㉙公共衛生更多地與人的健康相關，相對而言較少涉及國家主權和安全，這爲地方政府參與國際合作，提供了更大的可能和空間。二〇〇三年「非典」疫情期間，廣東省政府與世界衛生組織開展合作，「在信息資源上獲得了前所未有的新管道」，「建立起應對突發公共衛生事件的制度」，「改進了疾病預防控制、應急救治、衛生監督和疫情信息網路等地方衛生體系」。^㉛新冠疫情發生後，中國積極開展國際交流合作，包括向國際社會提供人道主義援助。截至五月三十一日，中國共向二十七個國家派出二十九支醫療專家組。^㉜其中多數是由地方政府組織派遣的，「地方政府、企業和民間機構、個人通過各種管道，向一百五十多個國家、地區和國際組織捐贈抗疫物資」。^㉝北京、成都、廣州、深圳和武漢等地方政府，還接待了中國一世界衛生組織聯合專家考察組的實地考察調研。

其次是各種企業。企業是經濟和社會生活的細胞。衛生健康兼具經濟活動和社會事業的特性。據世界銀行統計，二〇一五年全球大健康產業的產值約有八萬億美元，相當於全球經濟總量的10%。同時，政府有義務向公眾提供公益性的基本公共衛生服務，以預防控制疾病。企業參與國際衛生合作有多種方式和途徑：一是國際貿易和投資，即直接從事衛生健康產品的進出口和產業的對外投資。

㉙ 馮翀. 次國家政府在國際合作中的作用——以新疆政府爲例[D]. 杭州：浙江大學，2014.

㉚ 蘇長和. 中國地方政府與次區域合作：動力、行爲及機制[J]. 世界經濟與政治，2010(5).

㉛ 馮崢. 中國地方政府參與國際制度：互動模式及實證[J]. 國際政治研究，2014(6).

㉜ 國務院新聞辦公室. 抗擊新冠肺炎疫情的中國行動白皮書[R/OL]. [2020-06]. http：//www.scio.gov.cn/zfbps/32832/Document/1681801/1681801.htm.

㉝ 國務院新聞辦公室. 抗擊新冠肺炎疫情的中國行動白皮書[R/OL]. [2020-06]. http：//www.scio.gov.cn/zfbps/32832/Document/1681801/1681801.htm.

二是在政府的指導下開展對外交流與合作，如技術援助和人員往來等。三是參與和支持聯合國及世界衛生組織等發起的倡議和專案。企業是「一帶一路」建設實施的主體，特別是央企共承擔了「一帶一路」建設項目三千一百二十個。❸❹企業在「一帶一路」公共衛生合作中扮演了重要角色。新冠疫情發生後，中國的企業積極參與國際衛生合作，為防控疫情的國際合作作出了獨特的貢獻。二○二○年三月三十一日，騰訊公司與聯合國達成合作協定，正式成為戰略合作夥伴。在疫情當前的世界，騰訊將為聯合國成立七十五周年提供全面的技術方案，並通過騰訊會議、企業微信和同傳線上為聯合國舉辦數千場會議活動，大大減輕了聯合國的負擔。又如，二○二○年四月，中國醫藥健康產業股份有限公司與世界衛生組織簽署合作協定，由中國醫藥為世衛組織在華採購提供供應商審核、產品採購、倉儲等服務。

最後是非政府組織。非政府組織或稱民間組織，在國際合作中是非常活躍的力量，在非傳統安全合作中更是如此，其重要性越來越突出。依靠民間力量應對公共衛生安全，是國際社會的共識和普遍做法。二○○○年成立的比爾及梅琳達・蓋茲基金會，其初衷就是為世界公共衛生事業貢獻力量，是世衛組織僅次於美國官方的第二大供資方。新冠疫情發生以來，比爾及梅琳達・蓋茲基金會又向世衛組織提供二・五億美元的捐贈，以「支援新冠病毒的診斷、治療和疫苗研發；幫助加強非洲和南亞國家的衛生系統；並幫助緩解疫情對社會和經濟的影響」。在中國，民間組織在公共衛生等社會事業中的作用也在不斷上升。在SARS危機中，中國的非政府組織在公共衛生領域第一次全面展示了力量。❸❺新冠疫情防控再次彰顯了民間力量。一項研

---

❸❹ 肖亞慶出席第二屆「一帶一路」國際合作高峰論壇企業家大會並致辭 [EB/OL]. [2019-04-25]. http：//www.sasac.gov.cn/n2588025/n2643314/c11102725/content.html.

❸❺ 高小賢，李愛玲主編. 從SARS事件看中國民間組織與公共衛生[M]. 西安：西北大學出版社，2006.

究表明，「社會組織在疫情全面防控，抗疫情、保運行兩手抓，疫情防控常態化等三個階段，做好新型冠狀病毒的檢測摸排、募集捐贈資金與疫情防疫物資、開展社區個性化生活服務、助力企業復工復產、深度參與心理諮詢、社工服務與經濟復甦等方面發揮了重要作用」。[36]更重要的是在公共衛生治理體系中，在預防、監測傳染病的過程中，民間力量扮演了更重要的角色。中國民間組織國際交流促進會於三月發起「絲路一家親」民間抗疫共同行動，推動國內民間力量開展物資捐贈、經驗分享、志願人員派遣等多種方式的抗疫國際合作。截至六月底，共推動近六十家社會組織、企業和民間機構在五十多個國家實施八十餘個抗疫國際合作專案，捐贈物資總額達一‧七六億元人民幣，同時舉行線上經驗交流活動四十餘場。[37]國家衛健委國際交流與合作中心專門從事醫療衛生領域民間國際交流與合作，是中國非政府間組織參與國際衛生合作的主管道。

---

[36] Yuan (Daniel) Cheng, Jianxing Yu, Yongdong Shen, Biao Huangm. Coproducing Responses to COVID - 19 with Community -Based Organizations: Lessons from Zhejiang Province, China[J/OL]. Public Administration Review, [2020-05-26]. https://onlinelibrary.wiley.com/doi/abs/10.1111/puar.13244.

[37] 中國扶貧基金會積極參與抗疫國際合作——「絲路一家親」民間抗疫共同行動系列綜述[EB/OL]. http：//www.cnie.org.cn/www/NewsInfo. asp?NewsId=1339.

第十章　國際組織與全球衛生治理的未來

　　全球衛生治理，就是國家和非國家行爲體通過正式或非正式的規則與機制，對全球衛生議題進行跨國界協調和應對的過程。作爲全球治理的主要平臺和機制，國際組織在全球衛生治理中的作用至關重要。特別是世界衛生組織作爲全球衛生治理的專門機構，是全球抗疫合作的中心和關鍵。同時，聯合國系統中的許多機構、全球性和地區性國際組織、非政府間國際組織積極參與全球衛生治理。國際組織間合作正成爲全球衛生治理的新趨勢。

一、全球衛生治理的特點與挑戰

　　全球衛生治理是全球治理的重要領域，歷史悠久、成果突出、特點明顯。新冠肺炎疫情對全球衛生治理提出了前所未有的挑戰，全球衛生治理面臨重大變革。作爲國際合作的主要平臺和國際機制的主要體現，國際組織在全球衛生治理中扮演著獨特的角色。

1.全球衛生治理的歷史、現狀和特點

　　從國際合作的角度來看，全球衛生治理大致經歷了國際衛生會議、國際衛生機制到全球衛生協調這樣三個階段。十九世紀，隨著交通的發展、國際貿易的擴展和跨國人員流動的增加，一些傳染病也開始傳播。國際衛生問題成爲歐洲國家的重要政策議題。一八五一年，首次國際衛生會議的召開，標誌著國際衛生合作的開端。此後到一九〇〇年，共召開了十多次相關會議，通過了若干衛生公約，重點討論和規定如何控制霍亂和鼠疫等。國際衛生會議成爲當時開展國際衛生合作的主要方式。一九〇〇年至一九四六年，是國際衛生機制形成

時期。一九○三年《國際公共衛生條例》（ISR）的訂立和一九○七年國際公共衛生辦公室（OIHP）的成立，標誌著國際衛生機制的開啓。條例對此前的衛生公約進行了整合，而辦公室則致力於疾病信息的共用和疾病知識的傳播。此後，條例進行了多次修訂，確立了疾病監測、信息共用、衛生援助等方面的合作機制。一九二○年成立的國際聯盟衛生組織，意味著國際衛生合作開始具有全球性。一八八七年成立的巴斯德研究院和一九一三年創立的洛克菲勒基金會，在改善衛生狀況、開展衛生研究、提供援助項目方面發揮了積極作用。這表明非政府組織成爲國際衛生機制的重要組成部分和國際衛生合作的有益補充。一九四八年正式成立的世界衛生組織，是聯合國框架下負責全球衛生事務的專門機構。在世衛組織的領導和主導下，成員國圍繞疾病監測、規則制定、衛生援助方面開展了戰略合作，並就諸多衛生議題進行了全球協調。

二十世紀九○年代以來，國際衛生合作和全球衛生治理取得顯著成果。同時也應看到，預防和控制重大傳染病的國際蔓延，特別是新冠疫情大流行，全球衛生治理仍表現出巨大短板和不足。全球衛生治理的成果，首先體現在疾病監測機制的完善上。由於通信技術的發展——特別是互聯網的廣泛應用，疾病監測體系更加開放，許多非政府組織和衛生專業人士都能夠報告疾病信息，從而有助於防止疾病的蔓延。世衛組織最早的監測機制是一九五二年建立的全球流感監測和反應體系（GISRS）。❶此後陸續建立的疾病監測系統，包括國際傳染病協會一九九四年啓動的「新發疾病監測計畫」（ProMED）及其電子通報系統（ProMED-Mail）❷、加拿大和世界衛生組織於一九九七年合作建立的「全球公共衛生情報網」（GPHIN）❸、美

---

❶ WHO.WHO Global Influenza Surveillance and Response System [EB/OL]. https://www.who.int/news-room/detail/29-06-2020-covidtimeline.

❷ The Program for Monitoring Emerging Diseases（ProMED）, https://promedmail.org/.

國國防部於一九九六年建立的「全球新發疾病監測和反應系統」（GEIS）。[4]全球衛生治理的成果其次體現在疾病預防和控制方面。在應對霍亂、愛滋病、寨卡病毒、埃博拉病毒、禽流感、SARS等重大傳染病的國際蔓延方面，世衛組織主要發揮援助和協調作用，通過派遣專家、提供建議、傳播信息、協調援助等方式發揮至關重要的作用。全球衛生治理的成果，最後體現在衛生規則的不斷完善上。一九九八年修訂的《國際衛生條例》，擴大了需要通報的傳染性疾病的範圍，並把防控重點從人口控制轉向源頭控制。二○○三年SARS危機後，《國際衛生條例》於二○○五年再次修訂並實施至今。該新版條例組成專家組，任命「突發事件委員會」，就「國際關注的突發公共衛生事件」（PHEIC）提供意見；設立審議委員會，就條例的修訂和長期衛生問題提供建議。條例還提出了爭端解決的途徑。條例在實現限制傳染病的全球傳播和減少對國際貿易的干擾的目的的同時，進一步宣導人權、經濟發展、環境保護和醫療安全等新的價值目標，從而擴展為「一體化的治理」目標。[5]然而，新冠疫情的暴發和全球蔓延，說明國際社會在疾病防控方面存在嚴重的漏洞，國際合作相對乏力，世衛組織的表現也受到一些爭議。可以預見，疫情之後，《國際衛生條例》需要進一步修訂，全球衛生治理面臨變革。

　　從戰後——特別是冷戰後全球衛生治理的實踐來看，越來越多的行為體參與到其中，國家和地區層面的治理得到加強，倡議和議程類的治理方式得到拓展。首先，國家和非國家行為體共同組成全球衛生治理的主體。總體而言，涉及疾病控制的有六種行為體，包括世界衛

---

❸ 陳強等. 全球公共衛生情報網及對我國的啓示[J]. 醫學信息學雜誌，2011（8），https://www.who.int/csr/alertresponse/epidemicintelligence/en/.

❹ Global Emerging Infections Surveillance and Response System （GEIS），http：//www.geis.fhp.osd.mil.

❺ David P. Fidler. From International Sanitary Conventions to Global Health Security： The New International Health Regulations[J]. Chinese Journal of International Law，2005，4（2）： 325-392.

生組織、區域辦公室、各國國家實驗室、醫學非政府組織、當事國衛生部和聯合國相關機構。[6]從全球應對新冠疫情的過程來看，全球性和區域性國際組織、地方政府和企業等次國家行為體、非政府組織等發揮了各自的優勢和特點。其次，國家和地區層面的國際衛生合作和治理，得到不同程度的加強。英國、德國和美國等「諸多國家紛紛推出全球衛生戰略」。[7]二〇一六年，中國提出《「健康中國2030」規劃綱要》，明確建設健康中國的總體戰略和具體路徑。在地區層面，歐盟、非盟、東盟和二十國集團，開展了區域內和跨區域的衛生合作與衛生治理。最後，全球衛生治理的形式和路徑更加豐富。除了以世界衛生組織為代表的專業性的正式機制，各種非正式的國際衛生合作為全球衛生治理提供了有益的補充。作為國際經濟合作的主要平臺，二十國集團「主要從議程設置、融資機制建設、與世衛組織及相關多邊機制開展合作等三個路徑參與全球衛生治理」。[8]二〇一四年，中國主導提出「健康亞太2020」倡議，為APEC衛生合作提供了戰略合作方向。金磚國家以「發展」為核心理念，在議程設置、國際機制改革以及衛生醫療技術轉讓和融資等方面，成為全球衛生治理的積極角色。[9]

2.新冠疫情與全球衛生治理的新挑戰

儘管國際社會在全球衛生治理方面取得不少成就，但依然面臨諸多挑戰，如全球衛生問題政治化、全球衛生治理協調機制碎片化、全

---

[6] 馬克・紮克，塔尼亞・科菲著. 因病相連：衛生治理與全球政治[M]. 晉繼勇譯，杭州：浙江大學出版社，2011：64.

[7] 二〇〇八年英國發佈《健康是全球的：英聯邦政府2008—2013年戰略》，二〇一三年德國發佈《塑造全球衛生：採取全球行動和擁抱責任》的全球衛生戰略，二〇一九年美國發佈《全球衛生安全戰略》。見晉繼勇. 全球衛生治理的背景、特點與挑戰[J]. 當代世界，2020（4）.

[8] 晉繼勇. 二十國集團與全球衛生治理[J]. 國際問題研究，2020（3）.

[9] 晉繼勇，賀楷. 金磚國家參與全球衛生治理的動因、路徑與挑戰[J]. 國際觀察，2019（4）.

球多邊衛生治理機制雙邊化等。❿新冠肺炎疫情的暴發和全球蔓延，進一步暴露了全球衛生治理機制存在的缺陷。從國際合作的角度來看，全球衛生治理正面臨新的挑戰。

第一，疫情預防的失誤和失敗。這次全球疫情最大的教訓是預防失敗。武漢疫情暴發後，中國利用舉國體制進行補救，採取封城等措施，遏制疫情的蔓延，但也付出了沉重的代價。

在中國發生疫情後，國際上病例還非常少的時候，多數國家沒有給予足夠的重視，也未能採取充分有效的措施和行動，來預防疫情的蔓延。無論是日本和相關國家，在處置「鑽石公主號」郵輪感染事件上的拖延，還是義大利在處理「一號病人」過程中的延誤，以及美國初期對病毒檢測的嚴重滯後，造成疫情整體防控的耽誤，都說明預防工作上的失誤和失敗。

同樣，世界衛生組織雖然也開展了大量工作，但更多的是跟在病毒或疫情的後面，而沒有在預防上做足功夫。世衛組織在宣佈「國際關注的突發公共衛生事件」和「全球大流行」的決定方面，也並不是那麼果斷。另外，世衛組織的一個重要建議是不要限制國際旅行。儘管對這一建議評價不一，但至少許多國家並沒有遵從這一建議。這一建議對預防疫情全球蔓延也沒有起到積極作用。

聯合國秘書長古特雷斯上任後，把預防衝突作爲一項優先的工作，並爲此對聯合國和平與安全架構進行了改革。遺憾的是，包括世衛組織在內的聯合國專門機構，似乎尚未從預防的角度調整和轉型。如何提高疾病預防，是全球衛生治理面臨的首要挑戰。

第二，國際合作——特別是大國合作的不力和不足。這次全球疫情最大的遺憾是合作乏力。疫情發生至今，抗疫國際合作面臨各種阻力和困難，合作不充分、不平衡、不協調顯而易見。病毒無國界，疫情有國界，因此更需要國際合作。遺憾的是疫情發生以來，我們看到了各種國際不合作的現象。面對疫情，許多國家從本國利益出發，或

---

❿ 晉繼勇. 全球衛生治理的背景、特點與挑戰[J]. 當代世界，2020（4）.

者袖手旁觀，或者落井下石，甚至出現汙名化、種族歧視、侵犯人權等現象。病毒威脅人類的生命和健康，是國際社會面臨的共同挑戰。任何國家都無法獨善其身和單獨應對，團結合作是戰勝病毒和應對疫情的唯一路徑。儘管一些國家領導人呼籲要團結合作，但更多的只是停留在口號上，而少見實際的行動。

人道主義是開展國際合作的基礎，即要超越國家利益，從人的生命健康和人類共同命運的高度來合作。傳染病作為一種非傳統安全威脅，需要國際社會的所有行為體，從政府到非政府、從企業到個人，拋開傳統的意識形態和政治制度隔閡，攜手應對。面對疫情的蔓延，各國仍然各自為戰，缺乏必要的政策和行動的協調，致使疫情未能得到有效的遏制。世界衛生組織受制於其權力和資源所限，也未能擔當起全球抗疫中的領導角色，未能發揮領導作用，反而有被邊緣化的趨勢。理應承擔更多國際責任的大國之間合作也不平衡。

以中美為例，一方面，兩國民間開展了一些合作；但另一方面，政府之間不僅沒有任何實質性的合作，美國反而橫加指責，兩國關係急轉直下。與之不同的是，中國與周邊的日本、韓國和東盟就共同抗疫進行了協調，中國與歐洲國家之間合作也正在加強，從而為全球合作抗疫帶來了希望。

第三，全球衛生協調的缺失和缺位。 二戰後成立的世界衛生組織，承擔著全球衛生協調的職責。全球衛生協調也是戰後全球衛生治理的主要特點。在應對SARS、埃博拉、愛滋病、禽流感等病毒中，通過世衛組織主導的全球協調，疫情得到有效的控制。但新冠疫情的全球蔓延表明，在疾病監測、衛生援助和世衛作用方面，全球衛生協調仍存在嚴重的缺陷。

疾病監測對於控制疾病的傳播至關重要，因而一直是全球衛生協調的重點。國際社會陸續建立了全球流感監測和反應體系、新發疾病監測計畫、全球公共衛生情報網等。特別是二〇〇〇年建立的全球疫情預警和反應網路（GOARN），旨在抵禦疫情的國際傳播、進行技術援助和相關能力建設，是「最大而且最為重要的控制疾病暴發的機

制」。⓫但從新冠疫情全球蔓延的情況看，這些機制未能有效發揮作用，或至少存在很大漏洞。

衛生援助同樣是全球衛生協調的中心內容。儘管多數衛生援助是通過雙邊管道進行的，但多邊衛生援助的數量在不斷增加。特別是在全球衛生夥伴關係中，非國家行為體發揮了越來越重要的作用。世界銀行和蓋茲基金會就是其中的代表。然而，新冠疫情發生以來，聯合國和世衛組織發起的一些衛生援助專案，未能達到預期目標，大國關係的緊張則使一些援助政治化。

世衛組織是全球衛生協調的領導和主導機構，但其作用受到了質疑。世衛組織的權威性和專業性一直受到肯定，但在新冠疫情防控過程中的表現受到一些批評。美國政府指責世衛組織及其領導人，在疫情信息分享、疫情政策建議等方面存在嚴重問題，提出要進行調查。川普先是宣佈暫停繳納世衛組織會費，後來更是宣佈正式退出世衛組織。美國的行動有國內政治和國際戰略上的考量，但客觀上嚴重損害了國際衛生合作。

3.國際組織在全球衛生治理中的作用

新冠肺炎疫情已肆虐全球兩百多個國家和地區，也同樣對國際組織產生衝擊。特別是作為聯合國系統負責國際公共衛生事務的專門機構，世界衛生組織及其總幹事譚德塞在全球抗疫中的表現，也在國際輿論中成為爭論焦點。

川普四月十四日宣佈，美國暫停向世界衛生組織繳納會費，理由是世界衛生組織存在三個「沒有」：沒有及時分享疫情信息，沒有及時提供防疫政策建議，沒有及時宣佈「全球大流行」等。美國還宣佈將對世界衛生組織進行為期三十至九十天的調查，以查明世界衛生組織和總幹事譚德塞在疫情防控中是否存在「失責」行為。

⓫ 馬克·紮克，塔尼亞·科菲著. 因病相連：衛生治理與全球政治[M]. 晉繼勇譯，杭州：浙江大學出版社，2011：167.

客觀來看，新冠肺炎疫情的全球蔓延，是世界衛生組織自一九四八年成立以來，需要應對的最大的一次公共衛生事件，而美國的「斷供」和「追責」，可能是世界衛生組織成立七十二年來面臨的最大一次挑戰。國際組織領導人被調查追責並不是沒有先例。二〇〇四至二〇〇五年，聯合國前秘書長安南，曾接受伊拉克「石油換食品計畫」獨立調查委員會的多次質詢。儘管安南本人最後被證實清白，但聯合國前任副秘書長、聯合國伊拉克計畫辦公室執行主任塞萬被指違規行事，「嚴重危害了聯合國的誠信」。此外，二〇〇七年，世界銀行行長沃爾福威茨因為「女友門」事件陷入「道德危機」而辭職；二〇一一年，國際貨幣基金組織總幹事卡恩因性侵案辭職；二〇一五年，美國司法當局指控聯合國大會前主席約翰・阿什受賄。

聯合國秘書長古特雷斯已明確表示，將對疫情的發生、傳播和各國的應對，進行回顧和調查。由於疫情的大流行不僅是一次公共衛生危機，而且造成經濟危機、社會危機和人道危機，作為負責全球公共衛生事務的最高機構，世界衛生組織不僅要參與調查，也將成為調查對象。

美國對世界衛生組織的調查和追責，主要針對以譚德塞為主的領導層。這既有美國國內政治的考慮，也有國際戰略博弈的因素。世界衛生組織每年有近三十億美元的資金，在全球有七千多名工作人員。客觀而言，疫情的暴發和蔓延，有其不可預見性。世界衛生組織在預警和防控疫情中的表現是否存在不足，將有待調查的結果。但無論如何，這對世界衛生組織是一個挑戰和考驗。

在疫情結束後，包括世界衛生組織在內的國際組織，將會面臨更大的考驗，只有通過進一步改革，才能適應全新的世界秩序。

一是如何加強國際組織的權威性和專業性。國際組織是國際合作的產物，是國際協調的平臺。每個國際組織，特別是政府間國際組織，都是會員國授權負責特定國際事務的最高機構。國際組織的權威性和專業性，主要體現在處理特定全球事務的公平性和有效性上。推動國際合作和解決全球問題，是衡量一個國際組織權威性和專業性的

基本標準。這一方面取決於成員國是否提供充分的配合和支持，另一方面也取決於國際組織從官員到職員的戰略視野、領導能力、專業水準和職業素養。

　　二是如何實現國際組織內部的透明和高效。國際組織或多或少擔負著服務全人類和全世界的使命，但主要是為成員國服務的。成員國政府和社會組織為國際組織提供會費和捐助以及其他各種支援，以確保國際組織的正常運作。反過來，國際組織通過制定規則和政策、開展專案和活動，提供專業和優質的服務，解決成員國共同面臨而無法單獨解決的問題。如果說，會員國的基本義務是及時足額繳納經費、遵守國際組織的規則，那麼，國際組織的主要職責就是做到決策和財務的透明，以及有效地解決全球性問題。

　　三是如何在全球治理中發揮領導和協調作用。國際組織是全球治理的基本力量，也是全球治理的主要平臺。全球治理赤字，一方面是由於國際社會各行為體國際合作的意願和能力不足，另一方面也是因為國際組織的領導和協調作用的欠缺。國際組織的領導和協調作用，與其權威性和專業性是相輔相成的。是否能夠在病毒的科學研究和疫苗研發方面，充分利用其權威和專業的優勢，從而發揮領導和協調作用，一定程度上可能決定世界衛生組織在未來全球衛生治理中的地位。

　　疫情後的世界將不再是「原來的世界」。很多國家不得不「節衣縮食」，國際力量面臨重組，國際秩序可能重塑。任何一個國際組織，只有不斷變革，才有可能在新的秩序中得到強化，否則就會被淘汰。

二、世界衛生組織與全球衛生治理

　　作為聯合國框架下負責國際衛生事務的專門機構，世界衛生組織是國際衛生合作的主要平臺，也是全球衛生治理的主要機制。在七十多年的發展過程中，世衛組織在疾病監測、預防和控制，提供衛生援

助，制定衛生規則和規範等方面開展了大量工作，全球衛生治理取得很大成效。但此次新冠肺炎疫情的暴發和蔓延，全面暴露了全球衛生治理存在的問題。世界衛生組織如何通過改革，強化自身的指導和協調能力，是改善全球衛生治理的關鍵所在。

1.世界衛生組織的基本情況

世界衛生組織是聯合國的十五個專門機構之一，是國際上最大的政府間衛生組織。世衛組織的宗旨，是使全世界人民獲得盡可能高水準的健康。其主要職能包括促進流行病和地方病的防治，提供和改進公共衛生、疾病醫療和有關事項的教學與訓練，推動確定生物製品的國際標準。

世界衛生組織的前身，可以追溯到一九〇七年成立於巴黎的國際公共衛生局和一九二〇年成立於日內瓦的國際聯盟衛生組織。一九四六年七月，六十四個國家的代表在紐約舉行了一次國際衛生會議，簽署了《世界衛生組織組織法》。一九四八年四月七日，該法得到二十六個聯合國會員國批准後生效，世界衛生組織宣告成立。每年的四月七日也就成爲全球性的「世界衛生日」。同年六月二十四日，世界衛生組織在日內瓦召開的第一屆世界衛生大會上正式成立，總部設在瑞士日內瓦。

世衛組織現有一百九十四個成員國。世界衛生組織大會是世衛組織的最高權力機構，每年五月在日內瓦舉行，主要任務是審議總幹事的工作報告、規劃預算、接納新會員和討論其他重要議題。世衛組織的最高領導人是總幹事，現任總幹事是來自衣索比亞的譚德塞。執行委員會是世界衛生大會的執行機構，負責執行大會的決議、政策和委託的任務，它由三十二位有資格的衛生領域的技術專家組成。秘書處爲世界衛生組織常設機構，下設六個區域辦事處，一百五十個國家辦事處，現有七千多名工作人員。世界衛生組織的專業組織有顧問和臨時顧問、專家委員會、全球和地區醫學研究顧問委員會和合作中心。

世衛組織的規劃預算資金來自評定會費和自願捐款。評定會費是

國家作爲本組織會員繳納的費用。每一成員國繳納的費用，按本國的財富和人口狀況計算。評定會費約占規劃預算資金總額的四分之一。其餘資金通過自願捐款籌集。世衛組織二〇一六至二〇一七年的規劃預算約四十五‧四五億美元。其中，美國政府的會費和捐助約九億美元，約占總額的五分之一，如果加上比爾及梅琳達‧蓋茲基金會的五億美元和其他捐助，則美國約占三分之一。在二十個最大的供資方中，十二個是主權國家政府，其他是基金會、國際組織和非政府間組織（見圖10-1）。二〇一六至二〇一七年收入來源中，會員國占51%，慈善基金會占17%，聯合國、政府間組織和開發銀行占15%，夥伴關係和非政府組織占比分別約爲7%，私營部門實體約占3%，學術機構占比小於1%。

圖10-1　2016─2017年規劃預算的二十個最大供資方（百萬美元）

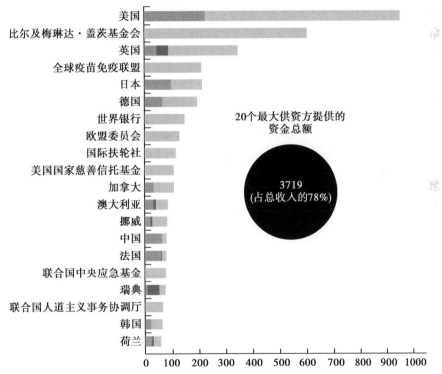

數據來源：世界衛生組織官網，https://www.who.int/zh/about/planning-finance-and-accountability/financing-campaign.

2.世界衛生組織與全球抗疫

新冠肺炎疫情是世界衛生組織成立以來面臨的最大挑戰。儘管人們對世衛組織在全球抗疫中的表現有一些爭議，但不可否認，世衛組織為全球抗疫開展了大量工作，總體上得到國際社會的肯定和支持。

二〇二〇年一月三十日，世界衛生組織總幹事譚德塞宣佈新冠病毒病（COVID-19）為「國際關注的突發公共衛生事件」（PHEIC）。世衛組織開始一系列的行動，以阻止病毒的人際傳播和影響，[12]其中幾個比較突出的亮點包括：

第一，制定實施戰略和規劃。二〇二〇年二月五日，世衛組織啟動應對新型冠狀病毒疫情的「戰略準備和應對方案」（SPRP）和支持國家準備與應對的指導方針，旨在為不同國家或地區層面制定疫情應對計畫提供指導，為各國預防、檢測和診斷新型冠狀病毒傳播提供支援。截至二〇二〇年六月三日，世衛組織在幫助會員國準備和應對方面，向一百三十五個國家運送了個人防護設備，向一百二十九個國家提供了一百萬個試劑盒，提供了一百三十個技術指導文件；在加快研究和發展方面，有一百多個國家的三千五百多名病人，在三十五個國家的四百多家醫院加入測試，有十個疫苗進入臨床評估；在跨地區協調以應對風險方面，組織了一百多個緊急醫療團隊，動員二十七個機構的五十九個專家，與國際紅十字會、國際移民組織、難民署、國際商會、國際民航組織和世界經濟論壇等開展全球夥伴關係和跨部門協作。[13]

第二，建立發展夥伴平臺。新冠疫情對所有國家構成了巨大挑戰，因此需要國際社會的團結合作和協調性的全球應對。夥伴平臺（Partners Platform）就是為了所有國家、執行夥伴、捐贈者和貢獻者

---

[12] 世衛組織應對COVID-19疫情時間線[EB/OL]. https：//www.who.int/zh/news-room/detail/27-04-2020-who-timeline-covid-19.

[13] WHO.Strategic Preparedness and Response Plan[R]. https：//www.who.int/publications/i/item/strategic-preparedness-and-response-plan-for-the-new-coronavirus.

能夠在全球應對疫情中開展有效合作。該平臺可以對國家準備和應對活動的規劃與執行的支援情況進行即時跟蹤。它主要有三個方面的職能：**一是行動清單**，主要是評估和監督公共衛生行動的狀態；**二是資源缺口跟蹤**，主要是關注在公共衛生應對時的國家資源需求（資金、供應、人員等）；**三是資源跟蹤數據庫**，主要是對捐贈的分配進行透明的報告。已有超過一百二十五個國家加入這個平臺。❹

第三，**新冠疫情供應鏈體系**。新冠肺炎疫情的全球蔓延，導致包括個人防護設備、診斷和臨床管理等重要供應的短缺。在聯合國秘書長的要求和聯合國危機管理小組的支持下，成立了供應鏈特別小組，並建立新冠疫情供應鏈體系（CSCS）。該體系由特別小組（Task Force）、採購聯盟（Purchasing Consortia）和控制塔（Control Tower）三級組成。由世衛組織和糧食署共同領導，多個國際組織參與的供應鏈特別小組提供戰略指導和監督，其日常工作由供應鏈跨部門協調單元（SCICC）承擔，負責信息管理、採購聯盟的協調和控制塔的管理。採購聯盟在全球層面包括三個領域，即個人防護設備、診斷和臨床管理。控制塔負責協調成員國需求、夥伴供應機制以及後勤配送等。會員國和夥伴機構可以通過三個步驟（協調需求、協調供應和精簡分配）向供應門戶（Supply Portal）提出供應要求。❺

第四，**信息流行病（infodemic）管理**。新冠疫情發生以來，各種虛假信息和謠言充斥網路和媒體。第七十四屆聯大主席穆罕默德—班迪表示，在應對新冠肺炎疫情時，要避免謠言，加強團結合作。世界衛生組織總幹事譚德塞強調，有關新冠肺炎的錯誤信息，會加大醫護人員的工作難度，並向公眾傳播恐懼、引起混亂。為此，世衛組織利用現有的流行病信息網路，通過風險溝通和「謠言傳染病」管理

---

❹ COVID-19 Partners Platform，https：//covid-19-response.org/ .

❺ COVID-19 Supply Chain System： Requesting and receiving supplies [EB/OL]. https：//www.who.int/publications/m/item/covid-19-supply-chain-system-requesting-and-receiving-supplies.

團隊，積極追蹤多語種疫情相關錯誤信息；向更廣泛的受眾傳遞疫情信息；與搜尋引擎、社交媒體等行業公司合作，包括臉書、谷歌、騰訊、百度、推特、抖音、微博等，要求它們過濾虛假信息，並推廣從世衛組織等可靠來源獲得的正確信息。[16]世衛組織認爲，從正確的信息源獲得正確的信息可以挽救生命，而虛假和混亂的信息可以傷害生命。[17]二〇二〇年六月三十日至七月十六日，世衛組織舉行首屆信息流行病學（Infodemiology）會議，以更好地理解信息流行病管理的跨學科性質，尋求控制信息流行病的工具，確定公共衛生研究議程等。

3.世界衛生組織改革與前景

為實現「所有人盡可能高水準健康」的宗旨，《世界衛生組織組織法》規定了世界衛生組織的二十二項職能。其中的首要職能就是指導和協調國際衛生工作。自一九四八年正式成立以來，世衛組織的內外環境發生了巨大變化。一是許多新的機構和機制也從事國際衛生合作，如聯合國愛滋病規劃署（UNAIDS），全球疫苗免疫聯盟（GAVI），抗擊愛滋病、結核病和瘧疾全球基金（The Global Fund），國際藥品採購機制（UNITAID）等。二是來自成員國政府的會費約占總額的四分之一，占多數的是指定用途的自願捐助。這兩方面都對世衛組織對全球衛生事務的指導和協調形成了挑戰。世衛組織的改革，關係到它在全球衛生治理中的角色，究竟它是一個規範和標準的制定者，知識和信息的提供者，還是一個不同衛生領域的技術援助提供者？[18]

世衛組織真正廣泛和深入的改革始於冷戰結束後。一九九八年，

---

[16] 李釗. 控制「信息疫情」，加強國際合作[N]. 科技日報，2020-02-11.

[17] Infodemic management-Infodemiology[EB/OL]. https：//www.who.int/teams/risk-communication/infodemic-management.

[18] Charles Clift. The Role of the World Health Organization in the International System[R/OL]. Centre on Global Health Security Working Group Paper, 2013-02, https：//www.chathamhouse.org/publications/papers/view/189351.

挪威前首相布倫特蘭（Gro Harlem Brundtland）擔任世衛組織總幹事。她首先確定了世衛組織的兩項關鍵任務：一是實地工作；二是把衛生置於發展議程的中心。她提出「一個世衛」的理念，即世衛組織只有一個，不是兩個（一個由評定會費資助，一個由預算外資金資助），也不是七個（日內瓦總部和六個區域辦公室），更不是五十個（指當時的五十個衛生項目）。她致力於與會員國、聯合國機構、發展銀行、非政府組織和私營部門建立更強有力的夥伴關係，宣導健康投資是實現減貧和經濟增長的關鍵因素。為此，她發起了「減少瘧疾」（Roll Back Malaria）和「無菸倡議行動」（the Tobacco Free Initiative），對內部管理進行了重組。布倫特蘭改革的主要成就，是重建了世衛組織的國際威望，使健康成為發展議程的有機組成部分。但她對內部管理方式的改革、增加評定會費的努力並沒有取得成功，她宣導的基於證據的政策和全球疾病負擔的工作也未能延續下來。

二〇〇七年，來自香港的陳馮富珍擔任總幹事，成為第一個擔任聯合國專門機構「一把手」的中國人。二〇一一年，陳馮富珍發佈《為健康的未來而改革》的報告，提出了世衛組織改革的目標和路線圖。[19]這一改革議程主要圍繞促進世界衛生組織的領導協調能力、緩解世界衛生組織的財政危機、增加世界衛生組織應對全球衛生危機的靈活性三個方面進行。[20]改革方案提交給了二〇一二年召開的世界衛生大會，涉及專案、治理和管理等領域。在陳馮富珍擔任世衛組織總幹事的十年間，全球公共衛生事業，包括應對病毒性肝炎、瘧疾、衛生安全、非傳染性疾病、愛滋病、結核病等方面取得巨大成就，特別是「從僅關注初級衛生保健擴大到使全民健康覆蓋成為二〇二〇年可持續發展議程的核心要素，衛生在全球目標中佔據核心位置」。[21]這

---

[19] WHO reforms for a healthy future [EB/OL]. Report by the Director-General, EBSS/2/2, 2011-10-15, https://apps.who.int/gb/ebwha/pdf_files/EBSS/EBSS2_2-en.pdf.

[20] 晉繼勇. 世界衛生組織改革評析[J]. 外交評論，2013（1）.

些成就的取得離不開世衛組織的改革。值得一提的是，二〇一六年第六十九屆世界衛生大會通過「突發衛生事件新規劃」，以共同防範、預防和應對導致突發衛生事件的所有危害，包括災害、疾病疫情和衝突，並從中恢復。這一規劃在傳統技術和規範作用之上增加了行動能力。[22]

譚德塞是首位來自非洲的世衛組織總幹事。他上任後就成立「全球政策小組」，由總幹事和區域辦公室主任組成。其目標是通過改革，重塑世衛組織的領導作用。二〇一九年三月，譚德塞發表題為《銳意變革，發揮積極影響》的改革宣言，提出「需要改變本組織的DNA」，[23]並提出「三個十億」目標作為世衛組織五年戰略計畫的核心內容，包括全民健康覆蓋受益人口新增十億人，面對突發衛生事件受到更好保護的人口新增十億人，健康和福祉得到改善的人口新增十億人。[24]譚德塞推動的改革主要聚焦於專案規劃、治理優化、管理提升三個方面。具體來說，改革涉及世衛組織的四個支柱，包括：通過強化專案支柱，推動全民健康覆蓋，促進全球衛生安全；通過強化應急支柱，提升針對全球突發公共衛生事件的應急能力；通過強化對外關係和治理支柱，集中開展和協調資源調動和宣傳交流工作；通過強化業務活動支柱，確保更專業地履行在預算、財務、人力資源和供應鏈等領域的重要職能。[25]

---

[21] 公共衛生十年（2007 — 2017）[EB/OL]. https：//www.who.int/publications/10-year-review/zh/.

[22] 孫秀明. 世界衛生組織「突發衛生事件新規劃」[J]. 中華災害救援醫學，2016（9）.

[23] 銳意變革，發揮積極影響[EB/OL]. 2019-03-06，https：//www.who.int/zh/dg/speeches/detail/transforming-for-impact.

[24] WHO unveils sweeping reforms in drive towards 「triple billion targets」[EB/OL]. 2019-03-06，https：//www.who.int/news-room/detail/06-03-2019-who-unveils-sweeping-reforms-in-drive-towards-triple-billion-targets.

[25] 晉繼勇. 新冠肺炎疫情防控與全球衛生治理——以世界衛生組織改革為主線[J]. 外交評論，2020（3）.

從布倫特蘭、陳馮富珍、譚德塞三位總幹事推動的改革進程和路徑來看，世衛組織的未來，取決於能否不斷強化其作為國際衛生合作和全球衛生治理的功能。具體來說，在政治引領方面，就是要引領全民健康覆蓋作為一項基本人權，成為成員國和國際社會的價值追求；在政策協調方面，通過組織內部和合作夥伴的協調，共同致力於衛生事業；在應急管理方面，不斷提升預防和應對突發公共衛生事件的能力，以加強全球衛生安全；在技術規範和援助方面，加強其技術和專業水準，以確保其權威性和中立性。

三、國際組織間合作與全球衛生治理

國際組織是國際衛生合作的主要平臺，和全球衛生治理非常重要的非國家行為體。除了世衛組織的領導和協調，世界銀行和糧農組織等聯合國專門機構、開發計畫署和兒童基金會等聯合國附屬機構、國際紅十字會和無國界醫生等非政府間國際組織，都發揮了各自獨特的作用。更重要的是，國際組織間合作對於全球衛生治理的意義正變得越來越重要。

1.國際合作是全球衛生治理的核心

進入二十一世紀後，人類面臨恐怖主義和氣候變化等跨國界、非傳統、全人類的共同威脅。通過國際合作，全球反恐和全球氣候變化治理已逐漸走上正軌。正如聯合國秘書長古特雷斯所指出的，新冠疫情是自聯合國成立以來面臨的最大考驗。面對這場人類社會前所未有的生存性和革命性挑戰，需要更有高度、強度、廣度、深度和更加多元、創新的國際合作，要形成超越社會制度和意識形態差異的大合作格局，才能實現有效的全球衛生治理。

國際合作理念要更有高度。新冠病毒不分國籍、種族、身份等，「無差別」地威脅每個人的健康。人的生命安全和身體健康，是所有政策和行為的最高目標，也是國際合作的出發點。除了失去生命，疫

情已經並將繼續造成疾病、饑餓、失業、流離失所等人道主義災難。隨著疫情向更脆弱的國家和人群蔓延，人道主義援助將更加迫切。弘揚人道主義精神，開展人道主義合作，建設人類命運共同體，不僅是全球共識，更應成為指導全球行動的最高理念。面對新冠疫情這種典型而又新型的非傳統安全威脅，我們需要樹立一種超越國家利益，致力於人類健康的全球合作和全球治理的理念。

國際合作能力要更有強度。全球合作需要全球領導力，以聯合國和世界衛生組織為代表的國際組織及大國領導人和決策者，要有膽識和智慧，承擔起領導全球合作的責任。聯大通過的「全球團結抗擊新冠肺炎」決議、二十國集團特別峰會通過的聯合聲明等，是全球合作的重要體現。除了資金的投入，更重要的是合作意願的加強和合作能力的提升。當前抗疫國際合作乏力的一個重要原因是大國間互信不足，聯合國在團結國際社會方面可以發揮獨特的作用。為紀念聯合國成立七十五周年而啟動的全球對話，將有助於形成共同抗疫的合力。

國際合作領域要更有廣度。研發疫苗和特效藥、分享病毒和疫情的信息、交流治療的方案和經驗、借鑒預防病毒的措施和方法、協調醫療和救援物資的供應等國際衛生合作，是當前抗疫國際合作的重點。但疫情已構成全方位的危機，應對全球疫情，還需要開展更廣泛的國際合作。例如，如何阻止世界經濟的衰退和國際金融的動盪，如何避免出現大規模的人道主義災難，如何在限制國際旅行的同時，保持必要的國際貿易往來，如何在疫情期間實現全球停火和結束國際衝突，等等。這些都需要通過國際協調來共同應對。

國際合作層次要更有深度。應對疫情的全球蔓延，需要在現有國際合作的基礎上更加深入。大國合作是推動全球合作的決定性因素。安理會常任理事國、主要經濟體、地區大國之間的協作，很大程度上將決定全球抗疫的走向，而能否幫助脆弱國家有效應對，將決定疫情何時以及以何種方式結束。隨著越來越多國家封鎖和限制出境，通過開展周邊和地區合作，建設周邊和地區抗疫共同體顯得尤其重要。

國際合作行為體要更多元。主權國家及其政府是全球抗疫的主體

力量，但國際組織、企業、非政府組織、個人在全球合作抗疫中，都可以發揮獨特作用。事實上，在國家間合作不充分和相對乏力的同時，企業、民間、個人參與的國際合作非常突出。美國吉利德科學公司放棄瑞德西韋「孤兒藥」資格，無償與全人類共用；美國約翰斯・霍普金斯大學提供全球疫情即時統計數據；中國的馬雲公益基金會和阿里巴巴公益基金會向一百四十多個國家捐助抗疫物資；中國的鍾南山院士和張文宏醫生等專業人士向國際社會分享治療經驗……這些都是多元行爲體參與抗疫國際合作的亮點。

國際合作路徑要更創新。疫情改變了傳統國際合作的方式，也爲創新國際合作提供了機遇。利用網路線上交流，成爲國際對話的首選方式。二十國集團歷史上首次通過視頻方式舉行抗疫特別峰會。中國與歐盟就疫情進行多次專題電話會議，中國與東盟舉行臨床醫學專家視訊會議。三月三十日，聯合國宣佈，騰訊公司將爲聯合國成立七十五周年活動提供視訊會議及數位通信工具。這種方式同樣可以用於其他國際組織的抗疫所需。辦法總比困難多，期待在全球抗疫合作中將有更多的創新路徑。

2.國際組織間合作與全球抗疫

國際組織間合作是國際組織理論和實踐的新範式。聯合國副秘書長蘇亞雷斯指出，國際組織雖具有不同功能、優勢和專業知識，但他們擁有共同的目標。爲實現那些共同目標，國際組織必須在專業化發展的同時，與更多不同的行爲體合作，做到包容和有效行動，以加強集體努力。[26]國際組織間合作在當前全球抗疫和未來全球衛生治理中，具有非常重要的意義。

---

[26] Miguel De Serpa Soares. The Necessity of Cooperation Between International Organizations[M]//Peter Quayle and Xuan Gao. Good Governance and Modern International Financial Institutions—AIIB Yearbook of International Law 2018. Brill，2019：241-250.

疫情大流行不僅僅是公共衛生危機，更是一次經濟、社會和人類危機。全球抗疫，不僅需要世衛組織這一國際衛生事務專門機構的領導和協調，更需要在全球和地區層面的國際組織之間開展合作，共同應對危機。國際組織間合作對於預防和遏制疫情至關重要。

在全球層面，以世界衛生組織為中心，圍繞全球抗疫，國際組織間合作發揮了重要作用。如聯合國啓動了針對COVID-19疫情的危機管理小組（Crisis Management Team，CMT），由世界衛生組織總幹事任命世界衛生組織衛生突發事件專案的執行長麥克里安（Mike Ryan）博士擔任該小組組長，並聯合了世衛組織（WHO）、聯合國人道主義事務協調辦公室（OCHA）、國際海事組織（IMO）、聯合國兒童基金會（UNICEF）、國際民用航空組織（ICAO）、世界糧食計畫署（WFP）、聯合國糧農組織（FAO）、世界銀行（WB）、聯合國秘書處各部門，統一由世衛組織領導。又如，世衛組織聯合世界經濟論壇（World Economic Forum）搭建了一項公私合作平臺——「全球大流行供應鏈網路」（The Pandemic Supply Chain Network，PSCN）。世界衛生組織還分別與國際海事組織、國際民用航空組織和世界旅遊組織發表聯合聲明，以提醒所有利益攸關方注意遵循《國際衛生條例》及相關建議指南的重要性。可見，以世界衛生組織和聯合國系統為引領角色的國際組織之間的合作，在應對全球衛生公共危機面前，展現了相當大的能量。在國家間陷入無序和混亂之際，國際組織憑藉其夥伴關係網絡和相關技術、資源優勢，組織相關行業協會、社會團體、企業等主體，構建可以溝通、聯結的合作平臺和合作框架，尤其是對抗疫一線的供應支持上，展現出了全球性的大合作、大團結，減緩了全球因陷入孤立主義而造成的更大危機，乃至災難。㉗

在地區層面，國際組織間合作同樣不可或缺。以非洲地區為例，

㉗ 袁婷子. 危機中的世界衛生組織：被邊緣化的全球抗疫合作[EB/OL]. 澎湃新聞，https：//www.thepaper.cn/newsDetail_forward_7176661.

非洲國家正面臨疫情蔓延的巨大風險和挑戰，但是，非洲國家也有自身的優勢，國際組織資源就是其中之一。如果非洲聯盟能圍繞公共衛生有效地協調區域內的國際組織，與聯合國系統、全球性和區域外國際組織形成立體式、複合性的國際組織間合作網路，也許能為全球抗疫合作提供一條新的路徑。

一是非洲聯盟與世衛組織之間的合作。世衛組織是聯合國系統內衛生問題的指導和協調機構，負責制定全球衛生議程、規範和標準，向各國提供技術支援。在全球抗擊新冠肺炎疫情的過程中，世衛組織的作用不可或缺，也不可替代。非洲聯盟是致力於非洲一體化的泛非政治實體。聯合國與非盟已建立和平與安全夥伴關係，在非洲聯合部署維和行動。在發展領域，非盟《2063年議程》與聯合國二〇三〇年可持續發展議程進行了有效對接。這為世衛組織與非盟在公共衛生領域的合作提供了示範。事實上，世衛組織與非盟在防止愛滋病、抗擊埃博拉病毒、接種黃熱病疫苗等方面已開展大量合作。世衛組織應把非洲作為抗疫的重中之重，發揮其專業優勢，通過非盟為非洲國家提供專業指導，分享防疫經驗，提升公共衛生能力，培訓醫護人員等，有效防止疫情在非洲的蔓延。同時，非盟可發揮其政治和組織優勢，在世衛組織說明下，協調非洲國家的抗疫政策和措施，調動各種衛生資源，形成區域防疫機制，為全球抗疫作出貢獻。

二是非洲聯盟與區域外國際組織的合作。非盟是非洲國家的整體代表和象徵，與全球性和區域外國際組織的合作，將為非洲國家抗疫帶來各種資源和便利，如世界銀行和國際貨幣基金組織等國際組織，已通過資金援助、減免債務等方式對非洲國家施以援手。在世衛組織和世界糧食計畫署的共同組織下，首個聯合國「團結」航班從衣索比亞首都阿迪斯阿貝巴出發，為非洲各國送去醫療用品。[28]非盟還聯合

---

[28] 非盟──糧食署──世衛組織聯合新聞稿[EB/OL]. https：//www.who. int/zh/news-room/detail/14-04-2020-first-un-solidarity-flight-departs-addis-ababa-carrying-vital-covid-19-medical-supplies-to-all-african-nations.

四十五個非洲國家與糧農組織、糧食署、世界銀行發表共同聲明，採取符合非洲情況的防疫行動，如幫助非洲最脆弱人口獲取食物和營養，為非洲人民提供社會安全網，確保非洲各國邊境持續對糧食和農業貿易保持開放等。非盟還可以在現有各種合作框架下，充實和豐富公共衛生的內容，爭取抗疫資金、物資、技術和經驗方面的支援。南非是二十國集團和金磚國家中唯一的非洲國家，非盟也可以通過南非爭取這兩個跨地區國際組織的援助。

三是非洲地區國際組織間合作。非洲是國際組織數量最多的大陸。除了非洲聯盟這個全非洲的國際組織，非洲還存在大量區域性、次區域性和非政府間的國際組織，分佈在東非、西非、中非、南部非洲和大湖地區等。一個國家可能參加多個區域性組織，如剛果（金）同時是東南非共同市場、南部非洲發展共同體、尼羅河流域國家組織、中非國家經濟共同體的成員國。這些區域性國際組織以經濟合作為主，較少涉及公共衛生議題，更沒有公共衛生的專門組織。與其他地區相比，非洲國家人民的健康問題更嚴重，衛生資源更缺乏。共同抗擊新冠肺炎疫情，是非洲國家加強區域內公共衛生合作的一個契機。特別是非洲的次區域性國際組織在開展公共衛生合作方面，具有地理、語言、文化、風俗等方面的便利，在非盟和世衛組織的幫助下，這種合作可能取得更好的成效。

3.中國與全球衛生治理的未來

中國在全球抗疫中走出了一條獨特的道路，也為全球衛生治理作出了很大貢獻。疫情的全球蔓延，說明全球衛生治理存在問題、差距和挑戰。「有效的治理需要資源的彙聚」。[29]在未來的全球衛生治理中，中國的作用不可或缺。

第一，積極宣導人類衛生健康共同體。全球衛生治理需要理念和

---

[29] 馬克・紮克，塔尼亞・科菲著. 因病相連：衛生治理與全球政治[M]. 晉繼勇譯，杭州：浙江大學出版社，2011：178.

價值的引領。二〇二〇年六月七日，國務院新聞辦公室發佈的《抗擊新冠肺炎疫情的中國行動》白皮書指出，各國應為人類發展計、為子孫後代謀，秉持人類命運共同體理念，共同構建人類衛生健康共同體。面對如此嚴重的全球公共衛生危機，只有加強團結合作，堅持多邊主義，支援世衛組織等多邊機制，提供更多更好的全球公共衛生產品，改進和完善全球公共衛生治理體系，才能維護全球公共衛生安全，實現人人享受盡可能高水準健康的目標。中國不僅一直宣導人類衛生健康共同體的理念，而且積極踐行多邊主義，與聯合國、世衛組織、二十國集團、非盟、東盟等全球性和地區性國際組織開展合作，分享經驗、創設機制、提供援助，為構建人類衛生健康共同體作出了貢獻和示範。

第二，大力支持世界衛生組織的領導作用。「作為聯合國系統內公共衛生問題的指導和協調機構，世界衛生組織負責擬訂全球公共衛生研究議程、制定公共衛生規範和標準，向各國提供技術支援，以及檢測和評估公共衛生**趨勢**」。[30]中國堅定支援世衛組織工作和在全球抗疫合作中的領導作用。自疫情發生以來，中國與世衛組織保持密切的信息溝通，開展技術合作，向世衛組織捐款五千萬美元支援其國際抗疫工作。儘管美國不斷指責世衛組織缺乏透明度和處置不當，要求對其進行全面審查和改革，甚至「斷供」和停止與世衛組織的關係，但從歐洲到非洲，從亞太到拉美，多數會員國和其他國際組織支援世衛組織在全球抗疫中發揮重要作用。雖然世界銀行、聯合國愛滋病規劃署、世界貿易組織等全球性國際組織和歐盟、亞太經合組織、東盟等區域性和跨區域的國際組織，以及非政府間國際組織在全球衛生治理中越來越重要，但世衛組織的專業性和協調作用，仍然是不可替代和不可或缺的。

第三，不斷加強與國際組織的合作。中國是國際衛生合作的積極宣導者和堅定踐行者。除了與世衛組織的合作，中國還大力支持聯合

---

[30] 鄭啓榮主編. 國際組織[M]. 北京：高等教育出版社，2018：201.

國積極應對疫情。中國與其他會員國共同提交「全球團結抗擊新冠肺炎」的聯大決議草案，積極推動安理會抗擊新冠肺炎疫情，積極回應聯合國秘書長古特雷斯提出的團結合作抗疫的呼籲和全球停火的倡議，以及全球人道主義回應計畫和傳播應對計畫等。中國還通過其他全球性和地區性國際組織，積極推動抗疫國際合作。中國同七十七國集團就新冠肺炎疫情發表聲明，強調要加強國際團結，促進多邊合作，強化夥伴關係。通過東盟與中日韓（10+3）抗擊新冠肺炎疫情領導人特別會議和外長會議，東亞各國進一步強化合作意識、提振合作信心、明確合作方向，成爲地區合作，抗疫的典範，對全球抗疫合作也具有引領意義。中國與國際組織的合作，將爲全球衛生治理提供強大的動力。

第四，繼續推動「健康絲綢之路」建設。開展全球衛生治理，打造人類衛生健康共同體，需要有路徑和抓手。打造「健康絲綢之路」，爲共建「一帶一路」開闢了新的合作空間，也爲完善全球公共衛生治理提供了新思路。❸❶「健康絲綢之路」是「一帶一路」衛生合作的重要載體。二〇一七年一月，中國政府與世界衛生組織簽署雙方關於「一帶一路」衛生領域合作的諒解備忘錄。通過衛生政策協調、衛生規範協調、衛生人才培養、衛生項目合作等，拓展了「一帶一路」衛生合作空間。通過開展國際科研合作、推進新冠肺炎疫苗研製，爲國際社會提供公共衛生產品，爲構建人類衛生健康共同體發揮示範效應。

第五，努力拓展公共衛生外交。二戰結束後，在世界衛生組織的創建過程中，中國人施思明博士起了關鍵性的作用。二十世紀六〇年代初，中國開始派遣援外醫療隊，可以說是中國公共衛生外交的起點。二〇〇三年「非典」疫情後，中國開始加強國際衛生合作，特別是加強與以世界衛生組織爲中心的專業的國際組織合作，積極參與全

---

❸❶ 和音.「健康絲綢之路」爲生命護航[N]. 人民日報，2020-03-24.

球公共衛生治理。在此過程中，逐漸形成以政府發揮主導作用、以發展中國家爲重點、以支援世衛組織的領導作用等爲特點的中國特色公共衛生外交。二〇一四年，非洲暴發埃博拉疫情，中國派出臨床和公共衛生專家一千兩百多人次援助非洲，成爲我國對外衛生援助和公共衛生外交的一大亮點。二〇一七年，中國與世衛組織開展「一帶一路」衛生領域合作，共建「健康絲綢之路」，我國參與國際衛生合作更具有專業化和制度化。 「抗擊新冠肺炎疫情使中國公共衛生外交進入全球健康治理新階段」。[32]中國的公共衛生外交上升到一個新的高度。

㉜ 趙磊. 公共衛生外交：中國特色大國外交的一面旗幟[N]. 學習時報，2020-05-08.

附錄一
國際政要和知名學者　縱論抗疫國際合作

　　我深知「眾人拾柴火焰高」這句話裡閃耀的合作精神。只要中國人民和全球民眾同心協力，我相信我們必定能夠書寫捍衛生命的偉大歷史新篇章。

　　——博鼇亞洲論壇理事長潘基文（Ban Ki Moon），1月31日

　　國際合作對抗新型冠狀病毒疫情，證明了國際合作的重要性。國際社會團結合作是大家需要的，因為每個人都置身其中。當我們一起協作，我們將能夠擊敗這次的疫情挑戰。

　　——聯合國副秘書長法布里齊奧‧霍克希爾德－德拉蒙德（Fabrizio Hochschild—Drummond），2月6日

　　對整個國際社會，我想強調，國際團結十分必要。我們呼籲世界各國支持中國，以及那些同樣可能受到此次疫情影響的其他國家。重要的是，我們必須停止對疫情受害者的汙名化。

　　——聯合國駐華協調員羅世禮（Nicholas Rosellini），2月7日

　　團結和合作有利於應對疫情帶來的挑戰。無論在科技領域還是財政和後勤方面，都要加強團結合作。

　　——第七十四屆聯大主席蒂賈尼‧穆罕默德－班迪（Tijjani Muha-mmad—Bande），2月8日

國際社會必須團結合作、共同努力，才能有效應對這一突發國際公共衛生事件。考慮到廣大發展中國家公共衛生部門的實際應對能力，國際合作就尤為重要。

——國際民航組織秘書長柳芳，2月12日

現在我們需要與病毒抗爭，而不是人人自危；現在我們需要各國努力，而不是袖手旁觀；我們必須團結一致，而不是汙名化。

—— 世界衛生組織總幹事譚德塞（Tedros Adhanom Ghebrey－esus），2月15日

（新冠肺炎疫情）是對中國的巨大挑戰，某種程度上來說，對整個國際社會也是一個巨大挑戰。 隨著社會發展和經濟增長，應如何解決公共衛生需求、應對像這樣的傳染性疾病，這是對整個國際社會和所有政府的挑戰。

——聯合國全球契約組織總幹事金麗莎（Lise Kingo），2月20日

疫情不是一個國家的問題，是全人類的問題。

——中國工程院院士、著名呼吸病學專家鍾南山，2月27日

我覺得，不管牆有多高，都不可能抵禦流行病、氣候變化或人類未來面臨的任何其他重大威脅，所以我認為它會產生適得其反的效果。

——牛津大學全球化與發展問題教授伊恩·戈爾丁（Ian Gol－din），3月6日

深化國際合作將是預防病毒保護主義最有效的疫苗。

——世界銀行首席經濟學家阿迪特亞・馬圖（Aaditya Mattoo）、蜜雪兒・露塔（Michele Ruta），3月13日

如果我們選擇全球大團結，我們不僅能戰勝這次的冠狀病毒，還能戰勝二十一世紀未來所有的侵害人類的傳染病和危機。

——《人類簡史》作者尤瓦爾・赫拉利（Yuval Noah Harari），3月20日

這場大流行並沒有讓世界以冷戰後全球化的精神團結在一起，反而在美國和中國之間、在大西洋聯盟內部以及在歐盟內部引發了分歧。

——新美國安全中心高級研究員羅伯特・卡普蘭（Robert D. Kaplan），3月20日

新冠肺炎疫情是全人類面臨的威脅，防止疫情蔓延的唯一方法就是共同合作。

——歐盟外交與安全政策高級代表何塞・博雷利・豐特列斯（Josep Borrell Fontelles），3月23日

疫情是人類共同的敵人，世界各國應該合作抗疫，而不是製造偏見和指責別人。將疫情政治化是非常錯誤的。

——尼泊爾共產黨（馬列）總書記梅納利（Mainelli），3月28日

全世界人民都將意識到，構建人類命運共同體是實現和平、和諧、繁榮的必要前提。我們堅決反對將公共衛生問題政治化，堅決抵制歧視任何國家、地區和族群的言行，堅決反對破壞抗疫國際合作。

——泰國為泰黨戰略委員會副主席、前副總理頗欽・蓬拉軍（Bhokin. Bhalakula），3月28日

這場疫情波及全世界，各國必須守望相助，不斷深化國際合作。

—— 德國聯邦議院社民黨黨團主席羅爾夫・米策尼希（Rolf Mützenich），3月28日

我們需要更深刻地理解國際合作與構建人類命運共同體的意義。面對疫情，所有國家都坐在同一條船上，但我們有沒有做到同舟共濟、守望相助？這值得各國政府、我們每一個人深刻反思。

—— 博鰲亞洲論壇諮詢委員、世界衛生組織前總幹事陳馮富珍，3月30日

新冠病毒大流行是自第二次世界大戰以來最嚴重的全球危機。只有每個人齊心協力，忘記政治遊戲，並且認識到危及人類的危險，才可能團結一致地採取更強有力、更有效的應對措施。

—— 聯合國秘書長安東尼奧・古特雷斯（António Guterres），3月31日

病毒無國界，任何一種新病毒都是世界人民的公敵。明白這一點，就能認識到中國人民為世界所做的努力和貢獻。國際社會唯有攜手合作共同應對，才能最終戰勝疫情。

—— 新加坡國立大學東亞研究所所長鄭永年，3月31日

邊界不能解決問題，我們都是一個命運共同體。衛生合作是推動多邊主義的核心部分之一。這場新冠肺炎危機告訴我們，自主與合作不是非此即彼，而是需要二者並重。

—— 博鰲亞洲論壇諮詢委員、法國前總理讓—皮埃爾・拉法蘭（Jean-Pierre Raffarin），4月1日

新冠大流行將永遠改變世界秩序。

　　——美國前國務卿亨利‧季辛吉（Henry Kissinger），4月3日

　　我們希望鼓勵全球共同努力，與美國的盟國、朋友和其他國家共同應對新冠病毒的挑戰。這是關於挽救生命的——本土美國人的生命以及世界其他地方人的生命。

　　——美國前任國家安全顧問斯蒂芬‧哈德利（Stephen Hadley），4月3日

　　無論中美雙邊關係處於何種狀態，新冠病毒大流行的全球挑戰迫使我們竭盡所能，通過合作來共同尋求挽救生命的方法。

　　——美國智庫亞洲協會美中關係中心主任夏偉（Orville Schell），4月3日

　　全球挑戰需要全球解決方案，這必須涉及世界上兩個最大經濟體之間的協調。我們將需要在多個方面進行大規模的國際努力，以幫助發展中國家應對這一流行病，開發疫苗，然後爲數十億人接種疫苗。除非其他國家確信美國和中國一起合作，否則他們將不願採取任何行動。

　　——前美國副助理國務卿、加州大學聖達戈分校教授謝淑麗（Susan Shirk），4月3日

　　在新冠病毒面前沒有人能獨善其身，各國應該停止互相指責，放棄單邊思維，轉而攜手合作，迅速遏制疫情，在爲時已晚之前，避免這場全球衛生危機引發二戰後最嚴重的經濟危機。

　　——聯合國前副秘書長金垣洙（Kim Won-soo），4月3日

一方面，疫情的確會讓包括美國在內的世界各國在短期內都更加關注國內事務，尤其擔心重要衛生物資的供應鏈安全等，但由於全球化形成的分工帶來的優勢非常明顯，疫情不一定會造成全球化明顯後退。另一方面，各國在疫情結束後回顧時，會察覺到真正的失誤在於各國沒有形成有效的國際合作。

——美國哥倫比亞大學國際政治教授羅伯特·傑維斯（Robert Jervis），4月8日

人們已經並且仍然在不會有任何結果的爭吵中浪費大量時間。徹底戰勝新冠肺炎的唯一方法，就是世界各國展開協調與合作。

——法國中國問題專家、中歐聯合論壇創始人達維德·戈塞（Davide Gose），4月8日

地球上某個角落的傳染病，很可能引發其他地區疫情的死灰復燃，而這一切都只是時間長短的問題；只要某個地方還有新冠病毒存在，全球人民都會受到威脅。因此，我們需要一個全球化的方法來抗擊疾病。

——比爾及梅琳達·蓋茲基金會聯席主席比爾·蓋茲（Bill Gates），4月12日

新冠病毒的大流行，為建立更為有效的國際合作提供了一個機會。企圖利用全世界的共同不幸謀取私利，只會減緩社會經濟發展，給人類製造新的困難。防止這種事情的發生，是國際社會的共同任務。

——上海合作組織前秘書長拉希德·阿利莫夫（Rashid Alimov），4月13日

新冠危機可能會加劇成為美國與中國「脫鉤」和去全球化的趨勢，但在某些領域，也可能出現一種新的「全球性」。疫情對國際秩

序、國際間的競爭、衝突和合作所造成的更廣泛的地緣政治影響，不太可能會產生一種單一的場景。疫情後的世界格局的塑造，仍然取決於國際行為體合作的政治意願、領導力和能力。

——德國國際政治和安全事務研究所所長沃克‧佩爾特斯（Volker Perthes），4月13日

這次疫情凸顯了多邊主義的危機和全球治理的脆弱性，同時展現出人類面對巨大的挑戰，需要加強對多邊主義和全球治理的信心。我們必須加強經濟政策合作，開創多邊體系的新紀元。

——阿根廷前外長豪爾赫‧塔亞納（Jorge Taiana），4月13日

各國需要應對與冠狀病毒大流行相關的三個問題：當前形勢下的健康問題、對經濟的影響和經濟危機的後果。為此，在處理與疫情相關的問題上，加強國際合作是唯一的最佳選擇。

——印尼戰略與國際問題研究中心董事會副主席尤素夫‧瓦南迪（Jusuf Wanandi），4月13日

縱觀人類歷史，人類具有獨特的應對挑戰和危機的能力。這只有通過人民、社會和文明之間的合作與團結才有可能。在由於氣候變化等產生的威脅中，新冠疫情可能不是人類在未來幾年和幾十年面臨的最大挑戰，但是此次新冠疫情已經將世界推入了危機狀態。

——俄羅斯世界公眾論壇創始人、文明對話研究所監事會主席弗拉基米爾‧雅庫寧（Vladimir Yakunin），4月13日

在一個剛出現麻煩的跡象，邊界就將被關閉的世界，它們不能再依賴於某個國家的物資供應。因此，「去全球化」進程——即我們的消費品將更多地在靠近本國的地方製造，即便成本更高——將加速。

—— 英國前外交大臣、保守黨前領袖威廉‧黑格（William Hague），4月20日

面對疫情，各國應當立即攜手，共克時艱，而非煽動民粹主義，玩弄政治手腕。以疫情爲罪名相互攻訐並不能拯救生命，只能加劇裂痕，惡化歧視現象，陷無辜民眾於水火。新冠疫情是全球共同面臨的挑戰，所以我們必須採取全球規模的合作行動，予以應對。沒有任何一個國家能夠在此危機之中孤軍作戰、獨木支撐。

——紐西蘭前副總理兼外長、紐西蘭—中國關係促進委員會主席唐納德·麥金農（Don McKinnon）爵士，4月22日

如果我們希望看到瘟疫過後一個更好的世界，就必須擁抱和滋養當下的遭遇爲我們帶來的謙卑與團結。

——諾貝爾文學獎得主、土耳其作家奧爾罕·帕慕克（Orhan Pamuk），4月29日

在這一全球疫情大流行時期，世界正面臨著前所未有的挑戰。我們現在應當比以往任何時候都更加鼓勵各利益攸關方的共同解決方案。

——世界經濟論壇主席、中國改革友誼獎章獲得者克勞斯·馬丁·施瓦布（Klaus Martin Schwab），5月4日

新冠肺炎疫情的衝擊向世人表明，獨善其身是一條走不通的路。我們必須攜起手來，共同應對。在這點上，學術界能夠發揮關鍵作用。疫情當前，全球各地的高等院校必須共用智慧，攜手應對危機。

——東京大學校長、日本物理學家五神眞，5月4日

新冠肺炎疫情的暴發表明，沒有哪個國家能眞正獨善其身，中美兩國的協力在其中又尤爲重要。

——哈佛大學東亞研究中心前主任、社會學家傅高義（Ezra Feivel Vogel），5月4日

新冠疫情再次表明人類休戚與共，唯有守望相助、攜手應對、合作抗疫、成果共用，才能共建美好的地球家園。

　　──中國工程院院士詹啓敏，5月4日

　　雖然病毒似乎暫時撕開了國際社會的一道口子，但人類的共同命運是相互依存，而非隔離。

　　──比爾及梅琳達‧蓋茲基金會北京代表處首席代表李一諾，7月13日

　　面對新冠肺炎疫情這一人類前所未有的挑戰，全球合作至關重要，各國需要團結起來，通過前所未有的合作行動，完善全球治理，提出更多有助於抗擊疫情、提振世界經濟的方案。

　　──聯合國前副秘書長沙姆沙德‧阿赫塔爾（Shamshad Akhtar），7月29日

　　各國政府不應在疫情期間產生衝突，敵對和威脅不能解決問題，醫療科學能夠幫助中國和西方國家建立起全新的合作模式，必須通過加強合作來共同應對疫情，這是各國人民團結起來的時刻，也是朋友之間和解、尊重和誠實的時刻。

　　──《柳葉刀》主編理查‧霍頓（Richard Horton），8月4日

　　新冠肺炎疫情對當今世界中的國際科學合作新形式、新方向的醞釀跟出爐產生了巨大影響，並推動各國學者團結起來，攜手解決這一全球性問題。

　　──俄羅斯副總理塔季揚娜‧戈利科娃，8月26日

公共衛生是最不應該有政治分歧的領域。在此次疫情期間，中國積極參與國際交流，體現了中國在全球公共衛生領域堅持開放的格局和胸懷。

——世界衛生組織助理總幹事任明輝，9月6日

打敗疫情需要全球合作，世衛組織希望各國在技術創新、政策制定等方面加強國際合作，加大對公共衛生系統的投入，進一步放緩、減輕新冠肺炎對全球的影響。

——世界衛生組織駐華代表高力，9月8日

中國政府向世界展示了國際合作對擺脫困境的重要性，中國不僅提出了合作抗疫的主張，而且在抗擊疫情方面是世界典範。

——秘魯利馬市前政府顧問蒙塔爾沃，9月13日

全球科學界在疫情期間所展現出來的團結精神是未來的榜樣。面對全球性的挑戰，我們比以往任何時候都更需要集合所有人的智慧。

——聯合國教科文組織總幹事奧德蕾・阿祖萊（Audrey Azoulay），10月27日

我們不能與它（疫情）談判，也不能閉上眼睛指望它消失。我們唯一的希望是科學，找到解決辦法和團結。

——世界衛生組織總幹事譚德塞，11月9日

在控制新冠疫情方面，全世界目前還有很長的路要走。新冠肺炎疫苗是急需的，不過我們不能等待疫苗的問世，也不能把希望全部寄託在疫苗上，全世界仍應繼續採取積極的防控措施，以阻止疫情的蔓延。

——世界衛生組織總幹事譚德塞，11月13日

我們從新冠肺炎中顯然吸取了一個教訓：世界需要一個更強大的世界衛生組織。讓我們通過這場危機，認真思考如何為人類創造一個更美好的未來。

——新加坡前常駐聯合國代表馬凱碩，11月24日

要儘快結束此次危機，除開展合作外別無他法，首要的是確保所有人都能獲得有效的疫苗和治療。

——國際貨幣基金組織總幹事格奧爾基耶娃（Kristalina Georgieva），11月24日

（王悅整理）

附錄二
抗疫國際合作大事記

2019年12月27日，中國湖北省中西醫結合醫院發現不明原因肺炎病例。

2020年1月2日，中國國家衛生健康委員會制定《不明原因的病毒性肺炎防控「三早」方案》。

1月3日，國家衛生健康委會同湖北衛生健康委制定《不明原因的病毒性肺炎診療方案（試行）》等文件。當日起，中國有關方面定期向世界衛生組織、有關國家和地區組織以及中國港澳臺地區及時主動通報疫情信息。

1月4日，中國疾控中心負責人與美國疾控中心主任通電話，介紹疫情有關情況，雙方同意就信息溝通和技術協作保持密切聯繫。

1月5日，中國向世衛組織通報疫情信息；世衛組織首次就中國武漢出現的不明原因肺炎病例進行通報。

1月8日，中美兩國疾控中心負責人通電話，討論雙方技術交流合作事宜。

1月9日，中國向世衛組織通報疫情信息，將武漢不明原因的病毒性肺炎疫情病原學鑒定取得的初步進展分享給世衛組織；世衛組織網站發佈關於中國武漢聚集性肺炎病例的聲明，表示在短時間內初步鑒定出新型冠狀病毒是一項顯著成就。

1月10日，國家衛生健康委主任馬曉偉與世衛組織總幹事譚德塞就疫情應對處置工作通話；中國疾控中心負責人與世衛組織總幹事譚德塞通話，交流有關信息；中國疾控中心將新型冠狀病毒核酸檢測引

物探針序列信息通報世衛組織。

1月12日，中國疾控中心、中國醫學科學院、中國科學院武漢病毒研究所作為國家衛生健康委指定機構，向世衛組織提交新型冠狀病毒基因組序列信息，在全球流感共用數據庫（GISAID）發佈，全球共用。

1月19日，美國疾控中心就疫情防控中的有關情況與中國疾控中心溝通。

1月22日，中方應世衛組織邀請，與其他受疫情影響的國家一道，參加《國際衛生條例》突發事件委員會會議。與會各國、世衛組織以及有關專家在會上分享疫情信息，並對疫情進行科學研判。

1月27日，國家衛生健康委主任馬曉偉應約與美國衛生與公眾服務部部長阿紮通話，就當前新型冠狀病毒感染的肺炎疫情防控工作進行交流。

1月28日，中國國家主席習近平在北京會見世衛組織總幹事譚德塞。習近平指出，中國政府始終本著公開、透明、負責任的態度，及時向國內外發佈疫情信息，積極回應各方關切，加強與國際社會合作。中方願同世衛組織和國際社會一道，共同維護好地區和全球的公共衛生安全。

1月29日，中共中央政治局委員、中央外事工作委員會辦公室主任楊潔篪應約同美國國務卿蓬佩奧通電話，蓬佩奧對疫情發生後中方及時回應美方關切表示讚賞。

1月31日，世衛組織宣佈，將新型冠狀病毒疫情列為「國際關注的突發公共衛生事件」。

2月2日，國家衛生健康委主任馬曉偉致函美國衛生與公眾服務部部長阿紮，就雙方衛生和疫情防控合作再次交換意見。

2月3日，中日韓與東盟舉行東盟—中日韓應對新冠肺炎疫情特別電視電話衛生發展高官會議，國家衛生健康委相關負責人在會上介紹疫情總體情況，提出下一步合作建議。

2月4日，中國疾控中心負責人應約與美國國家過敏症和傳染病研

究所主任通電話，交流疫情信息；同日，廣州呼吸健康研究院與哈佛大學醫學院首次就新冠肺炎進行科研合作交流。

2月5日，博鰲亞洲論壇理事長、聯合國第八任秘書長潘基文，通過中央廣播電視總台給中國加油。

2月6日起，外交部發言人開始在例行記者會上，通報前一日關於新冠肺炎疫情的病例統計情況。

2月7日，國家主席習近平應約同美國總統川普通電話，習近平指出，中方本著公開、透明、負責任態度，及時向世衛組織以及美國在內的有關國家和地區作了通報，並邀請世衛組織等相關專家前往武漢實地考察。川普表示，美國全力支持中國抗擊新型冠狀病毒感染肺炎疫情，願派遣專家前往中國，並以其他各種方式向中方提供援助；聯合國開發計畫署署長阿奇姆·施泰納致信習近平主席，對一線醫護人員所作出的貢獻，以及中國人民展現出的戰勝疫情的堅定決心給予高度讚賞。

2月8日，聯合國秘書長、聯大主席和非盟委員會主席在阿迪斯阿貝巴第三十三屆非盟峰會上發言，表示聲援中國抗擊新冠肺炎疫情，並主張防止侮辱性言行和謠言的發生。

2月11日，中國疾控中心專家通過現場或線上方式，參加在日內瓦舉辦的新型冠狀病毒全球研究與創新論壇（至12日），全球四百多名相關學科科學家、有關國家和地區代表、公共衛生機構代表等與會；國家衛生健康委與世衛組織考察團召開第一次會議，就中國—世衛組織聯合專家考察組人員組成原則、考察重點領域、初步排程達成初步共識。

2月12日，國家衛生健康委專家參加中國與歐盟就當前新冠肺炎疫情舉行的技術交流電話會，介紹疫情最新進展、採取的主要防控措施及開展對外合作情況。

2月13日，世衛組織和國際海事組織聯合發佈了《關於應對2019年新型冠狀病毒疫情的聯合聲明》，雙方進行緊急磋商，以便協助各國確保實施衛生措施的方式，將最大限度減少對國際運輸和貿易的不

當干擾；廣州呼吸健康研究院、美國哈佛大學醫學院等聯合成立「新型冠狀病毒肺炎」科研攻堅小組。聯席組長由鍾南山院士、哈佛大學醫學院院長擔任，圍繞快速檢測診斷、臨床救治、藥物篩選和疫苗研發四大重點方向開展科研合作。

2月14日，中國常駐維也納聯合國代表王群大使與聯合國工業發展組織總幹事李勇，在維也納簽署關於工發組織向中方提供抗擊新冠肺炎疫情相關物資的協議。

2月15日，東盟發表關於協同應對新冠肺炎問題的主席聲明，對中方抗擊病毒的努力表示支援，強調東盟各國應齊心協力應對新冠肺炎疫情。

2月16日，中國—世衛組織聯合專家考察組開始為期九天的在華考察調研工作，對北京、成都、廣州、深圳和武漢等地進行實地考察調研。

2月17日，聯合國兒童基金會需要緊急籌措四千兩百三十萬美元資金，用以加強對2019冠狀病毒病疫情的應對工作，並為遏制疫情蔓延的全球行動提供支援。

2月20日，非盟和平與安全理事會召開會議，評估新冠肺炎疫情對非洲的影響，並表示非盟將全力聲援中方抗擊病毒，繼續同中國政府加強合作，攜手應對疫情；中國和東盟各國臨床醫學專家召開視訊會議，重點圍繞診療方案和救治經驗進行交流；中國—東盟關於新冠肺炎問題特別外長會在老撾萬象成功舉行，這是疫情暴發以來，首個專門針對新冠肺炎問題的多邊會議。

2月22日，中國—世衛組織新冠肺炎聯合專家考察組前往湖北省開展現場調研（至23日）。考察組訪問了同濟醫院光谷院區、武漢體育中心方艙醫院，並赴湖北省疾控中心調研湖北省和武漢市新冠肺炎疫情防控、醫療救治等情況，與湖北省聯防聯控機制成員單位負責人和專家進行交流。

2月24日，中國—世界衛生組織新冠肺炎聯合專家考察組在北京舉行新聞發佈會。考察組認為，中國採取了前所未有的公共衛生應對

措施，在減緩疫情擴散蔓延、阻斷病毒人際傳播方面取得明顯效果，已經避免或至少推遲了數十萬新冠肺炎病例。此外，中國也在保護國際社會方面發揮了至關重要的作用，為各國採取積極的防控措施爭取了寶貴的時間，也提供了值得借鑒的經驗。

2月25日，國家衛生健康委與多個國家和地區組織，分享應對新冠肺炎更新版技術指南。

2月26日，世界旅遊組織與世衛組織聯合發佈聲明，承諾將共同指導旅遊行業應對疫情，並再次強調過度的旅行限制措施將帶來不利影響；中國疾控中心專家參加世衛組織新冠肺炎疫情非正式專家磋商電話會議。

2月27日，第二次中國—歐盟應對新冠肺炎疫情專題電話會議舉辦，中歐衛生專家就防控措施、診斷篩查、診療方案等深入交流。

2月28日，國家衛生健康委參加大湄公河次區域衛生工作組視訊會議，討論疫情防控面臨的挑戰及技術需求。

2月29日，中國—世衛組織新型冠狀病毒肺炎聯合考察報告發佈。報告指出，面對前所未知的病毒，中國採取了歷史上最勇敢、最靈活、最積極的防控措施，盡可能迅速地遏制病毒傳播。

3月2日，國際貨幣基金組織總裁克里斯塔利娜·格奧爾基耶娃和世界銀行集團行長大衛·瑪律帕斯發表聯合聲明，說明成員國應對COVID-19病毒帶來的人類悲劇和經濟挑戰。

3月3日，世界銀行承諾提供一百二十億美元的支援，用來加強衛生系統最脆弱國家的防範和應對新冠疫情能力。

3月4日，中國疾控中心專家參加世衛組織全球應急準備監測委員會新冠肺炎疫情應對電話會議；鍾南山與歐洲呼吸學會負責人視頻連線，向歐方介紹中國抗疫成果經驗。

3月5日，外交部會同國家衛生健康委與亞塞拜然、白俄羅斯、格魯吉亞、莫爾達瓦、亞美尼亞、土庫曼斯坦以及上合組織秘書處舉辦新冠肺炎疫情專家視頻交流會。

3月 6 日，世衛組織與國際民用航空組織發佈聯合聲明，就2019

冠狀病毒病與民用航空提供了最新諮詢建議；中方向東盟、日本、韓國、葉門、伊朗、伊拉克、阿聯酋、歐盟等分享中國臨床專家新聞發佈會視頻。

3月7日，中方宣佈向世衛組織捐款兩千萬美元，以支援世衛組織開展抗擊新冠肺炎疫情的國際合作。

3月9日，全國人大常委會副委員長、中國紅十字會會長陳竺在中國疾控中心應急指揮中心，召開新冠肺炎疫情防控中國─義大利視頻研討會。

3月11日，世衛組織宣佈新冠肺炎疫情為「全球大流行」。

3月13日，聯合國紐約總部發現首位確診病例，是菲律賓常駐聯合國代表團的工作人員。同日，瑞士慈善基金會與世衛組織共同創建「2019冠狀病毒病（COVID-19）團結應對基金」，以廣泛募集資金，支援世衛組織及其合作夥伴協助各國應對COVID-19大流行疫情。

3月16日，聯合國位於紐約的總部大樓因為疫情暫停運行，絕大部分工作人員開始居家辦公。同日，國際商會和世衛組織同意密切開展合作，確保為全球商界提供最新和最可靠的信息以及有針對性的指導意見。同日，川普發推特稱新冠病毒來源於中國，是「中國病毒」。

3月17日，由於2019冠狀病毒引發的全球公共衛生危機，聯合國難民署和國際移民組織將暫停難民重新安置工作，暫停決定將在接下來的幾天內開始生效。

3月19日，義大利累計死亡病例三千四百零五例，超過中國，成為因疫情死亡人數最多的國家；摩納哥公國元首阿爾貝二世親王確診感染新冠病毒，成為首位感染的國家元首。

3月20日，應中方倡議，國務委員兼外長王毅同韓國外長康京和、日本外相茂木敏充，舉行中日韓新冠肺炎問題特別外長視訊會議；國際民航組織秘書長柳芳在與國際海事組織、世衛組織和世界旅遊組織，共同舉行關於2019冠狀病毒疫情的電話會議；聯合國秘書

長南南合作特使、南南合作辦公室主任豪爾赫‧切迪克發表關於應對2019新型冠狀病毒公開聲明，向中國人民表達了深切的關心和祝福，並希望國際社會加強合作、共克時艱。

3月23日，國際足聯和世衛組織聯合發起了一場由世界知名足球運動員牽頭的宣傳運動，呼籲全世界所有人採取五項重要措施，阻止新冠疫情傳播；二十國集團主席國沙特主持召開G20財長和央行行長特別視訊會議，討論新冠肺炎疫情對全球影響和G20下一步應對行動，並同意共同制定《G20應對疫情聯合行動計畫》。

3月24日，聯合國秘書長古特雷斯呼籲在世界各地立即停火，共同應對新冠病毒；國際民航組織、國際海事組織、世衛組織和世界旅遊組織共同舉行電話會議，呼籲各國政府採取行動，幫助航空和旅遊部門抵禦當前疫情風險和影響。

3月25日，聯合國秘書長古特雷斯啓動二十億美元的全球人道主義協同應對計畫，以幫助世界上最脆弱的國家抗擊新型冠狀病毒疫情。

3月26日，二十國集團領導人以視頻方式，舉行應對新冠病毒疫情特別峰會；聯合國難民署號召國際社會提供二‧五五億美元資金，專門用於援助需要採取具體行動的重點國家；川普政府要求聯合國安理會在有關新冠病毒的決議中，明確寫入「新冠病毒起源於中國」，但遭到拒絕；中國外交部和國家移民管理局發佈公告，決定自二〇二〇年三月二十八日零時起，暫時停止外國人持目前有效的來華簽證和居留許可入境；當日上午十時，國務院新聞辦公室舉行新聞發佈會，外交部副部長羅照輝介紹，中國境外輸入的確診人群中90%持中國護照，其中40%是留學生；爲堅決遏制境外新冠肺炎疫情輸入風險高發態勢，根據國務院疫情聯防聯控工作要求，中國民用航空局發佈通知，決定進一步調減國際客運航班運行數量。

3月26日晚，國家主席習近平在北京出席二十國集團領導人應對新冠肺炎特別峰會，並發表題爲《攜手抗疫共克時艱》的重要講話。

3月27日，國家主席習近平應約同美國總統川普通電話。習近平

強調，當前，中美關係正處在一個重要關口。中美合則兩利、鬥則俱傷，合作是唯一正確的選擇。希望美方在改善中美關係方面採取實質性行動，雙方共同努力，加強抗疫等領域合作，發展不衝突不對抗、相互尊重、合作共贏的關係。

3月28日，美國確診病例達一十萬七百一十七例，成為首個確診逾十萬的國家；鑒於新冠肺炎疫情在全球範圍快速蔓延，中方決定自二〇二〇年三月二十八日零時起，暫時停止外國人持目前有效來華簽證和居留許可入境。

3月30日，義大利確診病例達一十萬一千七百三十九例，成為繼美國後全球第二個確診逾十萬的國家；在聯合國開發計畫署的主導下，一項由兩千萬美元的啓動資金及其他現有資源支持的「2019冠狀病毒快速應對基金」已經啓動；美國總統川普與俄羅斯總統普丁通電話，同意合作應對疫情。

3月31日，中國政府宣佈向國際原子能機構捐贈抗疫物資，以支持該機構為協助成員國抗擊新冠肺炎疫情所作的努力；聯合國發佈《共擔責任、全球聲援：應對新冠疫情的社會經濟影響》的報告，聯合國秘書長古特雷斯在致辭中表示，新冠病毒疫情是自聯合國成立以來，我們共同面對的最大考驗。聯合國宣佈和騰訊達成全球合作夥伴關係。受全球疫情影響，聯合國七十五周年的數千場活動將搬到線上進行，在騰訊會議和企業微信上開。這也將是聯合國歷史上規模最大的全球對話。

4月2日，美國確診病例達二十萬九千零七十一例，成為首個確診逾二十萬的國家；中國共產黨同一百多個國家的兩百三十多個政黨，就加強抗擊新冠肺炎疫情國際合作發出共同呼籲，加強協調合作，有效開展國際聯防聯控，努力打造人類衛生健康共同體；第七十四屆聯合國大會通過一份名為《全球合作共同戰勝新冠疫情》的決議，強調新冠疫情給人類社會造成了巨大負面影響，呼籲國際社會加強合作，共同戰勝疫情。

4月3日，「77國集團和中國」發表聲明，呼籲國際社會為抗擊新

冠疫情，解除所有對發展中國家所採取的單方面脅迫性經濟措施；國際貨幣基金組織宣佈提供五百億美元一攬子應對新冠病毒支援計畫。

4月4日，中國舉行全國性哀悼活動，全國和駐外使領館下半旗志哀，全國停止公共娛樂活動。

4月5日，英國女王向英國公眾發表電話演講中說：「我們正在共同抗擊病毒，我想向你們擔保，只要大家團結一心，堅定不移，就一定能夠戰而勝之。」

4月7日，「東盟—中日韓關於加強應對新冠肺炎合作特別衛生部長視訊會議」召開；美國總統川普表示將嚴格控制向世衛組織繳納的會費，聲稱世衛組織持有「以中國爲中心」的立場。

4月8日（日內瓦時間），聯合國秘書長古特雷斯發表聲明，呼籲各國在當前新冠疫情肆虐的情況下支援世衛組織工作。他同時指出，待疫情結束後，應該對這一事件進行徹底回顧，以瞭解疫情如何出現，爲何擴散如此迅速，所有參與方的應對表現如何。

4月9日，聯合國安理會舉行新冠肺炎疫情暴發以來的首次會議，聯合國秘書長古特雷斯向安理會成員國提出了三個基本要求，呼籲各國代表「採取更多行動以支持這些要求的執行」，應對疫情給全球帶來的挑戰。

4月11日，美國總統川普批准懷俄明州進入「重大災難」狀態。至此，美國出現歷史上第一次全美各州同時宣佈處於「重大災難」狀態的情況。同日，美國確診病例達五十二萬四千九百零三例，其中包括死亡病例兩萬三百八十九例，成爲全球累計確診病例數、累計死亡病例數最多的國家。

4月14日下午，國務院總理李克強在北京出席東盟與中日韓抗擊新冠肺炎疫情領導人特別會議，會議以視頻方式舉行，並發表《東盟與中日韓抗擊新冠肺炎疫情領導人特別會議聯合聲明》。

4月15日，川普宣佈美國將暫停資助世衛組織，指責世衛組織沒有及時分享疫情信息，沒有及時提供防疫政策建議，沒有及時宣佈「全球大流行」等。

4月21日晚，由市政府外辦主辦的北京市友城防疫經驗分享視頻會舉行。日本東京都、韓國首爾、英國倫敦、法國巴黎等二十六個北京國際友好城市，以及世界城市和地方政府聯盟、C40城市氣候領導聯盟、宜可城的六十餘名政府負責人、國際組織代表和相關領域專家學者應邀參加。

　　4月23日，中國外交部發言人耿爽在外交部例行記者會上宣佈，中方決定在前期向世衛組織捐款兩千萬美元現匯的基礎上，增加三千萬美元現匯捐款，用於新冠肺炎疫情防控，支援發展中國家衛生體系建設。

　　4月28日，金磚國家以視頻連線方式，舉行應對新冠肺炎疫情特別外長會，五國一致認為金磚國家應加強團結合作，支援彼此根據國情制定和實施相應的抗疫戰略，加強疫情信息分享，深入交流抗疫經驗，有效開展藥物和疫苗研發合作。聯合國世界糧食計畫署四月在中國啟動全球人道主義應急樞紐，為包括聯合國系統、各國政府及其他人道主義合作夥伴在內的國際社會提供全球抗疫應急回應。首批抗疫醫療物資已於四月二十九日至三十日運抵位於廣州的倉庫樞紐。

　　4月29日，非洲疾病控制與預防中心、馬雲公益基金會、阿里巴巴公益基金會及阿里健康，共同舉辦了一場旨在促進中非共用遏制新冠疫情經驗的線上交流會，吸引了來自二十多個非洲國家、逾一千六百名疾控部門工作人員和衛健專家的參與。

　　5月4日，歐盟、英國、挪威和沙特等國共同發起應對新冠肺炎疫情國際認捐大會，四十二個國家領導人和政府高級代表以及聯合國秘書長、世衛組織總幹事等出席會議，並回應全球防範工作監測委員會的呼籲，承諾募捐八十一億美元抗擊新冠疫情。

　　5月18日，第七十三屆世界衛生大會以全球視訊會議形式舉行，中國國家主席習近平宣佈：中國將在兩年內提供二十億美元的國際援助，用來支援疫情影響的國家，特別是發展中國家；將同聯合國合作，在中國設立全球人道主義應急倉庫和樞紐，努力確保抗疫物資供應鏈；中國新冠疫苗在研發完成、投入使用後，將作為全球公共產

品。

5月29日，美國總統川普宣佈美國將終止與世衛組織的關係，停止向世衛組織提供資金，理由是世衛組織未能完成美國要求的改革。

6月7日，中國國務院新聞辦公室發佈《抗擊新冠肺炎疫情的中國行動》白皮書。

6月17日，經中國、非洲聯盟輪值主席國南非、中非合作論壇非方共同主席國塞內加爾共同倡議，中非領導人通過視頻連線，召開中非團結抗疫特別峰會。

6月17日，中共中央政治局委員、中央外事工作委員會辦公室主任楊潔篪，與美國國務卿蓬佩奧在美國夏威夷會面，這是新冠疫情暴發以來中美高層的首次面對面接觸。

6月18日，「一帶一路」國際合作高級別視訊會議在北京舉行，會議主題為「加強『一帶一路』國際合作、攜手抗擊新冠肺炎疫情」。

6月28日，新冠肺炎全球感染人數突破一千萬例，截至六月二十九日全球已有超過五十萬人死於新冠肺炎，美國則是受影響最嚴重的國家，死亡人數逾十二·五萬人。

7月1日至2日，世界衛生組織舉行了關於COVID-19研究和創新的第二次峰會，旨在評估不斷發展的COVID-19相關科學，並審查在開發有效衛生工具方面的進展。

7月6日，美國正式通知聯合國秘書長古特雷斯，將於二〇二一年七月退出世界衛生組織。

7月9日，世衛組織宣佈啓動大流行防範和應對獨立小組，由紐西蘭前總理海倫·克拉克和賴比瑞亞前總統埃倫·詹森·瑟里夫共同擔任主席，對全球2019冠狀病毒病應對工作開展獨立評估。

8月3日，世衛組織發佈了《COVID-19防範和應對工作進展報告》，涵蓋二〇二〇年二月一日至六月三十日在擴大國際協調與支持、國家防範以及加快研究和創新方面的進展情況。

8月13日，根據世界衛生組織公佈的最新統計顯示，全球新冠確

診病例突破兩千零二十萬。

8月14日，世衛組織、國際麻醉品管制局（麻管局）和聯合國毒品和犯罪問題辦公室發表了一項聲明，呼籲各國政府確保能在各國採購和供應受管制藥物，以滿足患者的需求，既包括新冠肺炎患者，也包括需要國際管制藥物的其他疾病患者。

8月15日至9月1日，中國外交部長王毅對義大利、荷蘭、挪威、法國和德國進行正式訪問，這是疫情暴發以來中國高層官員首次訪問歐洲。

8月26日，俄羅斯副總理塔季揚娜·戈利科娃為俄中科技創新年揭幕。在開幕式上，中俄兩國簽署了建設新冠病毒聯合研究實驗室的備忘錄。

8月27日，世衛組織總幹事宣佈計畫設立一個COVID-19疫情期間《國際衛生條例》運作情況審查委員會。

9月8日至9日，COVID-19疫情應對期間，《國際衛生條例（2005）》運作情況審查委員會開始評估條例在大流行期間的運作情況，並就其認為必要的任何修改提出建議。

9月10日至16日，中國外交部長王毅出席上海合作組織成員國外長理事會會議並訪問俄羅斯、哈薩克、吉爾吉斯斯坦和蒙古國，這次會議是疫情暴發以來首次召開的實體多邊會議。

9月22日，中國國家主席習近平在聯大第七十五屆會議一般性辯論中發表視頻講話指出，在二〇一九冠狀病毒病大流行期間，中國積極投身國際抗疫合作，為維護全球公共衛生安全貢獻中國力量。

10月8日，中國同全球疫苗免疫聯盟（GAVI）簽署協議，正式加入「新冠肺炎疫苗實施計畫」，這是推動疫苗成為全球公共產品的一個重要舉措。

10月11日至15日，中國外交部長王毅訪問東南亞五國（柬、馬、新、老、泰），這次訪問是疫情防控常態化背景下，中國外長的首次東南亞之行。

11月8日，中國援外抗疫醫療隊赴非洲甘比亞執行國際抗疫任

務。

11月17日，習近平主席以視頻方式，出席金磚國家領導人第十二次會晤並發表重要講話，各成員國就加強抗疫國際合作達成共識。

11月21日晚，中國國家主席習近平在北京以視頻方式，出席二十國集團領導人第十五次峰會第一階段會議，並發表題為《儻力戰疫 共創未來》的重要講話。

（王悅整理）

參考文獻

一、中文文獻

1.著作

[德]克勞斯・施瓦布、[法]蒂埃裡・馬勒雷著：《後疫情時代：大重構》，北京：中信出版社，2020年版。

趙劍英：《後疫情時代的全球經濟與世界秩序》，北京：中國社會科學出版社，2020年版。

中華人民共和國國務院新聞辦公室：《抗擊新冠肺炎疫情的中國行動》，北京：人民出版社，2020年版。

余瀟楓主編：《非傳統安全概論》，北京：北京大學出版社，2020年版。

晉繼勇：《全球公共衛生治理中的國際機制分析》，上海：上海人民出版社，2019年版。

[菲律賓]梅里・卡巴萊諾－安東尼編著：《非傳統安全研究導論》，余瀟楓、高英等譯，杭州：浙江大學出版社, 2019年版。

[美]約翰・M・巴里著：《大流感——最致命瘟疫的史詩》，鍾揚、趙佳媛、劉念譯，上海：上海科技教育出版社，2018年版。

楊肖光、陳文主編：《全球衛生治理視角下的中國經驗與策略》，上海：復旦大學出版社，2017年版。

魯新、方鵬騫主編：《全球健康治理》，北京：人民衛生出版社，2016年版。

[加]馬克・紮克、塔尼亞・科菲著：《因病相連：衛生治理與全球政治》，晉繼勇譯，杭州：浙江大學出版社，2011年版。

陳坤著：《公共衛生安全》，杭州: 浙江大學出版社, 2007年版。

高小賢、李愛玲主編：《從SARS事件看中國民間組織與公共衛生》，西安: 西北大學出版社, 2006年版。

王旭東、孟慶龍著：《世界瘟疫史》，北京：中國社會科學出版社, 2005年版。

2.學術論文

龐中英、卜永光：《新冠肺炎疫情與二十國集團的危機應對》，《當代世界》，2020年第12期。

趙可金：《病毒與權力：新冠肺炎疫情衝擊下的世界權威重構》，《世界經濟與政治》，2020年第10期。

李雪威、王璐：《上海合作組織參與全球衛生治理：優勢、挑戰及路徑選擇》，《國際問題研究》，2020年第6期。

劉蔡寬：《應對非傳統安全威脅國際合作的國際法審視與制度創新——以PHEIC為視角》，《政法論壇》，2020年第6期。

熊愛宗：《新冠肺炎疫情下世界衛生組織面臨的挑戰及其應對》，《國際經濟評論》，2020年第6期。

楊娜：《歐洲模式的韌性：新冠肺炎疫情與歐盟衛生治理》，《外交評論》，2020年第6期。

吳國鼎：《全球抗疫中的二十國集團合作》，《世界知識》，2020年第9期。

李晨陽、羅肖：《抗疫合作助推東亞命運共同體建設》，《世界知識》，2020年第7期。

馮崢：《從全球治理、國家治理到地方治理：重大疫情應對中的三層治理角色及其互動》，《東北亞論壇》，2020年第5期。

薛力：《新冠疫情與中國周邊外交方略調整》，《東南亞研究》，2020年第5期。

姚天沖、露絲睿：《淺析國際突發公共衛生事件中的合作機制》，《中國衛生法制》，2020年第5期。

周鑫宇：《中國的「抗疫外交」：成效與啓示》，《國際問題研究》，2020年第5期。

張潔：《中國與東南亞的公共衛生治理合作——以新冠疫情治理爲例》，《東南亞研究》，2020年第5期。

張海冰：《全球抗擊新冠肺炎疫情：國際合作與路徑選擇》，《當代世界》，2020年第5期。

郭樹勇：《人類命運共同體面向的新型國際合作理論》，《世界經濟與政治》，2020年第5期。

湯蓓：《中國參與全球衛生治理的制度路徑與未來選擇——以跨國傳染性疾病防控爲例》，《當代世界》，2020年第5期。

孫吉勝：《新冠肺炎疫情與全球治理變革》，《世界經濟與政治》，2020年第5期。

胡鞍鋼、胡兆辰：《人類衛生健康共同體視域下的中國行動、中國倡議與中國方案》，《新疆師範大學學報》，2020年第5期。

張清敏：《新冠疫情考驗全球公共衛生治理》，《東北亞論壇》，2020年第4期。

史本葉、馬曉麗：《後疫情時代的全球治理體系重構與中國角色》，《東北亞論壇》，2020年第4期。

趙可金：《疫情衝擊下的全球治理困境及其根源》，《東北亞論壇》，2020年第4期。

晉繼勇：《全球衛生治理的「金德爾伯格陷阱」與中國的戰略應對》，《國際展望》，2020年第4期。

晉繼勇：《全球衛生治理的背景、特點與挑戰》，《當代世界》，2020年第4期。

劉曉紅：《國際公共衛生安全全球治理的國際法之維》，《法學》，2020年第4期。

張業亮：《加強全球應對突發公共衛生事件的國際合作機制》，《世界知識》,2020年第4期。張勇安：《從以鄰爲壑到跨國行動：國際組織與全球衛生防疫體系的建立》，《探索與爭鳴》，2020年第4

期。

王正毅：《物質利益與價值觀念：全球疫情下的國際衝突與合作》，《國際政治研究》，2020年第3期。

秦亞青：《合作：命運共同體發展的鐵律》，《國際問題研究》，2020年第3期。

于洪君：《疫情肆虐全球 中國當行四個堅持》，《國際問題研究》，2020年第3期。

楊潔勉：《疫情和當代國際關係互動初探》，《國際問題研究》，2020年第3期。

湯蓓：《PHEIC機制與世界衛生組織的角色演進》，《世界經濟與政治》，2020年第3期。

晉繼勇：《二十國集團與全球衛生治理》，《國際問題研究》，2020年第3期。

晉繼勇：《新冠肺炎疫情防控與全球衛生治理——以世界衛生組織改革爲主線》，《外交評論》，2020年第3期。

趙磊：《全球突發公共衛生事件與國際合作》，《中共中央黨校（國家行政學院）學報》，2020年第3期。

賀嘉：《全球公共衛生治理中的成員遵約機制研究》，《西南政法大學學報》，2020年第3期。

劉長君、高英彤：《「一帶一路」建設中的衛生治理合作：意義、問題與路徑》，《廣西社會科學》，2020年第3期。

晉繼勇、賀楷：《金磚國家參與全球衛生治理的動因、路徑與挑戰》，《國際觀察》，2019年第4期。

廖丹子：《中國非傳統安全研究40年(1978—2017):脈絡、意義與圖景》，《國際安全研究》,2018年第4期。

任彥妍、房樂憲：《國際人道主義援助發展演變：源流、內涵與挑戰》，《和平與發展》，2018年第2期。

高明、唐麗霞、于樂榮：《全球衛生治理的變化和挑戰及對中國的啓示》，《國際展望》,2017年第5期。

徐彤武：《當代全球衛生安全與中國的對策》，《國際政治研究》，2017年第3期。

湯偉：《2030年可持續發展議程與全球衛生治理的轉型》，《國際展望》，2016年第2期。

徐彤武：《全球衛生：國家實力、現實挑戰與中國發展戰略》，《國際政治研究》，2016年第3期。

張清敏：《外交轉型與全球衛生外交》，《國際政治研究》，2015年第5期。

晉繼勇：《世衛組織改革評析》，《外交評論》，2013年第1期。

張彩霞：《全球衛生治理面臨的挑戰及其應對策略》，《中國衛生政策研究》，2012年第7期。

張彩霞：《國際非政府組織在全球衛生治理中的作用與職能》，《經濟研究導刊》，2011年第34期。

張彩霞：《全球衛生法：全球衛生治理的新趨勢》，《中國衛生政策研究》，2011年第10期。

羅豔華：《試論「全球衛生外交」對中國的影響與挑戰》，《國際政治研究》，2011年第2期。

湯蓓：《夥伴關係與國際組織自主性的擴展——以世界衛生組織在全球瘧疾治理上的經驗為例》，《外交評論》，2011年第2期。

晉繼勇：《試析聯合國專門機構的政治化——以世界衛生組織為例》，《國際論壇》, 2009年第1期。

二、英文文獻

1.Monographs

Adrian Kay and Owain David Williams eds., Global Health Governance: Crisis, Institutions and Political Economy, New York: Palgrave Macmillan, 2009.

Carol S. Weissert and William G. Weissert, Governing Health: The Politics of Health Policy, Maryland: The Johns Hopkins University Press, 2006.

Chelsea Clinton and Devi Lalita Sridhar, Governing Global Health: Who Runs the World and Why? London: Oxford University Press, 2017.

Colin McInnes, Adam Kamradt-Scott, Kelley Lee, Anne Roemer-Mahler, Simon Rushton and Owain David Williams, The Transformation of Global Health Governance, New York: Palgrave Macmillan, 2014.

Simon Rushton and Owain David Williams eds., Partnerships and Foundations in Global Health Governance, New York: Palgrave Macmillan, 2011.

2.Academic Articles

Caroline Thomas and Martin Weber, "The Politics of Global Health Governance: Whatever Happened to 'Health for All by the Year 2000'?" Global Governance, vol. 10, no. 2, 2004, pp. 187-205.

David L. Levy, "COVID-19 and Global Governance", Journal of Management Studies, 2020.10.11, pp.1-5.

Gian Luca Burci, "The World Health Organization at 70: Challenges and Adaptation", International Organizations Law Review, vol.16, 2019, pp.229-241.

Jennifer Prah Ruger, "International institutional legitimacy and the World Health Organization", Journal of Epidemiology and Community Health, vol. 68, no. 8, 2014, pp. 697-700.

Lawrence O. Gostin, Suerie Moon and Benjamin Mason Meier, "Reimagining Global Health Governance in the Age of COVID-19", American Journal of Public Health, vol.110, no.11, 2020.11, pp.1615-1619.

Jon C.W. Pevehouse, "The COVID-19 Pandemic, International

Cooperation, and Populism", International Organization, 2020.12.11, pp.1-22.

Sumbal Javed and Vijay Kumar Chattu, "Strengthening the COVID-19 Pandemic Response, Global Leadership, and International Cooperation through Global Health Diplomacy", vol.10, no.4, 2020, Health Promotion Perspectives, pp.300-305.

Rose Gana and Fomban Leke, "Global health Governance—The Response to Infectious Diseases", The Lancet, vol. 376, 2010, pp.1200-1201.

Rajesh Basrur and Frederick Kliem, "COVID-19 and International Cooperation: IR Paradigms at odds", SN Social Sciences, 2020.11.09, pp.1-10.

Sara E. Davies, "What contribution can International Relations make to the evolving global health agenda?" International Affairs, vol. 86, no. 5, 2010, pp. 1167-1190.

3.Publications by International Organizations

António Guterres, "COVID-19 and Human Rights We are all in this together",United Nations, 2020.04, https://www.un.org/en/node/67998.

ASEAN, "Economic Impact of COVID-19 Outbreak on ASEAN", ASEAN Policy Brief, 2020.04, https://asean.org/storage/2020/04/ASEAN-Policy-Brief-April-2020_FINAL.pdf.

"Building Back Better: A Sustainable, Resilient Recovery after COVID-19", The Organization for Economic Co-operation and Development (OECD), 2020.06.05, https://read.oecd-ilibrary.org/view/?ref=133_133639-s08q2ridhf&title=Building-back-better-_A-sustainable-resilient-recovery-after-Covid-19.

"COVID-19: A Global Perspective", Bill & Melinda Gates Foundation, 2020 Goalkeepers Report, https://www.gatesfoundation.org/

goalkeepers/downloads/2020-report/report_a4_en.pdf.

"COVID-19 in Africa: Protecting Lives and Economies", United Nations Economic Commission for Africa, 2020.04, https://www.uneca.org/publications/covid-19-africa-protecting-lives-and-economies.

"East Asia and Pacific in the Time of COVID-19", World Bank East Asia and Pacific Economic Update, World Bank Group, Washington, DC. 2020.04, https://www.subrei.gob.cl/wp-content/uploads/2020/03/informeBancoMundialCovid-19.pdf.

Global Preparedness Monitoring Board, "From Words to Action: Towards a community-centered approach to preparedness and response in health emergencies", International Federation of Red Cross and Red Crescent Societies, 2019.09.19, https://apps.who.int/gpmb/assets/thematic_papers/tr-5.pdf.

Ilona Kickbusch and David Gleicher, "Governance for health in the 21st century", Regional Office for Europe, World Health Organization, 2012, https://www.euro.who.int/__data/assets/pdf_file/0010/148951/RC61_InfDoc6.pdf.

Mathew J. Burrows, Peter Engelke, "What world post-COVID-19? Three scenarios", The Scowcroft Center for strategy and security, Atlantic Council, 2020.04.23, https://atlanticcouncil.org/in-depth-research-reports/report/what-world-post-covid-19-three-scenarios/.

Max Beverton-Palmer and Bill Wildi, "Covid-19 and Changing Attitudes: The US, China and Global Cooperation", Tony Blair Institute for Global Change, 2020.07.02, https://institute.global/policy/covid-19-and-changing-attitudes-us-china-and-global-cooperation.

"Policy Brief: Impact of COVID-19 in Africa", United Nations, 2020.05.20, https://unsdg.un.org/sites/default/files/2020-05/Policy-brief-Impact-of-COVID-19-in-Africa.pdf.

Richard A. Roehrl, Wei Liu and Shantanu Mukherjee, "COVID-19 pandemic: a wake-up call for better cooperation at the science–policy–society interface", DESA Policy Brief 62, United Nations Department of Economic and Social Affairs, 2020.04.22, https://www.un.org/development/desa/dpad/wp-content/uploads/sites/45/publication/PB_62.pdf.

"Shared Responsibility, Global Solidarity: Responding to the socio-economic impacts of COVID-19", United Nations, 2020.03, https://unsdg.un.org/sites/default/files/2020-03/SG-Report-Socio-Economic-Impact-of-Covid19.pdf.

"Tax and Fiscal Policy in Response to the Coronavirus Crisis: Strengthening Confidence and Resilience", The Organization for Economic Co-operation and Development (OECD) 2020.05, https://read.oecd-ilibrary.org/view/?ref=128_128575-o6raktc0aa&title=Tax-and-Fiscal-Policy-in-Response-to-the-Coronavirus-Crisis.

"2019 Novel Coronavirus (2019-nCoV): Strategic Preparedness and Response Plan", World Health Organization (WHO), 2020.02.03, https://www.who.int/docs/default-source/coronaviruse/srp-04022020.pdf?ua=1.

4.Electronic Resources

Abbas Poorhashemi, "Reforming the United Nations for the post Covid-19 World", Apolitical, 2020.09.25, https://apolitical.co/en/solution_article/reforming-united-nations-post-covid-19.

Aaditya Mattoo and Michele RUTA, "Viral protectionism in the time of coronavirus", World Bank, 2020.3.27, https://blogs.worldbank.org/voices/viral-protectionism-time-coronavirus.

Artemy Izmestiev and Stephan Klingebiel, "International (development) cooperation in a post-COVID-19 world: a new way of interaction or super-accelerator?" the Devpolicy Blog, 2020.05.01, https://devpolicy.org/international-development-cooperation-in-a-post-covid-19-

world-a-new-way-of-interaction-or-super-accelerator-20200501-1/.

Audrey Tan, "International cooperation necessary for Covid-19 response to buttress global economic recovery: Chan Chun Sing", The Straits Times, 2020.09.22, https://www.straitstimes.com/singapore/international-cooperation-necessary-for-covid-19-response-to-buttress-global-economic.

Brahima Sangafowa Coulibaly and Payce Madden, "Strategies for Coping with the Health and Economic Effects of the COVID-19 Pandemic in Africa", Brookings, 2020.03.18, https://www.brookings.edu/blog/africa-in-focus/2020/03/18/strategies-for-coping-with-the-health-and-economic-effects-of-the-covid-19-pandemic-in-africa/.

Charles Clift, "The Role of the World Health Organization in the International System", Center on Global Health Security Working Group Papers, Chatham House, 2013.02, https://www.chathamhouse.org/sites/default/files/publications/research/2013-02-01-role-world-health-organization-international-system-clift.pdf.

Charles Clift, "What's the World Health Organization For? Final Report from the Centre on Global Health Security Working Group on Health Governance", Royal Institute of International Affairs, Chatham House, 2014.05, https://www.chathamhouse.org/publication/what-s-world-health-organization#.

Chelson Clinton and Devi Sridhar, "Who pays for cooperation in global health? A comparative analysis of WHO, the World Bank, the Global Fund to Fight HIV/AIDS, Tuberculosis and Malaria, and Gavi", the Vaccine Alliance, vol. 390, issue 10091, The Lancet, 2017.01.27, https://www.thelancet.com/journals/lancet/article/PIIS0140-6736(16)32402-3/fulltext.

David P. Fidler, "The Challenges of Global Health Governance", Council on Foreign Relations, 2010, https://www.jstor.org/stable/

resrep24171.

Devi Sridhar, "Who Sets the Global Health Research Agenda? The Challenge of Multi-Bi Financing", vol. 9, issue 9, 2012.09, PLoS Medicine, https://www.ncbi.nlm.nih.gov/pmc/articles/PMC3457927/pdf/pmed.1001312.pdf.

Ian Bremmer, "Why We Need the World Health Organization, Despite Its Flaws", Time, 2020.05.14, https://time.com/5836602/world-health-organization-coronavirus/.

Imme Scholz, "Beyond vested interests: Reforming international cooperation post Covid-19", 2020.10.13, https://devinit.org/blog/beyond-vested-interests-reforming-international-cooperation-post-covid-19/.

Inge Kaul, "Reinvigorate Multilateralism by Replacing its Operating Principle", Center for Global Development, 2020.10.26, https://www.cgdev.org/blog/reinvigorate-multilateralism-replacing-its-operating-principle.

Julia Kreienkamp, "COVID-19: New Directions for Global Governance?" 2020.10.01, Global Governance and the European Union: Future Trends and Scenarios (GLOBE), https://www.globe-project.eu/en/covid-19-new-directions-for-global-governance_10251.

Jennifer Welsh, "Briefing: International Cooperation and the COVID-19 Pandemic", 2020.04.01, https://www.mcgill.ca/maxbellschool/article/articles-policy-challenges-during-pandemic/international-cooperation-and-covid-19-pandemic.

Kartik Jayaram, Acha Leke, Amandla Ooko-Ombaka, and Ying Sunny Sun, "Tackling COVID-19 in Africa: An Unfolding Health and Economic Crisis that Demands Bold Action", McKinsey & Company, 2020.04.01, https://africa.com/tackling-covid-19-in-africa/.

Kemal Derviş and Sebastian Strauss, "What COVID-19 means for international cooperation", Brookings, 2020.03.06, https://www.brookings.

edu/opinions/what-covid-19-means-for-international-cooperation/.

Dennis G ö rlich, "Reinvigorating multilateral cooperation during the Covid-19 crisis: The role of the G20", G20 Insights, 2020.12.24, https://www.g20-insights.org/policy_briefs/reinvigorating-multilateral-cooperation-during-the-covid-19-crisis-the-role-of-the-g20/.

Kemal Derviş, "Multilateralism: What policy options to strengthen international cooperation?" Brookings Institution, 2020.11.17, https://www.brookings.edu/wp-content/uploads/2020/11/Essay3_Multilateralism.pdf.

Michael McKenzie, "Between Politics and Policy: International Cooperation Beyond COVID-19", E-International Relations, 2020.07.04, https://www.e-ir.info/2020/06/04/between-politics-and-policy-international-cooperation-beyond-covid-19/.

Nasos Mihalakas, "Global Governance Reform in A Post-COVID-19 World", Diplomatic Courier, 2020.09.25, https://www.diplomaticourier.com/posts/global-governance-reform-in-a-post-covid-19-world.

Lawrence Surendra, "Beyond Trump— US, UN & Global Health Governance", Inter Press Service New Agency, 2020.05, http://www.ipsnews.net/2020/05/beyond-trump-us-un-global-health-governance/.

LU Chuanying, CHENG Baozhi, LIU Kan and ZHU Ming, "International Cooperation for the Coronavirus Combat: Results, Lessons and Way Ahead," Shanghai Institutes for International Studies, 2020.03, http://www.siis.org.cn/Research/Info/4888.

Masaya Llavaneras Blanco and Antulio Rosales, "Global Governance and COVID-19: The Implications of Fragmentation and Inequality", 2020.05.06, https://www.e-ir.info/2020/05/06/global-governance-and-covid-19-the-implications-of-fragmentation-and-inequality/.

Neema Kaseje, "Why Sub-Saharan Africa needs a unique response to COVID-19", World Economic Forum, 2020.03.30, https://www.weforum.

org/agenda/2020/03/why-sub-saharan-africa-needs-a-unique-response-to-covid-19/.

Sen. Chris Murphy, "The answer is to empower, not attack the World Health Organization", Texas National Security Review, 2020.04.21, https://warontherocks.com/2020/04/the-answer-is-to-empower-not-attack-the-world-health-organization/.

Tom Bernes, Lars Brozus, et al. "Challenges of Global Governance Amid the COVID-19 Pandemic", Council on Foreign Relations, 2020.05, https://cdn.cfr.org/sites/default/files/report_pdf/challenges-of-global-governance-amid-the-covid-19-pandemic.pdf.

YU Hongyuan, CAO Jiahan, JIANG Lixiao, ZHOU Yiqi and LIN Xiaoying, "Working Together with One Heart: People-to-People Diplomacy in the Coronavirus Crisis", Shanghai Institutes for International Studies, 2020.04.02, http://www.siis.org.cn/Research/Info/4916.

Yanzhong Huang, "G20, Global Health, and China", Council on Foreign Relations, 2016.08.16, https://www.cfr.org/blog/g20-global-health-and-china.

（王悅整理）

後記

　　新冠肺炎疫情在很多方面改變了人類和世界。這種改變將是廣泛、深遠而又不確定的。全球抗疫離不開國際合作，國際合作是全球抗疫的關鍵。聯合國及其專門機構世界衛生組織，是全球抗疫合作的主要平臺和機制。本書從歷史回顧、現實反思和未來啓示三個方面對抗疫國際合作進行了初步分析。這既是對國際合作戰勝疫情的一種期待和支持，也是對聯合國成立七十五周年的一種紀念。

　　本書是團隊合作的成果，各章作者及其工作單位如下：

第一章　二十世紀主要疫情與國際合作（程子龍，上海政法學院）

第二章　二十一世紀主要疫情與國際合作（程子龍，上海政法學院）

第三章　抗疫國際合作的經驗與教訓（程子龍，上海政法學院）

第四章　新冠疫情的國際蔓延（邱昌情，對外經濟貿易大學）

第五章　新冠疫情與全球應對（邱昌情，對外經濟貿易大學）

第六章　合作抗疫的中國貢獻（李因才，上海社會科學院）

第七章　抗疫國際合作的反思（李因才，上海社會科學院）

第八章　人道主義與國際衛生合作（張貴洪，復旦大學）

第九章　非傳統安全與國際衛生合作（張貴洪，復旦大學）

第十章　國際組織與全球衛生治理的未來（張貴洪，復旦大學）

　　復旦大學國際關係專業博士生王悅同學，幫助整理了附錄和參考文獻。

　　感謝其他幾位作者克服困難，集中精力完成本書的寫作。也感謝黃山書社領導的信任和支持，使本選題順利立項並優先安排本書的出版。

張貴洪

2020年7月

NOTE

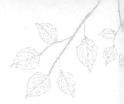

NOTE

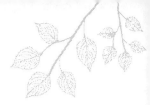

NOTE

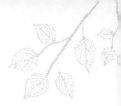

NOTE

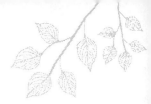

國家圖書館出版品預行編目資料

國際合作視域下的全球抗疫 / 張貴洪, 李因才, 邱昌情, 程子龍著.
-- 1版. -- 新北市：華夏出版有限公司, 2021.12
面；　　公分. --（Sunny文庫；195）
ISBN 978-986-0799-63-7（平裝）

1. 嚴重特殊傳染性肺炎　2. 傳染性疾病防制　3. 國際合作

412.471　　　　　　　　　　　　　　　　　110017693

Sunny 文庫　195

國際合作視域下的全球抗疫

著　作	張貴洪 李因才 邱昌情 程子龍
印　刷	百通科技股份有限公司
	電話：02-86926066　傳眞：02-86926016
出　版	華夏出版有限公司
	220 新北市板橋區縣民大道 3 段 93 巷 30 弄 25 號 1 樓
	電話：02-32343788　傳眞：02-22234544
E-mail	pftwsdom@ms7.hinet.net
總經銷	貿騰發賣股份有限公司
	新北市 235 中和區立德街 136 號 6 樓
	電話：02-82275988　傳眞：02-82275989
	網址：www.namode.com
版　次	2021 年 12 月 1 版
特　價	新台幣 480 元　　（缺頁或破損的書，請寄回更換）

ISBN：978-986-0799-63-7
本書經黃山書社授權，同意由華夏出版有限公司出版中文
繁體字版本。非經書面同意，不得以任何形式任意重製轉載。
本書如有缺頁、破損或裝訂錯誤，請寄回出版社更換。
尊重智慧財產權 · 未經同意，請勿翻印 (Printed in Taiwan)

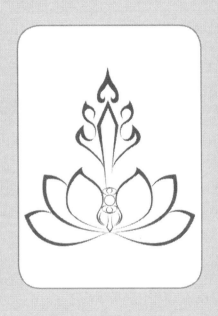